사계절 산야초 약선

박성혜 · 오득실 · 한임자

창지사

머리말

건강지향 시대를 살아가는 우리는 '질병을 예방하고 치료하려면 무엇을 먹어야 할까?' 하는 생각에서 특정식품의 섭취효능에 열광하고 시장이나 홈쇼핑 등을 통해 구매에 열을 올리지만, 그 식품에 대한 애정과 가치를 그리 오랫동안 귀하게 여기지 못하는 것이 현실입니다.

그 이유는 뭘까요? 여러 채널을 통해 얻은 식품의 효능에 관한 정보가 틀린 것은 아닙니다. 많은 매스컴의 정제되지 않은 일방적인 내용 방출, 극단적인 실험결과 및 특정 개인이 경험한 정보의 언급, 의사선생님들의 자극적인 단어 사용 및 식품 유통 판매업체들의 마케팅이 난무하는 환경 속에서 관련 지식수준이 천차만별인 소비자들이 건강해지고 싶은 열망으로 특별한 판단 없이 오용하고 있기 때문이라 생각됩니다.

식품의 생산이 공정해야 함은 기본이고, 그렇게 생산된 식품이 좋은 식품으로 대우받아야 함에도 불구하고 산업화에 따른 인위적인 가공기술에 탐닉하면서 좋은 식품에 대한 생각이 퇴색되어 왔습니다. 최근들어 우리 주변에서 공정하게 생산된 건강한 식품은 예전보다 많아졌고 앞으로 더욱 많아질 것입니다. 그러나 좋은 식품을 섭취한 것에 비례하여 우리의 건강은 증진되고 있지 않습니다. 좋은 식품과 음식을 선택하는 데만 집중하였고 그것을 자신이 어떻게 식생활에 적용하는가에 대한 정보를 얻기 어려운 현실이고, 스스로 고민하지 않았던 것이 그 이유 중의 하나일 것입니다.

우리 몸이 자연의 일부임을 안다면 무엇을 어떻게 먹어야 하는지를 매우 쉽게 알 수 있을 것입니다. 이제는 어떤 식품과 음식의 효능보다는 어떤 상황에서 어떤 방식으로 섭취해야 하는지를 알아야 식맹에서 벗어날 수 있을 것으로 생각합니다.

이에 필자들은 인간은 자연의 일부임을 이해하여 그에 순응하는 음식을 알고 스스로 생각하고 선택하여 자신에게 적합한 식품과 음식을 찾아낼 수 있기를 진심으로 바라는 마음으로 본서를 집필하게 되었습니다.

자연의 기운을 안고 자란 잡초나 다양한 풀들을 활용한 음식책은 많이 출판되어 있고, 농촌에서 거주하면서 직접 산야초를 키우고 다양한 자연음식을 만드는 훌륭한 분들이 많이 계십니다. 그러나 산야초나 잡초들을 이용하여 약선 레시피를 구성하고 약선 이론을 바탕으로 섭취효능을 분석한 책은 거의 없습니다. 이에 본서는 산과 들에 널리 존재하는 산야초들을 이용한 레시피를 구성하여 약선과 약식동원(藥食同源)의 개념을 제대로 이해할 수 있도록 하였으며, 건강한 먹을거리가 지천으로 있음을 인지하여 산야초를 통해 계절에 순응하면서 우리 몸을 건강하게 해주는 음식에 관심을 갖도록 구성하였습니다.

이제 우리는 '내 몸의 주인은 바로 나'임을 인식하고 스스로 내 건강을 지키기 위해 꾸준히 노력해야 합니다. 나이가 들고 특정질병이 왔을 때는 약과 의료시스템의 도움을 받아야 하지만, 주인의식 없이 무조건적인 식품 섭취가 건강을 해치는 요인이 될 수 있음을 잊어서는 안 될 것입니다.

최고의 먹을거리는 바로 지금, 여기에 있음을 깨닫고 올봄에 맛있게 먹었던 냉이 편육을 내년 봄, 냉이가 나올 즈음까지 즐거운 마음으로 기다리는 마음의 여유를 가져보는 것은 어떨까요? 우주와 나와의 관계를 생각하며 계절과 음식의 의미를 되새기고 실천하는 삶을 산다면 몸과 마음이 위로와 치유받는 데 도움이 될 것으로 생각됩니다. 출판에 도움을 주신 창지사 관계자 여러분께 감사의 마음을 전하며, 또한 이 책을 접하시는 모든 분이 몸과 마음의 균형을 찾아 행복하시기를 진심으로 바랍니다.

기해년 입춘에 즈음하여

저자 일동

차 례

제1장

인간은 자연의 일부 _ 9

1. 자연과 인간의 무시무종의 순환 • 10

2. 자연에 순응하며 살아가는 지혜 • 13

1) 인간은 움직이는 소우주 / 13

2) 돌고 도는 계절 / 14

3) 사계절과 24절기 / 16

제2장

제2장　내 몸 바로 알기_ 35

1. 동·서양의학 원리 • 36

1) 인체, 건강 및 질병에 대한 시각의 차이 / 36

2) 동양의 기능적 몸, 서양의 해부학적 몸 / 37

3) 동·서의학의 융합적 접근 / 41

2. 동양에서 바라 본 인체의 생명활동 • 44

1) 소화기를 통해 출입하는 음식 / 44

2) 호흡기를 통해 출입하는 공기 / 45

3) 물질과 대사기능을 통한 정신활동 / 45

제3장

제3장 기미(氣味)의 음식, 약선 _ 49

1. 약선의 합리적 개념 • 50

2. 약선활용을 위한 기초이론 • 51

1) 음양오행(陰陽五行)학설의 개념 / 52

2) 기미(氣味)와 귀경(歸經)의 의미 / 57

3. 정, 기, 혈, 진액의 역할 • 63

1) 정(精) / 64

2) 기(氣) / 66

3) 혈(血) / 71

4) 진액(津液) / 73

4. 장부의 특성과 기능 • 75

1) 오장(五臟) / 76

2) 육부(六腑) / 99

3) 기항지부(奇恒之腑) / 102

5. 노화, 질병 그리고 약선 • 104

1) 사람은 어느 정도까지 살 수 있을까? / 104

2) 젊게 살 수는 없을까? / 105

3) 약선에서의 질병 인식 / 106

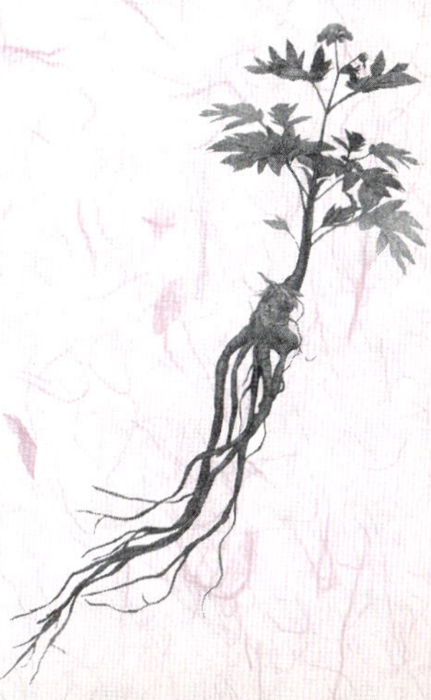

제4장

제4장 사계절에 순응하는 식양생(食養生) _ 109

1. 계절과 음양양생 • 110

2. 계절과 오미양생 • 111

1) 오장생성과 오미의 오행귀류 / 111

2) 계절에 따른 오미섭취 / 113

3. 사계절 약선 구성 • 120

1) 만물이 생성되고 활기찬 계절, 봄 / 120

2) 무성하고 화려한 기상의 계절, 여름 / 121

3) 멈추고 거두는 계절, 가을 / 123

4) 문을 닫아걸고 저장하는 계절, 겨울 / 124

제5장

지천의 잡초, 약선이 되다 _ 127

1. 산과 들을 깨우고 뭇 생명이 움터오르는 봄 • 131

1) 냉이 편육 / 133

2) 죽순 비빔밥 / 137

3) 두릅 연두부셀러드 / 141

4) 머위 느타리버섯쌈 / 145

5) 흑목이버섯 쑥탕수 / 149

6) 두부 돌나물찜 / 153

7) 돼지고기 짚신나물잡채 / 157

8) 붕어 개망초 두부부침 / 161

9) 오징어 엉겅퀴부침 / 165

10) 질경이 돼지고기볶음 / 169

2. 열정으로 커가는 기쁨이 가득찬 여름 • 173

1) 뽕잎 연근구이 / 175

2) 우엉 까마중무침 / 179

3) 가지 수세미구이 / 183

4) 쇠비름 애호박찜 / 187

5) 명아주 뱅어포무침 / 191

6) 씀바귀 연근피클 / 195

7) 청포묵 환삼덩굴말이 / 199

8) 연잎 주먹밥 / 203

9) 민들레 애호박편수 / 207

10) 고들빼기 돼지고기조림 / 211

3. 거두어 행복을 나누는 가을 • 215

1) 토끼풀 명태말이 / 215

2) 돌미나리 두부찜 / 221

3) 짚신나물 표고조림 / 225

4) 맥문동 두부 가지말이 / 229

5) 더덕 국화조림 / 233

6) 토란대 닭가슴살찜 / 237

7) 전복 은이조림 / 241

8) 두부 돼지감자양갱 / 245

9) 감자 은이구이 / 249

10) 흑목이 달맞이꽃묵 / 253

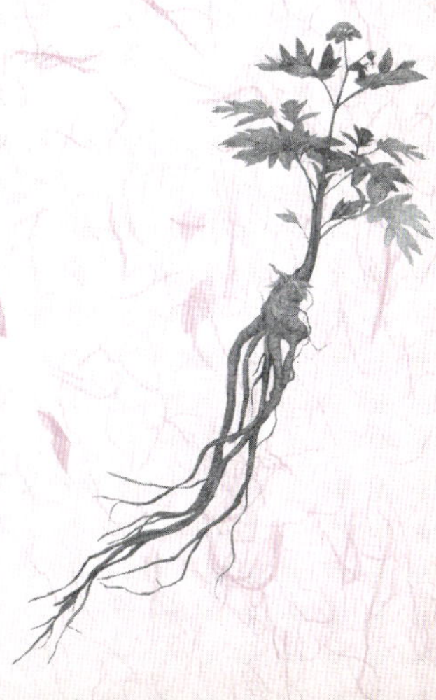

4. 쉬어가며 다시 새로운 시작을 꿈꾸는 겨울 • 257

1) 새우 고사리튀김 / 259

2) 양갈비 새삼찜 / 263

3) 구기 갓죽 / 267

4) 대하 칡꽃냉채 / 271

5) 새우 검은콩조림 / 275

6) 두충 버섯밥 / 279

7) 해삼 구기자찜 / 283

8) 검은깨 마지짐 / 287

9) 당귀감자 표고버거 / 291

10) 자소엽 굴튀김 / 295

부록 1 음양분류표 • 298

부록 2 오행귀류표 • 300

부록 3 기의 상태에 따른 대표적인 증상 • 301

부록 4 감정에 따른 기의 운동 • 301

약선 용어해설 • 302

참고문헌 • 311

제1장

인간은 자연의 일부

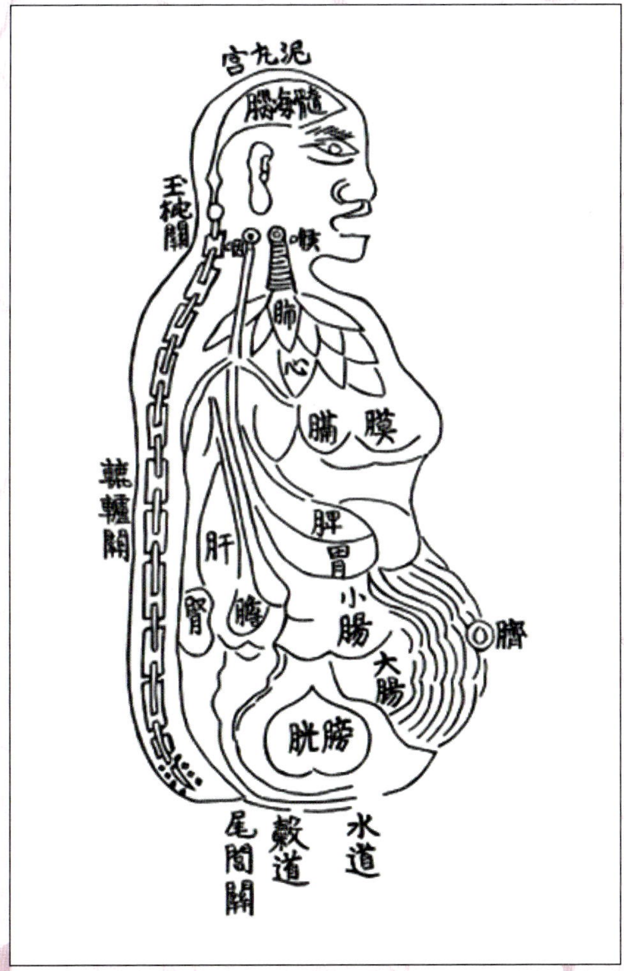

1. 자연과 인간의 무시무종의 순환

우리 인간은 어떻게 태어나고 어떻게 살다가 어떻게 사라지는 걸까? 누구나 잘 아는 상식이지만 〈그림 1〉을 보면서 다시 한 번 생각해 보자.

물질(I)이라는 것은 생명을 가지고 있지 않지만 그 물질을 조절하고 통제하는 정보 체계가 갖추어졌을 때는 생명체로서의 역할을 수행할 수 있다. 지구상의 모든 생명체는 그들의 세포 안에 존재하는 DNA가 바로 정보체계로서의 역할을 한다. DNA는 모양이 다른 네 종류의 염기(A, T, G, C)가 조합된 뉴클레오타이드가 인산에스테르결합으로 이어져 하나의 폴리뉴클레오타이드를 형성하며 두 줄의 폴리뉴클레오타이드가 서로 역방향으로, 즉 아데닌(A)은 타이민(T)과 이중 수소결합을, 구아닌(G)은 사이토신(C)과 삼중 수소결합을 이루어 나선형의 사다리 형태를 띤 이중 나선 모양을 형성하고 있다. 이때 A, T, G, C의 배열 방법이 바로 유전정보이며 이 배열은 생물의 종류에 따라, 또 같은 종류라도 개체에 따라 다르므로 같은 사람이라도 사람마다 미묘한 차이가 있어서 피부 색깔, 체질, 모습, 형상, 성격 등이 각각 다르게 된다. 인간은 A, T, G, C라는 네 개의 언어체계로 물질에 대한 정보를 구성하게 된다. 컴퓨터의 언어체계가 0과 1이라면 생명체의 물질을 조절하는 언어체계는 A, T, G, C이며 이 언어체계를 통해서 그 물질이 가지고 있는 고유의 기능과 증식이 이루어지게 된다.

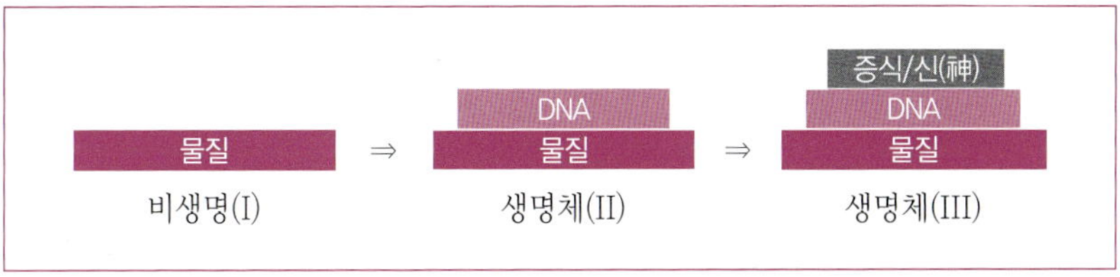

〈그림 1〉 생명체와 생명활동

〈그림 1〉과 같이 물질과 DNA가 결합된 모형이 서양의학에서 바라보는 세포구조이며 서양의학 영역에서는 인간은 각기 다른 기능을 가진 세포의 결합으로 구성되어 있으며, 대략 60조의 세포들이 인간의 육체를 구성하고 있고, 이 세포들의 공통적인 특징은 세포라는 물질과 그 세포를 움직일 수 있는 소프트웨어가 내장되어 있는 형태를 취하고 있는 것으로 보고 있다(II).

이러한 이차원적인 평면의 세포 개념에서 삼차원적인 공간적 생명활동이 이루어지기 위해서는 증식에 대한 프로그램이 가동되어야 한다. 이 증식에 대한 프로그램은 인간이 가지고 있는 23쌍의 염색체 중 하나인 성염색체에 의해서 이루어진다. 정자와 난자가 착상하여 정자에 있는 한 가닥의 염색체와 난자에 있는 한 가닥의 염색체가 서로 결합하면 한 쌍의 염색체가 형성되고, 착상 후부터 염색체가 가지고 있는 유전정보에 따라 세포가 분열·증식하기 시작하며 이 정보에 의해서 한 개체의 특성, 수명, 체질 등이 결정된다(III).

이런 과정을 동양에서는 '음양상박위지신(陰陽相薄爲之神)'이라고 표현했는데 여기서 말하는 신(神)은 새로운 개체의 증식에 대한 유전정보전달의 개념으로 새로운 생명체가 탄생하는 순간에는 전체의 물질을 통제·조절하는 개념이다. 신은 인간의 정신적인 사고와 물질의 조절 및 통제, 개체 증식의 개념을 담고 있다. 이차원적인 평면의 세포와 삼차원적인 공간의 생명체의 차이점은 바로 신이라는 개념이고, 이렇게 탄생한 생명체는 생명활동을 통해 생명을 유지해 나간다고 보고 있다(III).

생명활동을 위한 에너지(동양의학에서는 기(氣), 서양의학에서는 ATP로 편의상 표현하지만 온전히 동일 개념은 아님)는 자연과 인간의 끊임없는 순환에 의해서 형성된다. 인체가 생명활동을 유지하기 위해서는 자연과의 순환이 이루어져야 하며 순환을 통하여 생명활동에 필요한 에너지가 형성되고, 순환을 통하여 형성된 에너지를 바탕으로 생명활동, 즉 호흡과 배설, 소화, 체액의 순환, 혈액의 순환, 면역, 증식, 정신적인 사고 등의 작용이 이루어진다. 이러한 작용을 통하여 생명활동에 필요한 물질이 형성되며 이 물질을 바탕으로 다시 생명활동이 영위되는 것이다.

지구상에 있는 모든 생명체는 수명이 유한하고 각 생명체의 특성에 따라서 수명은 각기 다르며 수명을 다한 생명체는 다시 물질로 환원되어 자연계로 돌아간다. 인간의 육신도 마찬가지로 수명을 다하면 다시 물질로 환원되어 자연계로 돌아간다. 따라서 자연과 인간은 시작도 없고 끝도 없는 상태로 끊임없는 순환을 반복하게 되며, 이러한 자연과 인간의 끊임없는 순환을 통하여 또다시 새로운 생명체로 탄생하게 된다.

흔히 "흙으로 와서 흙으로 돌아간다."라는 말이 회자되는데, 이 말이 바로 인간이 자연의 일부이고 자연 속에서 순환하는 존재임을 나타내고 있는 것이다. 이런 관점에서 생각해 볼 때 몸과 마음의 건강을 위해 자연에 순응하는 생활방식이 왜 중요한지 이해될 것이다.

2. 자연에 순응하며 살아가는 지혜

1) 인간은 움직이는 소우주

우리는 지구상에 살고 있지만 이 지구는 스스로 자전하면서 태양을 중심으로 공전하고 있다. 시야를 더욱 크게 넓혀서 보면 태양 자체도 자전하면서 열두 개의 별*과 함께 은하계의 우주를 공전하고 있고 은하계의 별자리도 또한 각각 자전하면서 광대한 우주를 대공전하고 있다. 우리를 감싸 안고 있는 태양계와 모태가 되고 있는 지구의 움직임을 자세히 살펴보면 우리의 탄생은 태양계의 우주와 지구의 활동에 의해서 생겨난 것이고, 지상의 만물은 우주활동의 결정체라고 할 수 있다. 인간뿐 아니라 지상의 만물은 모두 소우주이자 이종동류(異種同類)인 것이다.

우리는 빙글빙글 돌면서 움직이고 있다. 우리는 자연의 활동에 의해서 태어난 자연의 생성물 중의 하나이며, 그와 같은 생성물을 만든 본체는 전부 빙글빙글 돌면서 순회하고 있다. 우리를 중심으로 한 태양계를 보면 지구는 자전하면서 태양의 주위를 돌고 있고, 한 번 자전하는 데 24시간, 하루가 되고, 한 번 공전하는 데 365일, 1년을 이루게 된다. 그리고 커다란 연결고리를 살펴보면 태양계 열두 개의 별은 자전하면서 태양의 주위를 공전하고 있으며 이 태양도 나아가서 은하계를 빙빙 돌고 있다는 것을 미루어 짐작할 수 있다. 또한 이 은하계는 맞은편에 있

---

* 국제천문학연맹(IAU) 정의 : 태양을 따라 도는 둥근 행성을 의미하여 수성, 금성, 지구, 화성, 케로스, 목성, 토성, 천왕성, 해왕성, 명왕성, 카론, 제나 등 12개의 별

는 거대한 우주를 돌고 있는 것이다. 이것은 한도 끝도 없이 빙글빙글 순환하고 있기 때문이며 한순간도 쉬지 않고 계속 움직이고 있다는 뜻이다. 이런 우주의 움직임은 항상 같은 모양이 아니고 시시각각 변화하고 있다. 즉, 별의 위치가 항상 똑같지 않다는 것이다. 요컨대 지구 자체가 자전하고 공전하고 있을 뿐만 아니라 이 태양계인 우주도 전체로서 움직이고 있기 때문이다.

우리가 '살아 있다'라는 것은 움직이고 있다는 뜻이고 반대로 항상 변하지 않는다는 것은 움직이지 않는다는 뜻이다. 그렇기 때문에 동(動)과 부동(不動)이라는 것은 언제나 겉과 속을 이루고 있다. 우리 스스로는 변하지 않는다고 생각하고 있지만, 실제로는 어느 한순간도 멈추는 일 없이 늘 변화하고 있다. 절대로 멈추어지지 않는다는 것이다. 멈춘다는 것은 죽는다는 것을 뜻하기 때문에 죽음 이외에는 멈추지 않는다. 이 우주는 늘 무언가가 움직이고 무언가가 진행되고 있는 것이다.

2) 돌고 도는 계절

천지(天地)의 활동이 가장 뚜렷하게 나타나고 있는 증거로서 가장 알기 쉬운 것은 사계절의 변화이다. 사계절은 지구의 공전에 의해서 생겨난 것이지만 지상에서 사계절 변화의 근원은 바로 태양열(熱)과 우주냉(冷)기로, 이 냉열의 교합작용에 의해서 사계절이 변화가 이루어진다.

〈온도 표현 (동경지방 평균온도)〉

봄[난(暖): 13℃] / 여름[서(暑) : 28℃] / 가을[량(凉): 16℃] / 겨울[한(寒) : 3℃]

즉, 평균 네 종류의 온도를 기준으로 사계절이 분류되며 온도가 반복되면서 사계절이 순환하게 되는 것이다.

온도변화가 지상에 미치는 영향을 생장·변화해 가는 초목을 관찰해 보면 가장 쉽게 알 수 있다. 즉, 온도의 변화, 다시 말하여 사계의 변천이 분명해짐을 알 수 있다.

지구에는 춘하추동의 사계절이 있다. 예를 들어, 이 사계절 중에 우리가 '봄이 왔다'라고 할 때 그것은 무엇을 가리켜서 '봄'이라고 말하는 것인가를 한번 생각해 볼 필요가 있다.

자연의 경치에서 살펴보면 나무의 싹이 일제히 움트기 시작하고, 어린싹이 돋아나서 생장해가는 그러한 상태를 보고 봄이라고 말한다. 이와 같은 논리라면 춘하추동에는 서로 다른 점이 있다. 여름과 겨울을 비교하면 쉽게 알 수 있다. 더운 시기에 대해서 '여름', 추운 시기에 대해서 '겨울'이라고 하는 부호를 붙이면 되는 것이다. 그러면 봄과 가을은 어떤가? 온도만 가지고 보면 봄과 가을은 큰 차이는 없다. 그러나 새로 움트는 봄과는 반대로 가을은 초목이 점점 시들어 간다. 같은 온도이면서도 봄에는 발산하고, 가을은 수렴한다는 커다란 차이가 있다. 봄에는 싹이 움트기 시작하고, 여름에는 꽃이 피며, 가을에는 열매를 맺고 그리고 겨울에는 종자가 된다. 춘하추동은 각각의 온도로 기준을 삼고 있지만 사계절에는 각각의 다른 기운이 존재함을 알 수 있다.

계절과 절기의 변화를 우주의 순환과 함께 생각해 보면 〈그림 2〉와 같다.

3월 21일경 춘분일 때는 태양이 적도를 회로하고 이때 평균온도는 13℃라고 알려져 있다. 여름은 적도보다 북극, 즉 우리 쪽으로 태양이 가깝게 접근해오며 그 최고점이 하지이고 이때의 평균온도는 28℃로 바로 6월 22일경, 하지이다. 가을이 되면 다시 태양이 적도 방향으로 되돌아가서 9월 23일경, 추분이 되면 평균온도는 16℃이다. 태양이 남극쪽으로 향하여 12월 22일경의 동지점에서 평균온도가 3℃가 된다. 이런 식으로 천체에서는 태양의 순환, 즉 지구가 태양의 둘레를 돌고 있어서 사계절이 이루어지는 것이다.

우리의 생리현상도 이와 같은 자연의 운행에 의해서 이루어진다는 것을 알아야 한다. 따라서 '어떻게 하면 자연과 조화를 이루며 살아갈까?'를 먼저 생각하는 것이 '어떤 식품을 먹으면 더 건강하게 오래 살 수 있을까?'를 고민하는 것보다 우리의 올바른 자세가 아닐까 한다.

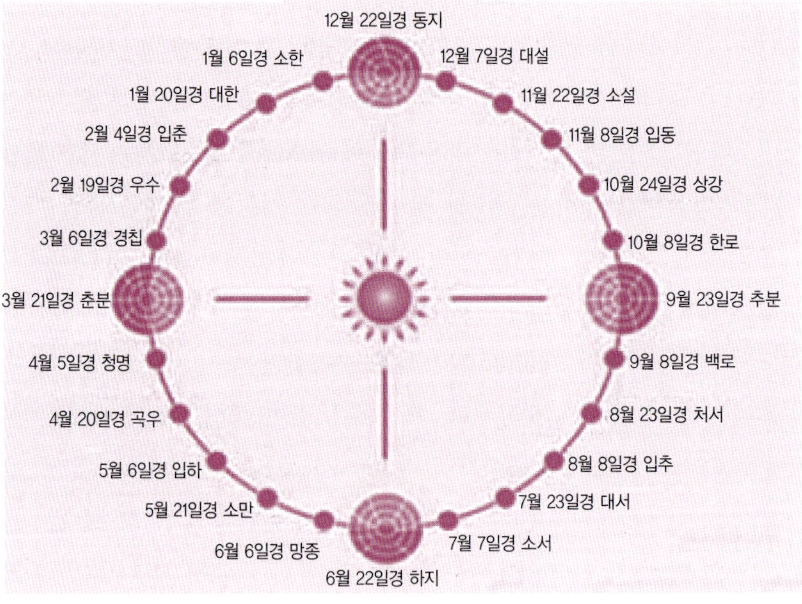

〈그림 2〉 사계절의 순환

3) 사계절과 24절기

우리는 풍요의 시대에 살고 있다. 슈퍼마켓에만 가도 온갖 종류의 식품과 음식이 우리를 반기고 있다. 겨울에도 수박을 먹을 수 있고 외국의 식품들도 손쉽게 구매할 수 있으니 계절과 지역에 구애받지 않고 다양한 식품을 즐길 수 있다. 이런 식생활을 영위하면서 아마도 가끔씩 농업의 눈부신 발달과 세계를 대상으로 하는 글로벌 식품유통체인의 확대가 두렵고, 토종의 씨앗이 사라져가는 현실이 안타깝고, 한편으로는 비닐하우스에서 재배된 식품을 먹고 있는 우리를 보면서 '과연 저 식품을 먹으면 건강할까?, 설레고 행복할까?'라는 생각을 한 번쯤 해보게 될 것이다.

겨우내 기다렸다가 봄이 되면 산천 곳곳에 돋아나는 나물을 뜯어 새콤달콤하게 무친 봄나물의 향긋함을 과연 도시 사람들은 알까?, 무더운 여름, 찬물에 발 담그고 먹는 수박의 그 시원한 맛을 알까?

실제로 제철 채소와 과일들의 영양소 분석결과를 보면 제철의 식품들이 비닐하우스나 인공재배 식품들보다 비타민, 무기질 등의 영양구성이 우수하다고 입증되고 있고 우리 선조들의 자연스러운 '제철 음식 먹기'가 건강에도 좋다는 연구결과가 보고되고 있다.

사계절이 뚜렷한 우리나라의 특성상 계절에 따라나오는 식품들은 각기 달랐고 이러한 제철 음식 먹기는 우리나라 의례 음식의 독특한 발달을 가져왔으며 의·식·주의 내용이 모두 담겨 있는 세시풍속은 자연과 함께하는 삶의 주기에 따라 자연스럽게 형성된 연중행사인 것이다.

농경사회의 명절풍속은 계절, 농사철과 깊은 관련이 있다. 따라서 계절의 변화를 알아 사람들이 만든 역(曆)인 24절기를 도입하여 농사에 유용하게 이용하였다.

서양력은 1년의 길이를 매우 정확하게 계산하였다는 큰 장점이 있지만 천문 운동과 자연의 변화를 담는 의미가 없어 천문이나 자연을 이해하기가 어렵다. 반면, 천문 운행에 맞춰 만들어진 동양의 천문력은 자연의 변화와 날씨 변화를 이해하는 데 도움이 되는데 대표적인 것이 24절기력이다.

절기력은 태양을 기준으로 한 달력으로 양력이다. 그런데 대개 절기력을 음력으로 이해하고 있는 사람들이 많다. 동양의 달력은 음력, 서양의 달력은 양력이라고 알고 있는 경우가 많은데 그런 관점에서 절기력은 동양의 달력이니 음력이라 할 수 있을 것이다. 그러나 이는 과학적인 달력의 구조를 단지 표면적으로 이해한 것일 뿐이다. 절기력은 태양이 지나가는 길, 곧 황도를 24등분하여 약 15~16도로 나눈 것이다. 그래서 절기는 15~16일 간격으로 이어지는데 태양의 위치에 맞추는 전형적인 천문력이다. 24절기는 태양의 황도상의 위치에 따라 특징지은 계절적 구분으로 '농자천하지대본(農者天下之大本)'을 지향하였던 우리 민족에게는 24절기가 매우 중요시되어 왔던 것이다.

① 봄철의 절기

봄철에 들어 있는 절기는 〈표 1〉과 같다.

〈표 1〉 봄철 6절기

계절	절기명	순우리말	양력	음력
봄	입춘(立春)	봄설	2월 4~5일	정월
	우수(雨水)	비내림	2월 19 ~20일	정월
	경칩(驚蟄)	잠깸	3월 5~6일	이월
	춘분(春分)	봄 나눔	3월 20~21일	이월
	청명(淸明)	맑고 밝음	4월 5~6일	삼월
	곡우(穀雨)	단비	4월 20~21일	삼월

● 설날과 복조리의 추억, 입춘(立春)

– 24절기의 첫째*이며, 태양이 황경** 315°에 왔을 때가 입춘 입기일이고 이후 약 15일간이 입춘 기간에 해당한다. 양력으로는 2월 4일~5일경이고 음력으로는 정월 초순 즈음이며, 음력 설날이 입춘 근방에 있다. 동양에서는 이날부터 봄이라고 하며 집안의 기둥이나 벽에 '입춘대길'이라는 글귀를 붙여 한 해 동안의 길운을 기원하는 풍속이 있다.

– 봄이 이르렀지만 우리가 느끼는 날씨는 아직 춥다. '춘래불사춘(春來不似春)'이라는 말같이 봄이 왔지만 아직은 추워서 봄 같지 않다는 의미이다. 흙을 떠나 살고 있는 사람들은 봄을 느낄 수 없지만 농부들은 어김없이 봄기운을 느끼는데 그 이유는 봄은 흙에서 먼저 오기 때문일 것이다. 입춘 절기에서의 봄은 그야말로 살짝 맛보기만 보여주고 이내 꽃샘추위가 몰아닥친다. 꽃샘추위는 꽃피는 봄을 시샘하는 추위라는 말이지만 농사에서는 요긴한 추위이다. 몸은 아직 추워 움츠려도 저 멀리서 피어오르는 아지랑이가 우리 마음을 심쿵하게 하는 절기이다.

● 봄바람이 살랑거리기 시작하는, 우수(雨水)

– 태양이 황경 330°에 올 때가 우수 입기일이며 양력 2월 19일~20일경이고 음력 정월 중순 즈음으로 날씨가 거의 풀리고 봄바람이 불고 새싹이 나는 시기이다. 우수 무렵에 정월 대보름이 들어 있다. 우수라고 해도 비와 눈이 엇갈리며 아직 동장군이

---

* 오운육기(五運六氣) 영역에서는 대한(大寒)을 24절기의 시작으로 본다.

** 황경(黃經)은 황도 좌표의 경도(經度)로, 천체에서 황도로 내리그은 수선과 황도와의 교점까지 측정한 각 거리이다. 춘분점을 기점으로 황도를 따라 동쪽으로 0도에서 360도까지 측정한다.

안간힘으로 버티고 있다. 예로부터 우수·경칩에 대동강 물이 풀린다고 하였는데 이때가 되어야 비로소 추위가 물러나서 얼었던 대동강 물의 얼음이 전부 녹아버리게 된다는 뜻이다. 입춘이 아닌 우수가 되어야 누구나 피부로 봄을 느낄 수 있다. 우수 비에 대동강 물이 풀리고 겨울 철새인 기러기가 북으로 날아가고 땅속의 벌레들도 슬슬 기지개를 켜는 시기이다.

- 24절기 중에 '우(雨)'자가 들어간 것은 우수와 곡우뿐이다. 비가 비답게 내리는 이른바 장마철은 6월 하지를 지난 소서, 대서 기간이지만 이때는 '우'자가 들어 있지 않다. 이는 우수와 곡우의 비는 순환하는 자연과 농사에 매우 중요하다는 뜻일 것이다.

● 개구리도 새싹도 용수철처럼 튀어 오르는, 경칩(驚蟄)

- 태양이 황경 345°일 때가 경칩 입기일로 이 무렵에는 날씨가 따뜻해서 초목의 싹이 돋아나고 동면하던 동물들이 땅속에서 잠을 깨어 꿈틀거리기 시작한다는 뜻에서 붙여진 이름으로 계칩(啓蟄)이라고도 하며 얼음, 눈 등 겨울의 자취가 사라지는 시기이다. 우수와 춘분 사이에 있는 절기로 양력 3월 5일~6일경으로 음력 2월에 들어 있으며 경칩 무렵에 음력 2월 초하루가 들어 있다.
- 바야흐로 만물이 소생하는 시기이니 주변의 생명체들이 꼬무락거리는 시기이다. 우수가 지나니 한낮엔 확실히 봄기운이 오롯이 느껴지나 아침, 저녁으로 아직 찬 기운이 남아 있고, 낮에도 스산한 바람이 따뜻한 햇살 속에 숨어 있어 마음을 놓을 때는 아니다. 그래서 그런지 여기저기서 감기에 걸린 사람들이 적지 않은 시기이다.

● 숨어 있는 생명이 고개를 드는 완연한 봄, 춘분(春分)

- 황경(黃經) 0°, 즉 태양이 황경의 시발점에 있을 때가 입기일이고 태양이 적도 위에 있게 되고 이날은 밤낮의 길이가 같다. 양력 3월 20일~21일경이고 음력으로는 2월 중순 즈음이다. 춘분 절기는 이날로부터 청명 전날까지의 약 15일간이다.
- 봄다운 봄이 그 얼굴을 드러내기 시작하는 시기로 남쪽에서 매화 소식이 들려오고 개나리도 지천으로 만발하고 산에는 진달래가 연한 핏빛의 기운으로 퍼져가는 때이다. 그러나 봄기운을 대표하는 것은 꽃만이 아니다. 꽃보다 더한 생명력을 간직하고 있을 새순들이 힘차게 돋아나기 시작한다. 냉이, 씀바귀, 광대나물, 꽃다지 등의 나물들은 벌써 자리를 차지하고 힘을 내기 시작했고 할미꽃, 수선화, 상사화, 창포, 제비꽃 등의 예쁜 꽃들은 이제 본격적으로 새순을 들어 올리느라 애를 쓰는 때이다. 춘분은 낮과 밤의 길이가 같아져 점점 낮이 더 길어지기 시작하는 전환점이다. 그에 따라 온도도 더 이상 영하로 내려가질 않는다. 입춘 이후 한낮에만 얼굴을 드러내던 봄기운이 아침, 저녁에도 환한 얼굴을 드러내고 있으니 바야흐로 본격적인 봄의 세상인 것이다.

● 산과 들로 뛰어나가고픈, 청명(淸明)

- 태양이 황경 15°에 도달한 날이 청명 입기일이며 양력 4월 5일~6일경, 음력으로는 3월이다. 기온은 10℃를 넘어 벚꽃이 피어서 한층 봄기운을 느끼게 한다. 날씨가 맑고 밝음을 뜻하는 절기로 날이 풀리고 화창하여 식목에 적당한 시기이다. 동지 후 105일째 되는 4대 명절 중 하나이고 설날 다음으로 오는 두 번

째 명절인 한식이 이 즈음 들어 있다.

- 사계절이 자기의 본색을 절정으로 뽐내는 춘분과 청명이 지나면 완연한 봄이지만 아직 아침, 저녁에는 약간의 찬 기운이 남아 있다. 청명이 되면 이제 안심하고 무엇이든 파종하는 날이니 화사한 봄꽃에 마음이 들뜨기도 하지만 부지런히 몸을 움직여 농사에 매달리기 시작하여 농부들은 추수를 생각하며 설레는 시기이다.

● 농촌이 숨 가쁘게 바쁜, 곡우(穀雨)

- 태양이 황경 30°에 도달하는 날이 입기일이며 봄비가 내려 백곡이 윤택해진다는 뜻이며, 청명과 입하 사이에 있는 마지막 봄 절기로 양력으로는 4월 20~21일경, 음력 3월 중순경이 된다. 이때가 되면 못자리를 마련하는 등 본격적인 농사철이 시작된다. 옛말에 "곡우에 가물면 땅이 석 자나 마른다."는 말이 있는데, 이 말은 곡우에 가뭄이 들면 그해 농사가 되지 않는다는 뜻이다.
- 곡우 때의 비는 말 그대로 곡식을 심을 수 있게 해준다. 우수비와 함께 이 비는 농사를 시작하게 해주는 고마운 비다. 비가 내려야 온 땅이 촉촉해져서 씨를 심고 싹을 틔울 수 있기 때문이다. 이때 싹을 틔우지 않는다면 아무리 여름에 많은 비가 쏟아져도 수용이 없다. 봄에 비가 잘 내려 싹을 틔우고 뿌리만 잘 내린다면 여름에 가뭄이 와도 대책을 세울 수 있다. 곡우의 비는 우리의 삶 속에서 매우 고마운 손님이다.

② 여름철 절기

여름철에 들어 있는 절기는 〈표 2〉와 같다.

〈표 2〉 여름철 6절기

계절	절기명	순우리말	양력	음력
여름	입하(立夏)	여름 설	5월 6~7일	사월
	소만(小滿)	조금 참	5월 21~22일	사월
	망종(芒種)	씨 여묾	6월 6~7일	오월
	하지(夏至)	여름 이름	6월 21~22일	오월
	소서(小暑)	조금 더위	7월 7~8일	유월
	대서(大暑)	한더위	7월 23~ 24일	유월

● 어느덧 와 있는 여름, 입하(立夏)

- 태양이 황경 45°에 도달하는 날이 입기일로 양력 5월 6일~7일경, 음력으로는 4월로 곡우 후 15일째이다. 여름에 들어섰다고 하여 입하라 한다. 녹음이 차츰 짙어지고 아카시아꽃과 오동꽃이 피며 농촌에서는 못자리판이 거의 끝난다. 그러나 여름이라기에는 아직 늦은 봄 느낌이다. 음력으로는 4~6월의 석 달을 여름이라고 대개 말하지만 엄격히 말해서 입하 이후 입추 전날까지를 여름이라고 한다.
- 입하가 되면 봄에 심은 작물들은 풀들과 경쟁을 하며 애를 쓰고 있는 시기이다. 부지런한 농부들은 그저 잡초만 매지 않고 이 풀들도 거두어 맛있는 나물 반찬을 준비한다. 이 즈음부터 자연의 기운을 담은 먹을거리가 풍성해진다.

● 가득 채워지는 기쁨, 소만(小滿)

- 태양이 황경 60°의 위치에 오는 날이 입기일이며 양력 5월 21일~22일경, 음력 4월에 들어 있다. 입하 15일 후, 망종 15일 전에 있으며, 만물이 점차로 생장하여 가득 찬다는 뜻을 가졌다. 모내기가 시작되며 보리 베기에 바쁜 시기이다.
- 곡우, 입하까지만 해도 산과 들에 연녹색의 기운이 꿈틀거리더니 어느새 신록이 힘차게 올라와 온 세상을 녹색으로 물들이는 시기이다. 산속 나무들은 새순이 알록달록 저마다 색깔을 내더니 어느새 나무들이 하나같이 짙은 녹색을 띠게 된다. 소만은 만물이 점차 생장하는 시기이므로 벼 모판에 모들이 힘차게 쑥쑥 올라오는 때이다.

● 지천 잡초가 풍성한, 망종(芒種)

- 태양이 황경 75°에 달한 날이 입기일이고 양력 6월 6일~7일경, 음력 5월에 들어 있으며 하지 전날까지의 약 15일간을 말한다. 망종이란 벼, 보리 등 까끄라기가 있는 곡식의 종자를 뿌려야 할 적당한 시기란 뜻이다. 4대 명절 중에 유일하게 조상에게 차례를 지내지 않는 단오가 이 절기에 들어 있다.
- 얼마 전까지 모두 먹을거리로만 보이던 지천의 풀들이 농부들에게 귀찮게 느껴지는 시기이다. 그래도 향내 진한 꽃이 농부의 피로를 살짝 덜어주고 찔레꽃의 향이 진동하고 밭 한구석에 심은 떼죽나무 꽃이 만발하여 그 향이 망종이 다되도록 그칠 줄 모르고 진동하는 시기이다.

● 길고 긴 낮, 하지(夏至)

- 일 년 중 태양의 적위가 가장 큰 때, 태양이 황도상에서 가장 북쪽 점에 있을 때인데, 이 점을 하지점이라고 부른다. 태양이 하지점을 통과하는 시기를 하지 입기일이라 하며 양력 6월 21일 ~22일경, 음력 5월이다.
- 하짓날에는 북반구에서는 낮의 길이가 가장 길고 태양 고도가 가장 높다. 따라서 북반구의 지구 평면이 받는 열량이 일 년 중에서 가장 많아 기온이 상승하면서 본격적으로 더위가 우리에게 다가오는 시기이다.

● 습한 더위의 시작, 소서(小暑)

- 양력 7월 7일~8일경으로 태양은 소서 입기일에 황경 105°의 위치에 있게 된다. 음력으로는 6월 중이다. 한국에서는 이 시기에 장마전선이라는 불연속선이 한반도의 허리를 가로질러 좀처럼 벗어나지 않아 습도가 높고 장마철을 이루는 경우가 많다. 이 절기에는 6월 보름인 유두 명절이 들어 있다.
- 이제 장마와 무더위가 함께 찾아오는 본격적인 여름철이다. 비가 덜 오는 마른 장마라 해도 날은 습하고 더워 건강에 관심을 가지고 적절한 관리가 필요한 때이다. 망종, 하지 때 수확한 밀, 보리가 창고에 가득하고 밭에서는 늦봄, 초여름에 심은 과일, 채소들이 소서 때가 되면 맛이 아주 좋아진다. 밭에서 나는 각종 채소와 과일들로 우리의 몸과 마음이 그 어느때보다 풍요롭고 싱그러워 더위를 이겨낼 힘이 생기는 시기이다.

● 힘든 무더위의 절정, 대서(大暑)

- 태양이 황경 120°에 달하는 날을 대서 입기일이라 하여 양력으로 7월 23일~24일경이고 음력으로는 6월 중순인데 입기일 이후 8월 8일경의 입추 전날까지 약 15일간을 대서 절기라고 칭한다. 이 시기는 대개 중복 때이며 몹시 더우며 우리나라에서는 장마전선이 한반도에 동서로 걸쳐 큰 장마를 이루는 해가 자주 있다.
- 농부에게 대서는 아직 잡지 못한 풀과 마지막 전쟁을 치르는 때이다. 해마다 장마 전에 기필코 풀을 잡아야지 생각하고는 너무나 덥고 힘들어 잊어버리기 다반사다. 도심 속 현대인들의 여름휴가가 최고조에 이르는 때로 그만큼 더위로 일상생활이 힘들어지는 시기이다.

③ 가을철 절기

가을철에 들어 있는 절기는 〈표 3〉과 같다.

〈표 3〉 가을철 6절기

계절	절기명	순우리말	양력	음력
가을	입추(立秋)	가을 설	8월 8~9일	칠월
	처서(處暑)	더위 머뭄	8월 23~24일	칠월
	백로(白露)	이슬 맺힘	9월 8~9일	팔월
	추분(秋分)	가을 나눔	9월 23~24일	팔월
	한로(寒露)	찬 이슬	10월 8~9일	구월
	상강(霜降)	서리 내림	10월 23~24일	구월

● 덥지만 가을인, 입추(立秋)

– 태양이 황경이 135°의 위치에 있는 날이 입추 입기일로 양력 8월 8일~9일경, 음력 7월이다. 대서 15일 후이다. 동양에서는 이날부터 입동 전까지를 가을이라 한다. 칠석과 백중절이 들어 있다. 아침, 저녁의 바람이 가을 소식을 알려주고 불볕더위가 마지막 맹위를 떨치는 시기이다. 장마가 끝나자마자 가을이 곧 들이닥칠까 봐 뙤약볕이 마지막 기세를 뽐내는 것 같지만 자연의 변화는 거스를 수가 없듯이, 아직 말복이 남아 있지만 가을이 불볕더위 몰래 어느새 우리 곁에 와 다가와 있는 것을 느낄 수 있다.

– 입추가 되면 햇볕은 따갑지만 장마철 무더위처럼 후덥지근하지는 않다. 아직 물러나지 않은 여름 기운 가운데 가을의 서늘한 기운이 곳곳에 숨어 있기 때문이다. 이제 말복이 지나면 서서히 가을의 서늘한 기운이 온누리에 퍼져 나가는 시기이다.

입추 이후 따가운 가을 햇볕은 곡식을 잘 여물게 한다. 장마철에 다 자라지 못한 곡식과 벼는 마지막 힘을 내어 자라다 때가 되면 이삭을 밀어올린다. 그래서 입추 이후에는 비가 그치고 햇볕이 쨍쨍할수록 좋지만 약간의 비가 오는 것도 좋다. 바야흐로 이삭을 패는 것이다. 이 시기에 꼭 마지막 풀매기를 해주어야 하는 농부들에게는 바쁜 시기이기도 하다.

● 왕성하던 풀도 기가 죽는, 처서(處暑)

– 입추 15일 이후로 양력으로 8월 23일~24일경이 된다. 태양이 황경 150°에 달할 때가 입기일이고 음력으로는 7월 중순이다. 입추도 지나고 백로로 향하는 도중에 있고 더위가 물러가는 시

기이다. 가을 채소의 씨앗을 파종하는 시기이다. 옛말에 처서에 비가 오면 곳간의 곡식도 준다는 말이 있는데, 이 뜻은 처서 날에 비가 오면 흉년이 든다는 뜻이다.

– 입추와 말복이 지나니 쓸쓸한 기운이 한낮에도 느껴지는 철이 되었다. 이제껏 온누리에 퍼져 있던 여름 기운이 약해질 때가 된 것이다.
극성을 부리던 모기가 서늘한 바람을 만나 기운을 잃고 온 세상에 뭇 생명이 점점 드센 기운을 잃어가고 춥고 긴 겨울을 서서히 준비하는 철이 된 것이다. 마찬가지로 처서가 지나면 풀들도 힘을 잃는다. 그래서 "처서가 지나면 풀들도 울며 돌아간다."고 했다. 산소 벌초도 하고 논둑 풀도 깎고 가축들 먹일 목초도 베어 말리는 것이 다 그 때문이다. 모든 생명은 죽을 때 그냥 죽는 게 아니라 자신의 생명을 이어갈 후손을 남기며 죽는다. 마찬가지로 풀들도 이때부터 열심히 후손을 낳으려 애를 쓴다. 씨를 맺는 것이 바로 자연 생명력을 이어가기 위한 노력인 것이다.

● 코스모스가 한창인, 백로(白露)

– 양력 9월 8일~9일경이고 추분 전날까지의 약 15일이 백로 절기이다. 백로 입기일에는 태양은 황경 165°에 있게 되며 음력으로는 8월이다. 이 시기에는 밤에 기온이 내려가고 대기 중의 수증기는 엉겨서 이슬이 되어 풀잎에 맺힌다. 추석은 보통 추분 무렵에 올 때가 많은데, 음력이 빠른 해에는 백로와 추분의 중간 즈음에 추석이 있기도 하다. 낮에도 서늘하고 곡식이 무르익고 코스모스가 한창인 시기이다.

- 제비가 강남 간다는 것은 이제 날씨가 본격적으로 가을로 접어들고 말 그대로 하얀 이슬이 내려 추운 날씨로 바뀐다. 가을 햇살 속에 벼 이삭이 무르익고 채소들도 열매를 잘 키우고 있다. 기온도 중요하지만 역시 농사의 관건은 해의 길이에 달렸으니 낮이 짧아진 백로가 되면 이제 힘든 농사도 점차 한가해지는 시기이다.

● 곳간이 가득 차는 수확의 기쁨, 추분(秋分)

- 양력의 9월 23일~24일경으로 태양이 황경 180°에 달한 날이 추분 입기일이고, 음력으로는 9월이다. 제비가 다시 강남으로 돌아가는 중양절이 들어 있다. 추분에는 밤과 낮의 길이가 같고 백곡이 풍성해지는 시기이다.
- 추분은 춘분처럼 낮과 밤의 길이가 같은 때이며 춘분과 달리 밤이 낮보다 길어지는 때이다. 춘분은 낮이 밤보다 길어지면서 기온이 영상의 날씨로 돌아서는 것과 달리, 밤이 낮보다 길어지는 추분에는 반대로 영하의 기온으로 돌아설 것 같지만 그렇지는 않다. 아직 여름 더위가 남아 있기 때문인데 춘분 때보다 대략 10도 정도 기온이 높다. 추분이 되면 벌레들이 땅속으로 들어가며 창문을 닫고 겨울 준비를 한다. 가끔 태풍이 들이닥치기도 하지만 전체적인 날씨는 건조해지고 물은 말라가는 절기이다.

● 깊은 애상에 잠기는 가을, 한로(寒露)

- 북서 계절풍이 불기 시작하면서 하늘이 높고 푸르러 전형적인 가을 날씨가 계속된다. 양력 10월 8일~9일경이며, 태양이 황

경 195°의 위치에 올 때가 입기일이고 음력으로는 9월이다. 이 시기에는 이슬이 찬 공기를 만나서 서리가 되기 직전으로 오곡 백과를 수확하는 시기이다.

– 추분이 지나면 가을은 점점 짙어져 본색을 드러낸다. 단풍이 전국을 덮게 된다. 찬 이슬이 맺힌다는 한로가 되면 아무리 온난화라 해도 날씨는 추워지기 마련이다. 아직도 한낮 날씨는 조금만 일하면 땀을 흘리게 하지만 점점 늘어나는 찬바람의 기세를 보면 역시 가을임이 틀림없음을 느끼게 된다. 한로가 되면 제비와 기러기가 임무 교대를 한다. 추분에 내려가지 못한 제비들은 마지막 채비를 차려 강남으로 가고 북쪽에서는 기러기 떼가 내려온다. 서서히 추위가 찾아오는 계절임을 바쁘게 오가는 철새들이 알려주는 것이다.

● 국화향기 그윽한, 상강(霜降)

– 태양이 황경 210°에 이르게 될 때가 입기일이고 양력 10월 23일 ~24일경인데, 이로부터 입동 전날까지 약 15일 동안이 상강 절기이다. 음력으로는 9월에 들어 있다. 이 시기에는 쾌청한 날씨가 계속되며 밤에는 기온이 매우 낮아지므로 수증기가 지표에서 엉겨 첫서리가 내리며 첫얼음이 언다. 산에서 단풍이 아름답게 물들고 국화의 향기가 그윽한 늦가을의 계절이다.

– 상강은 서리가 내린다는 뜻이다. 서리를 맞으면 여름 곡식들이 타격을 입어 맛이 덜하고 씨앗의 힘도 약해져 상강 이전에 모든 여름 곡식 수확을 끝내야 한다.

④ 겨울철 절기

겨울철에 들어 있는 절기는 〈표 4〉와 같다.

〈표 4〉 겨울철 6절기

계절	절기명	순우리말	양력	음력
겨울	입동(立冬)	겨울 설	11월 7~8일	시월
	소설(小雪)	조금 눈	11월 22~23일	시월
	대설(大雪)	한 눈	12월 7~8일	십일월
	동지(冬至)	겨울 이름	12월 22~23일	십일월
	소한(小寒)	작은 추위	1월 6~7일	십이월
	대한(大寒)	많은 추위	1월 20~21일	십이월

● 떨어지는 낙엽이 아쉬운, 입동(立冬)

- 태양이 황경 225°에 도달할 때가 입기일이고 양력 11월 7일~8일경이다. 상강 후 약 15일, 소설 전 약 15일에 해당되며 음력으로는 10월 절기이다. 이날부터 겨울이라는 뜻에서 입동이라 부르고 동양에서는 입동 이후 3개월을 겨울이라고 한다. 늦가을을 지나 낙엽이 쌓이고 찬바람이 살 속으로 스며든다. 입동은 추수감사절에 해당하는 절기로 우리 조상들도 음력 10월 보름날에 시제를 지내거나 고사를 지낸다.
- 겨울이 들어선다는 입동이지만 차가운 겨울이 들어서는 느낌보다 절정에 오른 단풍이 늦가을 정취를 더하고 있다. 김장 준비와 함께 준비할 일은 메주 쑤기다. 사람도 겨울 준비에 바쁘지만 온누리 뭇 생명들도 겨울 채비에 바쁘다. 낙엽수는 겨울을 대비해 체력 소모를 줄이기 위해 잎을 떨어뜨리고 풀은 다

음 해를 기약하며 누렇게 사라지고, 벌레들도 알을 까고 자취를 감추며 겨울을 나는 생명은 동면에 들어가는 시기이다.

● 움츠리기 시작하는 추위, 소설(小雪)

- 태양이 황경 240°의 황도상에 있을 때가 입기일이고 양력 11월 22일~23일경, 음력 10월에 들어 있다. 평균기온은 5℃ 이하로 내려가고 첫추위가 닥친다. "초순의 홑바지가 하순의 솜바지로 변한다."는 속담처럼 기온이 급속히 낮아지는 계절이다.
- 김장과 메주, 각종 묵은 나물들을 만들고 무청으로 시래기를 엮고 겨울 먹을거리 준비에 한창인 시기이다.

● 농부의 휴식기, 대설(大雪)

- 태양이 황경 255°에 도달한 때가 대설 입기일로 양력으로는 12월 7일~8일경이고 음력으로는 10월 중순이다. 이 시기에 눈이 많이 쌓인다는 뜻에서 붙여진 이름이다. 그러나 눈이 많이 쌓이는 것은 장소와 시기에 따라 다르므로 꼭 이 시기에 적설량이 많다고는 볼 수 없다.
- 동양에서는 춘하추동 사계절의 구분에서 입동 이후 대한까지를 겨울이라고 간주하지만, 서양에서는 추분 이후 대설까지를 가을로 보고 있어 서양 역법에 따르면 대설 후 반달 지난 다음, 즉 동지부터 겨울로 보고 있다.

● 깊은 겨울의 정점, 동지(冬至)

- 24절기의 22번째 절기로 대설 다음의 음력 동짓달, 양력으로는 12월 22일~23일경이 되며, 입기일은 태양이 황경 270°에 도달

하는 시기이다. 태양이 천구상으로는 황도의 가장 남쪽에 위치하고 하지점과는 정반대에 위치한다.

- 동지는 예전에는 세 가지로 나누었다. 동지가 음력 11월 초순에 들면 애동지라 했고 중순에 들면 중동지, 그믐 무렵에 들면 노동지라 했다. 애동지에는 팥이 들어간 시루떡을 해먹고 노동지에는 팥으로 죽을 쑤어 먹는데 중동지에는 둘 중의 하나를 해 먹는다. 동지는 밤이 가장 긴 날이어서 해가 밤에 갇혀 죽는 날이고 동지가 지나면 죽은 해가 다시 살아나 낮이 밤을 이기기 시작한다. 그래서 옛날엔 동서양 모두 동지를 새해의 시작으로 보기도 했다. 중국의 고대 국가인 주나라에서는 동지를 설날로 삼았고 서양에서는 예수의 생일인 크리스마스를 동지 근방으로 잡아 새해의 기점으로 삼았다. 우리는 예부터 동지를 작은 설날, 아세(亞歲)라 하여 정월 설날만큼 동지의 의미를 새겼다. 동지까지 길어지던 밤이 지나고 이제 해가 다시 길어지기 시작하니 해가 부활하고 살아난다 하여 해의 생일이라고도 하였다.

● 춥고 긴 겨울 움츠림, 소한(小寒)

- 태양이 황경 285°의 위치에 있을 때가 입기일로 양력으로는 1월 6일~7일경, 음력으로는 12월이다. 대한은 1월 20일경부터인데 절기의 이름으로 보아 대한 때가 가장 추운 것으로 보이지만 실은 소한 때가 우리나라에서 1년 중 가장 춥다. 속담에 "대한이 소한 집에 놀러 갔다가 얼어 죽었다."는 말은 이런 데서 나온 말이다.
- 동지가 지나고 양력 정월이 찾아왔으니 새해가 된 것이지만 추

위가 기승을 부리는 소한, 대한이 있어 새해라고 해도 그렇게 반갑지만은 않다. 역시 음력 설날이 되어야 날이 풀리기 시작하니 이때 비로소 새해 기분이 든다.
그래도 동지가 지나서인지 아침 해 뜨는 시간이 조금씩 빨라진다. "동지 지나면 해가 노루 꼬리만큼씩 빨리 뜬다."는 말이 있다. 지구는 태양 주위를 돌다 동지 근방에 오면 속도가 빨라진다. 날씨가 추우니 마음도 움츠러들고 스산한데 다행히 조금씩 빨라지는 아침 해로 위안을 삼는 시기이다.

● 아쉬워 가슴 시린, 대한(大寒)

- 태양이 황경 300°에 오게 되는 날이 대한 입기일이며, 1월 20일~21일경이다. 음력에서는 12월 중순인데, 동지 지난 한 달 후에 또 소한이 지난 보름 후에 대한이 들게 된다. 대한의 시기 뒤에는 입춘 입기일이 오므로 대한은 겨울의 매듭을 짓는 절기이다.
- 대한이 지나면 곧 찾아오는 음력 섣달 그믐을 두고 우리 조상들은 많은 금기와 교훈을 남기고 있는데 대개 한 해의 마지막 고비를 잘 넘겨야 한다는 뜻을 담고 있다. 원래 섣달은 '남의 달'이라 하여 조용히 보냈고 모두 집으로 돌아와 가족들과 함께 새해를 맞이했던 때로 자연의 기운에 순응하는 조상의 삶의 방식이 지혜롭다.

제2장
내 몸 바로 알기

음양이라고 하는 것은
천지의 가장 큰 이치요
만물의 가장 큰 규율이다.
변화를 일으키는 근원으로
살리고 죽이는 것이 여기서 나오며
또한 신명이 머무는 집이니
모든 병의 치료는 반듯이 음양을
기초로 삼아야만 하느니라.

『황제내경』

1. 동·서양의학 원리

1) 인체, 건강 및 질병에 대한 시각의 차이

한의학을 포함한 동양의학과 서양의학은 사람과 질병을 다룬다는 것은 같지만 기본적인 철학과 이론이 다름으로 인해 많은 차이가 있다. 많은 연구에서 보고되어 있듯이 동·서의학의 차이에 대해서 철학적 vs 과학적, 방어적 vs 공격적, 기능위주 vs 구조위주 등과 같이 여러 가지 표현을 써서 비교·기술할 수 있지만 그 내용을 살펴보면 다음과 같이 요약할 수 있다.

첫째, 동양의학에서는 서양의학에서 병으로 인식하지 않았던 소위 반건강(semi-health) 상태까지도 병으로 인지해서 관리하는 특징이 있다. 동양의학의 질병 개념은 기질적인 문제뿐만 아니라 기능적인 문제까지도 포괄하고 있어 치료의 대상이 되는 질병의 범위가 넓다. 최근 서양의학에서도 기능성 질환을 설정하여 치료 대상으로 접근하지만 아직까지는 질병의 진단기준에 미치지 못하면 치료의 대상이 되지 못하는 것이 현실이다. 반면 동양의학에서는 일견 사소해 보이는 증상도 신체상태의 심각한 문제를 보여주는 징후로 보고 치료 목표로 삼고 있다는 것이 서양의학과 다른 점이다.

둘째, 동양의학은 인간의 몸에 대해 총체적으로 접근하지만, 서양의학은 부분으로서의 장기, 조직, 세포, 유전자 및 질병에 보다 주목하는 경향이 있다. 서양 의학에서는 세포 수준의 전기적 활동, 인체를 구성하는 각종 물질의 생성과 분해로 인체 생리를 설명하고 있다. 정신활동도 신경의 전기전도, 신경전달 물질의 활동으로 해석하고 있다. 반면 동양의학에서의 인체관은 기(氣)일원론으로 볼 수 있다. 여기서의 기는 마음과 몸을 아우르는 물리적인 효과를 가진 에너지로서 인체의 생리, 병리를 설명하는 핵심이 되는 개념이다.

셋째, 인체에 대한 접근 방식이 다르기 때문에 당연히 치료 원칙이나 방법도 차이가 있다. 동양의학은 치료에서 병의 원인이 되는 병독 혹은 사기(邪氣)를 공격하는 방법도 사용하지만, 전체적인 조화와 균형의 복구, 전신적인 저항력의 증강을 더 중요하게 보고 있다. 반면 서양의학은 병의 원인을 특정화하여 직접 공격하거나 제거하는 치료를 주로 한다. 동양의학은 외에서 내로의 의학으로, 외부에 나타나는 형상을 관찰함으로써 내부를 이해하고자 했으며 이에 대한 방법으로 귀납과 직관이라는 방법을 사용하였고 생명관에는 자연과 인간의 끊임없는 교감과 순환의 의미를 포함하고 있다. 이러한 우주관과 생명관을 바탕으로 인체, 식품, 질병에 있어서도 직관과 귀납을 통하여 이해해 왔다. 서양의학은 내에서 외로의 의학이므로 인체 내부를 이해하기 위해서 사용했던 방법이 분석이다. 생명의 신비를 밝히기 위해서 분자생물학 수준까지 분석하였고, 현재에는 DNA에 관한 분석이 이루어지고 있다. 생명의 본질에 접근하려던 방법이 동양의학과는 다르며 이러한 분석적인 생명관을 토대로 약리학 원리를 질병의 치료방법으로 접근하고 있다.

2) 동양의 기능적 몸, 서양의 해부학적 몸

서양의학은 현미경 등을 사용한 해부, 분석적인 방법, 즉 눈에 보이는 것만을 단위로 해서 체계를 세워 왔기 때문에 동물과 사체를 해부하고, 누가 보아도 똑같이 알 수 있는 것, 누구에게도 공통으로 갖추어져 있는 것만을 뽑아내어 그것을 '과학적, 객관화'라고 말하고 있다. 생명이 있을 때만 활동할 수 있는 생리적인 힘이라든가, 각 개인의 개성에 따른 눈으로 직접 포착할 수 없는 것은 좀처럼 믿으려고 하지 않고 있다.

이에 반하여 동양의학은 눈에 보이는 외형의 이면에 있는 생리작용과 정신활동을 매우 중요시하고 있으며, 그 근본을 '기(氣)'라고 총칭하고 있다. 그러므로 눈에 보이는 형(形)과 상(相)은 기에 의해서 만들어지고 그 기의 변동에 의하여 여러 가지로 변화하고 부지런히 움직여지고 있다고 생각한다. 이와 같이 기와 상이라고 하는 것은 서로 힘을 모아 움직이고 협력하고 있는 것이므로 만들어진 형태는 기와 서로 연관되며, 형태의 변화에 의해서 기가 변화하기도 하고 반대로 기의 변화에 의해서 형태가 변화하기도 한다.

동양의학과 서양의학에서 인체를 바라보는 시각은 많이 다르다. 똑같이 인체를 대상으로 하면서도 인체를 바라보는 관점이 다른 것은 소위 의학관, 질병관, 인체관이 다르기 때문에 동양의학과 서양의학의 관점을 서로 비교하며 파악할 필요가 있다. 동양의학 체계의 본질은 "인간의 신체는 대우주의 한 고리인 동시에 그 자체가 소우주이다."라는 입장을 견지하고 있다. 밖으로는 인간과 자연의 조화를 지향하고, 안으로는 신체 모든 부분의 균형을 모색함으로써 전인적 건강체로서의 인간을 추구하는 것, 이점이 바로 과학문명의 편향된 가치가 날이 갈수록 크게 다가오는 현시대에 한의학을 포함한 동양의학이 대체의학이라는 영역으로 관심을 받고 근래에는 통합의학으로 이끌어가는 이유이다.

서양의학은 근대 과학의 형성기인 16~17세기 이후 본격적으로 발전한 의학으로 인간의 합리적 이성이 빛을 발하던 시기에 기초가 마련된 의학이다. 자연히 의학적 방법론은 수리과학과 실험과학을 따랐고, 소위 '기계론적 인간관'이 확립되어 오늘날까지도 계속되고 있다. 비록 최근 들어 인체를 일종의 기계로 간주했던 방식의 한계와 부작용 등을 자각하고서 세계 각국의 전통의학에도 새롭게 눈길을 돌리고 있지만, 인체에 대한 서양의학적 관점은 대부분 이른바 '기계적 환원주의' 관점이 본질이다.

근대 과학의 '기계적 환원주의'는 어떤 대상을 파악할 때 우선 세세히 분해해서 각 부분을 철저히 조사한 뒤 재조합함으로써 전체를 이해하는 방식을 취한다. 애매모호하지 않은 아주 명쾌한 방법이지만, 부분에 대한 조사가 먼저 이루어지는 탓에 시간이 오래 걸릴뿐더러 전체에 대한 이해는 떨어지기 마련이다. 특히 부분의 수가 많고 복잡할수록 전체적인 이해도는 떨어질 수밖에 없는데, 근대 과학적 방법론에 입각한 서양의학도 이와 별반 다르지 않다. 많은 검사를 통한 분석에 능하고 매우 작은 바이러스까지 찾아내면서도, 질병의 실체를 밝혀냈을 뿐 그 질병을 앓는 인격체로서의 환자에 대한 이해는 매우 부족하기 때문이다. 최근 인체 게놈 프로젝트에 의해 유전자 지도를 찾아냈지만, 그것이 환자의 전반적인 건강상태와 어떤 연관성을 갖는지는 아직도 정립되어 있지 않고 있다.

이런 분석적 관점이 형성된 데에는 근대 과학 발전과정에 발명된 현미경이 기여한 바가 크다. 그간 육안으로는 볼 수 없었던 미생물을 현미경을 통해 보게 됨으로써, 각종 전염성 질환의 원인이 눈에 보이지 않던 세균임을 밝혀냈기 때문이다. 물론 이렇게 미시적인 관찰이 가능해지면서 보다 근원적인 것을 찾아내려는 물리학·화학 등의 연구 추세에 발맞추어, 의학적 연구대상의 크기는 계속해서 급격히 줄어들었다. 1.5m 이상의 인체에서부터 시작해서 몇 cm, 몇 mm에 불과한 기관→조직→세포 등을 거쳐, 요즘엔 크기가 100만 분의 1mm가량인 유전자 DNA까지 관찰하는 수준에 이르고 있다. 결국 16세기 이후 비약적으로 발전한 서양의학은 질병의 원인을 눈으로 직접 보기 위한 노력으로 점철된 의학이며, 발견된 유해한 세균이나 바이러스를 항생제 등으로 해소함으로써 질병을 치료해 온 의학임을 알 수 있다.

음양오행설에 따른 동양의학의 '전일적(全一的) 정체관'은 2,000여 년의 세월을 지나면서도 크게 바뀌지 않았다. 공자·맹자로 대표되는 유가의 인본주의 사상이 의학에도 그대로 적용된 것으로 생각된다. 질병의 원인 파악보다는 여러 가지 불편한 증상을 호소하는 환자 자체를 중요시하며, 곧 사람이라면 누구나 지니기 마련인 각자 나름의 생명력을 극대화함으로써 스스로 병적인 증상을 이겨내도록 하는 방식이 이어져 온 것이다.

음양오행과 기는 동양의학에서 가장 기본이 되는 개념으로 동양의학은 이것을 중심으로 해서 자연과 사람에게 일어나는 일들을 해석하고 파악하고, 이 원칙은 우리 몸을 어떻게 볼 것인가 하는 측면에도 똑같이 적용된다.

동양의학에서는 음양오행과 기의 관점에서 바라보는 인간의 모델이 있다. 바로 이 점이 실질적으로 눈에 보이는 인체를 중요하게 생각하는 서양의학과의 가장 큰 차이다. 서양과학이 물질을 분자와 원자로 쪼개어 보는 것처럼, 서양의학에서는 사람이 몸을 실제로 자르고 들어가 고정된 실체로서 나타나는 것을 가장 중요하게 생각하는 반면에, 동양의학은 생명이 표현해내는 현상을 중요하게 생각한다는 차이가 있다. 그렇다고 해서 동양의학이 분명히 존재하고 있는 우리 몸 자체를 무시하는 것은 아니며 다만 존재하는 물질 이면에서 움직이고 있는 기능적인 시스템을 중요하게 생각한다는 것이다.

같은 몸을 대상으로 하면서도 이런 관점의 차이가 있기 때문에 그 용어에 있어서 간혹 혼동이 일어나기도 한다. 예를 들면 한의학에서 '간'이 좋지 않다고 했을 때, 이것은 서양의학에서 언급하는 'liver'와는 조금 다른 것임을 알아야 한다. 서양의학에서 간이 나쁘다는 것은 간염이나 간암 그리고 간경화 등처럼 해부학적인 장기(간세포)에 문제가 있다는 것을 의미하지만 동양의학에서는 혈액과 혈관, 중풍과 같은 뇌의 영역, 감정적인 스트레스, 소화, 여성의 생리와 관련한 문제들이 생겼을 때 그 원인을 간에서 찾는다. 이런 차이 때문에 '해부학적인 간'에 문제가 생겼을 때 나타나는 증상들 중에는 '동양의학의 간'과 연관이 있는 것도 있고 상관없어 보이는 다른 장부의 문제와 관련된 증상들도 있다. 또한 한의사가 간이 안 좋다고 하는 증상을 서양의사는 다른 곳의 문제라고 진단하기도 하는 것이다. 분명 증상은 같은데 양쪽 의사의 설명이 다른 것이다. 이는 맞고 틀림의 문제가 아니라 우리 몸을 바라보는 관점의 차이에서 오는 당연한 결과이다. 또한 동양의학과 서양의학 중 무엇이 더 우월하다고 할 수도 없는 것이다. 물질과 작용은 늘 같이 존재하는데 어느 쪽에 더 중심을 두고 설명하느냐에 따른 시각과 그에 따라 정립되어 온 이론과 실천의 차이가 있다는 것이다.

3) 동·서의학의 융합적 접근

서양의학의 장점은 응급 상황에 대처할 수 있는 방법이 다양하다는 것, 여러 가지 정량적 검사나 영상 검사를 통해 정확한 진단과 예후판단이 가능하고 수술 기법이 매우 높은 수준으로 발달했다는 것 등이다. 서양의학은 응급상황, 급성기에 장점을 발휘하여 사람을 살려낼 수 있지만, 살려낸 환자를 다시 건강하게 만들기 위해 해줄 수 있는 특별한 방법이 없을 때가 많다.

그에 비해 동양의학의 장점은 환자 자신이 가지고 있는 원기(元氣)의 증진을 통해 질병의 원인을 약화시켜 물러나게 하며, 건강을 회복하거나 나아가 더 건강해지게 만들 수 있는 여러 가지 방법을 수행할 수 있다는 것이다.

또한 서양의학이 침습적이고 공격적인 수술치료, 약물치료가 많은데 비해 동양의학은 덜 침습적이거나 비침습적인 방법을 사용함으로써 부작용을 줄일 수 있다는 장점이 있다. 동양의학이 각종 생활습관병, 만성병, 난치병에 시달리는 현대인들에게 새로운 가능성으로 인식되면서 오히려 서구에서 동양의학에 대한 관심이 증대되고 있는 것도 이 때문이다.

최근에 과학기술이 눈부시게 발전하면서 동양의학과 서양의학은 새롭게 만나고 있다. 서양의학의 발전 경향은 동양의학을 낡고 비과학적인 것으로 도태시키기보다는 오히려 과학기술이 동양의학적 원리를 증명해내는 도구로도 사용되면서, 협진이나 두 의학의 접목에 긍정적으로 작용하고 있다. 침의 효과를 뇌 영상 변화를 통해 파악하려는 연구, 생체광자 측정으로 경락의 실체를 찾으려는 연구 등이 그 좋은 예이다.

또한 서양의학은 '면역', '유전', '개별화된 맞춤치료', '기능의 측정과 영상화'를 중심으로 발전하고 있다. 동양의학에서 사기(邪氣)보다는 정기(正氣)를 강조하는 것은 모든 질병을 '면역력', '면역반응'의 개념으로 설명하는 서양의학 이론과 다르지 않다. 개체의 특성과 체질을 기본적으로 고려하는 체질의학은 그대로 유전체 연구에 접근할 수밖에 없다. 그리고 동양의학에서는 병명이 같더라도 사람에 따라, 나타내는 증상에 따라 각각 다른 처방을 사용하는 경우가 많은데, 서양의학에서는 최근 이런 '맞춤치료'를 본격적으로 추구하고 있다.

이제까지는 관찰이나 측정이 불가능했던 신(神), 기(氣)를 핵심개념으로 하는 동양의학의 여러 선험적 명제들이 MRI 등 최신 영상진단기나 양자의학을 응용한 측정기기들에 의해 증명될 가능성이 높아지고 있다. 이제 동양의학은 비과학의 오명을 벗고, 최첨단 과학이 가장 관심을 가지는 분야의 하나로 되고 있다. 대부분의 의사와 서양과학자들은 아직 이러한 점을 깨닫지 못하고, 여전히 더욱 작게 쪼개어 분석하고 직접 개입하는 서양의학의 기본태도에서 벗어나지 못하고 있지만, 연구의 수준이 높아질수록 동양의학 이론과 만나 정당성이 입증되는 연구가 활발해지리라 예상되고 있다.

'분석적 기계주의'에 입각한 서양의학과 '종합적 인본주의'에 바탕을 둔 동양의학, '질병을 치료'하는 서양의학과 '병자를 치유'하는 동양의학, '수렵'과 유사한 서양의학과 '농경'과 비슷한 동양의학, '질병의 유무'에 집중하는 서양의학과 '건강의 여부'에 집중하는 동양의학, '네 탓이오'를 외치는 서양의학과 '내 탓이오'로 돌리는 동양의학, 자연을 '극복'하려는 서양의학과 자연에 '순응'하자는 동양의학…

이렇게 인체에 대한 동·서 두 의학의 관점이 다르다는 사실을 이해하고 또 인정하면, 현명한 판단이 가능할 것이다. 환자 입장에서는 자신의 건강 상태에 따라 각 의학의 장점이 발휘되는 쪽을 선택하면 되고, 의료인 입장에서는 그들 의학이 지닌 장점은 더욱 신장시키고 단점은 더욱 보완시키면 되기 때문이다. 우리의 몸과 불가분의 관계를 가진 먹을거리에 대한 접근도 동·서 식품효능 접근과 활용의 가치를 통합적으로 접근해 보려는 노력이 필요한 시점이다.

2. 동양에서 바라본 인체의 생명활동

인간의 생명활동은 자연과의 시작도 끝도 없는 순환을 통하여 이루어지고 있으며 이러한 순환의 힘을 동양에서는 기라고 표현을 하고 있다.

자연과의 출입에 의해서 인체는 출입승강(出入昇降)이 이루어진다. 인체는 출입승강에 의해서 인체의 구조적인 음성형(陰成形)과 기능적인 양기화(陽化氣)가 발휘되면서 생명활동을 영위하게 된다. 음성형은 해부학적인 구조를 의미하며, 양기화는 정, 기, 신, 즉 기능을 의미하며 이러한 정, 기, 신은 혈의 순환에 의해서 그 기능이 발휘되며, 혈의 순환은 정, 기, 신의 기능에 의해서 이루어지게 된다. 이러한 표현을 동양의학에서는 '혈자기지배(血者氣之配)'라 표현하고 있다. 이는 혈의 순환에 의하여 인체의 기능이 발현되고, 인체의 기능에 의해서 혈의 순환이 이루어짐을 의미한다. 또한 이러한 생명활동의 순환은 진액에 의해서 조절되고 있으며 생명활동의 순환은 음과 양의 조절에 의해서 균형을 유지하고 있음을 알 수 있다. 자연과 인간의 교감이 이루어지는 장소, 즉 출입이 이루어지는 곳은 소화가 이루어지는 곳, 호흡이 이루어지는 곳, 정신활동이 이루어지는 곳이다.

1) 소화기를 통해 출입하는 음식

인간이 개체의 증식과 신진대사, 정신활동 등의 생명활동을 영위하기 위해서는 영양물질이 필요하지만 인간은 체내에서 영양물질을 스스로 만들어낼 수 없다. 따라서 이러한 영양물질을 자연계를 통해서 공급받아야 한다. 이러한 영양물질은 일차적으로 식물의 광합성 작용을 통해서 생산되고 이렇게 생산된 영양물질은 소화관을 통해서 인체 내로 흡수되어 생명활동을 영위하기 위한 유용한 에너지원으로 사용된다. 섭취한 동물성 식품도 마찬가지이다.

인체 내부로 흡수되어 사용된 영양물질은 소화·흡수 과정을 거친 후 대소변을 통해서 배설되며 이는 다시 식물의 화학에너지원이 된다. 또한 인간이 죽게 되면 그 시신도 화학에너지원으로 변하여 다른 생명체에게 사용되어 끊임없는 순환의 과정이 반복된다.

2) 호흡기를 통해 출입하는 공기

인간이 생명활동을 유지하기 위해서 필요로 하는 것에는 영양물질 이외에 꼭 필요한 것이 산소다. 산소는 식물의 광합성 작용의 결과로 만들어진 것이다. 산소는 호흡기를 통해서 인체의 내부로 들어오게 되고 인체 내부에서 생명활동에 사용된 산소는 이산화탄소의 형태로 자연계로 되돌아가서 다시 식물의 광합성을 위한 재료로 제공된다. 결국 인간은 자연과의 끊임없는 순환 과정을 거치게 된다.

3) 물질과 대사기능을 통한 정신활동

자연계의 현상은 자연과 인간의 끊임없이 순환을 통해서 이루어지고 있으며 이러한 순환의 현상에는 음식이나 산소와 같이 우리의 눈에 보이는 부분과 정신활동과 같이 우리 눈에 보이지 않는 부분이 있다.

서양의학에서는 물리적인 대사와 정신적인 대사를 분리시켜 바라보는 유물론적인 사관으로 생명의 본질을 이해하고 있다. 유전학이 나오면서 "생명은 세포에서 세포로만 계승된다."고 하였고, 슈뢰딩거(E.

Schrodinger)는 "생명은 시계와 같다."고 하였으며, 왓슨(J. D. Watson)과 크릭(F. H. C. Crick)은 이중나선구조를 발견하여 생명의 본질은 DNA에 있다는 "생명의 중심원리"를 주장하는 등 생명의 본질을 물질에서만 찾으려는 연구가 진행되어 왔다. 이렇게 서양의학의 분자생물학은 철저히 세포의 화학적, 생물학적 구성에 대해서만 연구가 진행되고 있는 것이다.

그러나 인간은 정신적인 대사와 육체적인 대사가 동시에 일어나면서 생명활동이 유지되고 있다. 때문에 정신과 육체를 분리해서 생각할 수 없다. 동양의학이 전인의학이라고 하는 것은 바로 정신과 육체를 둘로 보지 않고 하나로 보기 때문이다.

인간의 정신적인 면도 자연과 끊임없이 순환하고 있다. 사람과 사람, 사람과 동물, 사람과 식물, 사람과 자연은 눈에 보이지 않는 교감이 항상 이루어지고 있는 것이다. 자연과 인간의 출입승강에 의해서 이루어지는 활동에 의하여 정신적인 대사와 물질적인 대사가 함께 일어나게 되는 것이다. 물질과 대사기능을 바탕으로 정신활동이 이루어지고 정신활동에 의해 물질생성 및 대사기능이 발휘되는 것이다〈그림 3〉.

정신(精神)에서 정(精)은 '물질적인 대사의 측면'을 나타내며, 신(神)은 '물질과 기능을 바탕으로 일어나는 생명활동 현상의 정화'를 나타내며 이러한 정과 신을 연결시켜 주는 힘이 바로 기인 것이다.

신이란 물질의 조절과 통제, 개체의 복제와 증식, 인간의 정신적인 사고를 의미하며, 정은 인체의 성장과 유지를 위한 호르몬, 효소단백질, 탄수화물, 지방, 각종 체액 등의 물질 등을 의미한다.

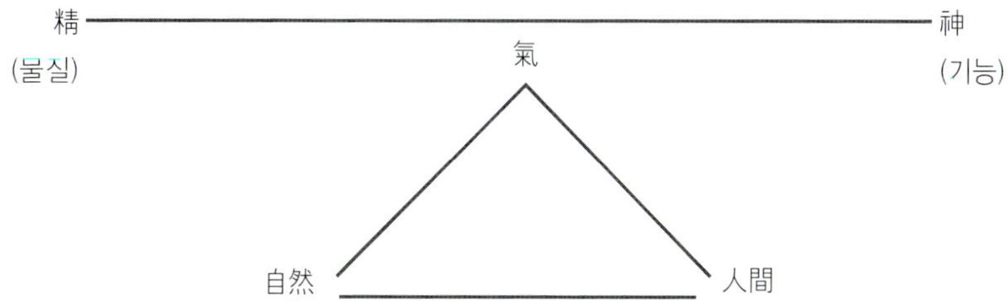

〈그림 3〉 물질과 기능을 통한 정신활동

예를 들어 정이 기화작용에 의해 생성된 도파민, 세로토닌, β-엔돌핀 등과 같은 정보 전달물질이라면, 신은 이러한 물질에 의해 이루어지는 정신적인 사고로 이해할 수 있다. 이러한 정과 신의 작용이 이루어지기 위해서는 둘의 작용을 연결시켜 주는 기의 작용이 절대적인 요소가 된다.

자연 속에서 자연과 순환하는 인간이 생명활동을 어떻게 이루어나가야 할 것인지 생각할 때, 자연과 조화되는 음식, 자연스러운 공기와 자연스러운 정신활동이야말로 우리가 챙겨야 하는 건강의 지름길일 것이다.

제3장

기미(氣味)의 음식, 약선

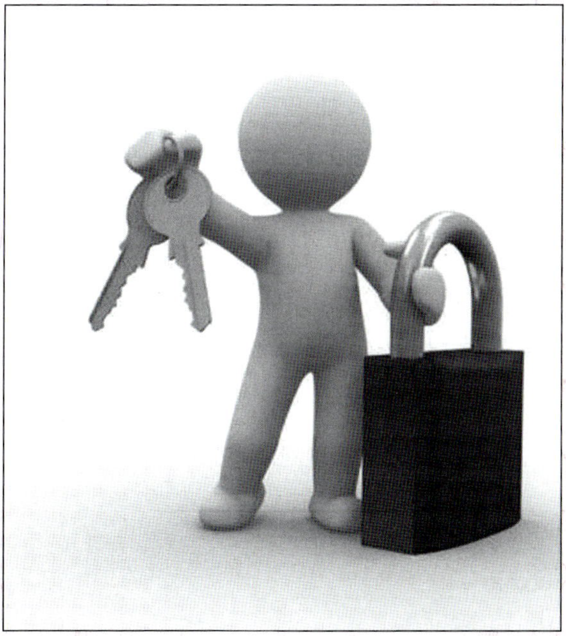

1. 약선의 합리적 개념

'약이 되는 음식'이라는 넓은 개념으로 '약선(藥膳)'이라는 용어가 많이 언급되고 있으나 정확한 개념에 대한 이해가 부족한 상태에서 동·서양 식품효능의 혼용적인 사용, 식품배합 원칙이 고려되지 않은 레시피 구성 등으로 약선의 개념과 가치가 제대로 소개되지 못하고 있다. '약(藥)'이라는 글자로 인해 현대인들은 '질병을 치료하는 음식'으로만 인식하고 각종 약재들을 혼합 사용하여 만든 음식이라고 인지하거나 또는 서양의 식품영양학적 측면으로 영양소나 기능성 성분 함량을 기초로 약선 효능을 언급하기도 하여 기능성 식품으로 잘못 인식되는 등 잘못된 개념이 난무하고 있는 실정이다. 따라서 약선의 전통적인 의미를 구체적으로 이해해야만 약선 활용 목적을 정확하게 달성할 수 있을 것이며 그에 따라 약선 기초 공부가 우선되어야 한다는 생각을 분명히 가질 필요가 있다.

'동양철학의 기초이론을 바탕으로 식품의 특성을 구분하고 배합하여 건강증진, 질병예방, 질병치료 보조 및 치료를 위한 식생활을 유지하는 데 사용되는 음식'이 전통적 의미의 약선 개념이다. 즉, 동양철학 및 동양의학 이론에 따라서 식물(食物), 약물(藥物)을 재료로 배합·조리(가공)하여 만들어진 음식으로 생리기능을 조절하여 건강을 향상시켜 주며 병리상태에서도 체내 조절을 통해 질병치료 및 치료보조 역할을 할 수 있는 음식이다. 즉 섭취하는 대상자의 건강상태 및 체질에 맞도록 배합하고 조리하여 체내에서 특정의 효능이 발휘될 수 있도록 만든 음식으로 맛이나 모양보다는 섭취효능이 우선되어야 하는 음식이다.

약선을 만드는 데 사용되는 식품의 기미, 귀경 등의 이론을 기초로 섭취효능을 이해하고 섭취 대상자의 몸이나 질병에 대한 병리학적 기전을 정확하게 이해해야 한다. 서양의학에서는 인체구조를 작은 단위로 나누어 형태와 구조를 가진 개체로 몸을 인식하고 질병은 형태와 구조의 변화나 세균 등의 또 다른 개체의 침입으로 인해 나타나므로 형태와 구조의 변화를 제거함으로써 질병이 치료된다고 보는 구조와 형태를 중시하는 접근이다. 반면 동양의학에서는 인체를 인식할 때 생명체 전체를 하나로 보며, 언제부터 어떻게 되어서 병이 왔는가 하는 변증(辨證)이라는 과정을 거쳐 깨어진 부조화를 조화롭게 하여 형태나 구조보다는 기능을 중요하게 보고 인체 내의 조화, 자연과 인체의 조화를 중시하는 접근이다.

약선이라는 것은 동양철학 및 의학이론을 기초로 구성된 음식이므로 우리가 섭취하는 약선을 구성하고 재료를 선정하고 조리, 섭취하는 모든 과정은 동양의 기초이론을 바탕으로 수행되어야만 진정한 약선 식생활이 이루어지는 것이다. 또한 질병을 치료하는 음식이기보다는 건강한 상태를 더욱 건강하게 하고 질병을 예방하며, 질병의 원인과 상태에 따라 치료 음식으로까지 활용될 수 있으니 넓은 의미에서 식치(食治)를 위한 음식으로 이해하는 것이 바람직할 것이다.

2. 약선활용을 위한 기초이론

'약선'은 동양철학 및 의학을 바탕으로 하기에 단순히 음식을 맛있게만 만들어서는 약선의 목적을 달성할 수 없다. 이 목적을 위해서는 음양오행학설, 기미론 등의 기본 개념을 이해해야 하며 인체를 구성하는 정, 기, 혈, 진액 및 장부의 특성과 기능은 필수적으로 이해해야 한다.

1) 음양오행(陰陽五行)학설의 개념

음양오행학설은 음양학설과 오행학설을 합해서 일컫는 말로 이는 동양의 옛 조상들이 자연을 해석하고 인식하는 세계관과 그 방법론을 말한다.

음양학설은 세상의 흐름, 현상 및 물체 등은 음과 양, 두 가지 기의 상호작용 아래 자생하고 발전하며 변화하는 것으로 인식하는 개념이다. 오행학설은 목, 화, 토, 금, 수의 다섯 가지 물질 특성이 세상을 구성하고 이들의 상호 자생과 제약의 운동변화가 세계를 구성한다고 보는 개념이다.

① 음양학설

- 자연은 음과 양의 조합으로 이루어지고, 음양이 상생하면서 천지만물이 변화한다는 동양사상의 기본이 되는 자연철학사상을 음양학설이라 한다. 인간은 우리를 에워싸고 있는 기후, 계절, 토양 등 생활여건에 따른 환경의 지배를 받고 있다. 즉, 우주 속에서 살고 있으며, 우주의 자극을 받으며 살고 있는 것이다. 그러한 환경에서 살고 있는 인체의 활동기전도 우주의 그것과 같으므로 인체를 소우주라고 하는 것이다.

  자연철학의 원리와 원칙에 따르는 약선식료학 분야는 우리 선조들의 지혜에 의해 계승되고 발전된 것으로 올바른 먹을거리나 인체기관의 모든 활동과 작용을 자연의 섭리인 음양의 조화로 인식한다. 우리의 인체도 우주와 같은 유기체로 보아 건강을 판단하고 질병을 진단하고 치료하는 것이며, 인간의 먹을거리 역시 이 자연과의 조화에 맞춰 먹어야 한다고 보는 것이다.

- 우주에 있는 모든 사물은 하나이면서도 모두 상대되는 두 개의 면이 포함되어 있다. 즉, 동전은 하나이지만 앞면과 뒷면이 각각 상대되는 두 면인 것과 같이, 이 두 면을 각각 음과 양으로 분류하는 것이다. 예를 들면, 하늘과 땅, 해와 달, 바다와 육지, 낮과 밤, 추위와 더위, 남자와 여자, 육체와 정신, 삶과 죽음, 위와 아래, 내부와 외부, 움직임과 안정, 물과 불, 내쉬는 숨과 들이마시는 숨, 밝음과 어둠, 허와 실 등이다. 앞면이라는 것이 있어야만 뒷면이 있듯이 이러한 음과 양은 절대적인 것이 아니라 항상 상대적인 개념으로 이해한다. 자석의 N극과 S극도 대표적인 음양의 표현이다. 또한 음과 양은 사물 내에서 무한하게 다시 음과 양으로 나뉠 수 있다. 예를 들어, 밤과 낮의 경우 낮은 양, 밤은 음에 속하나, 오전과 오후는 다시 양중지양(陽中之陽)과 양중지음(陽中之陰)으로 나뉠 수 있고, 밤은 자정을 기준으로 자정 전은 음중지음(陰中之陰), 자정 후는 음중지양(陰中之陽)으로 다시 나뉠 수 있다(부록 1 참조).

- 음과 양은 항상 대립과 통일, 소장(消長), 전화(轉化)되면서 사물이 발전되고 변화된다는 것이다. 이런 까닭으로 어떤 사물도 절대적, 대립적으로 존재하는 음이나 양은 없으며, 서로가 상대의 존재에 의하여 음 또는 양으로 존재한다. 이처럼 서로가 상대의 존재에 의존하기 때문에 항상 상호제약과 협조작용이 일어나게 되며, 이를 통해서 음양의 평형이 유지된다.

- 어떠한 사물이라도 음양의 속성에 따라 나누어질 수 있다. 그러나 음양 속성으로 사물을 개괄하고 구분하는 경우, 반드시 그

사물들은 서로 관련이 있는 한 쌍이거나 하나의 사물 내에 존재하는 두 개의 방면이어야만이 비로소 실제적인 의의를 가질 수 있다. 만약 양자가 서로 무관하거나 하나의 통일체의 대립된 쌍방이 아닌 경우 음양으로 그들의 상대적인 속성과 연관성을 나눌 수 없다.

음양의 기본철학을 바탕으로 신체의 건강상태를 파악하고 그에 맞도록 규정한 음식이 바로 약선이다.

② 오행학설

오행이란 우주가 목, 화, 토, 금, 수라는 다섯 가지가 기본 물질 특성으로 구성되어 있고 서로 생, 극 관계에 의해 세상의 모든 사물은 상호연관 관계를 가지고 있어 어떤 사물이건 고립되어 정지되어 있는 것이 아니라 끊임없이 상생, 상극하는 과정에 의해 평형을 유지하게 된다는 개념이다. 즉, 오행은 목, 화, 토, 금, 수, 이 다섯 가지 특성의 상호관계 및 그 다섯 가지의 운동변화인 것이다.

● 木 : 목왈곡직(木曰曲直)-용수철처럼 튀어오르는 에너지

곡직(曲直)이란 나무가 성장하는 형태를 말하는 것으로 나뭇가지가 밖으로, 위를 향해 뻗어나가는 모양이다. 즉, 일직선으로 쭉 뻗어 올라가는 것이 아니고 회전하면서 위로 올라가는 특성이다. 땅속에서 새싹이 나오는 것, 출산 시 아이가 회전하면서 자궁 밖으로 나오는 것, 우리 몸의 근육이 존재하는 모양, 인체의 탄생 유전정보를 가지고 있는 DNA의 이중나선 구조도 바로 곡직의 특성이다. 따라서 나무의 특성인 곡직과 같은 생장(生長), 승발(承發), 조달(條達), 서창(舒暢) 등의 작용이나 성질을 가진 사물, 현상, 재료 등을 목으로 배속시켜서 그 특성을 이해한다.

● 火 : 화왈염상(火曰炎上)–거침없이 타오르는 에너지

염상(炎上)은 불이 가지고 있는 뜨겁고 솟구쳐 오르고 활활 타고 퍼지면서 위로 올라가는 특성을 의미한다. 불의 특징인 염상과 같은 온후(溫煦), 승등(昇騰)의 작용이나 성질을 가진 사물, 현상, 재료 등을 화에 배속시켜서 그 특성을 이해한다.

● 土 : 토왈가색(土曰稼穡)–발을 땅에 딛고 중심을 잡게 하는 에너지

가색(稼穡)이란 땅이 가지고 있는 농작물을 파종하고 수확하는 특성을 말하는 것으로 받아들이고 변화하는 특성을 의미한다. 토의 특성인 가색과 같은 생화(生化), 승재(乘載), 수납(受納)의 작용이나 성질을 가진 사물, 현상, 재료 등을 토에 배속시켜서 그 특성을 이해한다.

● 金 : 금왈종혁(金曰從革)–지속가능한 생명력을 만드는 에너지

종혁(從革)이란 지금 가지고 있는 것을 다 버리고 내가 필요한 것만을 취해서 가진다는 뜻으로 즉, 내가 필요한 것만을 수렴하고 나머지는 다 버린다는 변혁(變革)의 의미를 가지고 있다. 따라서 금의 특성인 종혁과 같은 청결(淸潔), 숙강(肅降), 수렴(收斂) 등의 작용이나 성질을 가진 사물, 현상, 재료 등을 금에 배속시켜서 그 특성을 이해한다.

● 水 : 수왈윤하(水曰潤下)–부드럽게 품고 관조하는 에너지

윤하(潤下)란 물이 가지고 있는 자윤(滋潤)과 하향(下向)하는 특성을 말하는 것으로 물의 특성인 윤하와 같은 한량(寒凉), 자윤(滋潤), 하향(下向)하는 성질이나 작용을 가진 사물, 현상, 재료 등을 수에 배속시켜서 그 특성을 이해한다.

● 사물, 현상, 재료 등의 오행 속성에 따른 오행배속

오행학설은 오행의 특성으로 사물의 특성과 작용을 추론하고 귀납한다. 때문에 사물의 속성과 특성은 목화토금수 자체를 말하는 것이 아니라 그들이 가지고 있는 성질과 작용을 의미하는 것이고, 목화토금수의 특성과 유사한 특성을 가진 모든 것을 목화토금수에 배속시킨 것이 오행귀류표(또는 오행배속표)이다(부록 2 참조).

방위로 볼 때 태양이 떠오르는 동쪽은 목의 승발하는 특성과 유사하므로 목에 배속되고, 더운 남쪽은 화에, 해가 지는 서쪽은 숙강하는 특성을 가진 금에, 한량한 북쪽은 수에 배속된다.

오장의 경우 간은 승발을 주관하므로 목에, 심은 온후를 주관하므로 화에, 비는 운화(運化)를 주관하므로 토에, 숙강을 주관하는 폐는 금에, 물을 주관하는 신은 수에 배속한다.

사물의 오행속성은 위에서 언급한 분류 외에 간접적으로 추론하는 방법도 있다. 예로 간이 목에 배속되는 관계로 간이 주관하는 근(筋)과 눈은 모두 목에 배속된다. 같은 방식으로 심과 연계된 맥(脈)과 설(舌)은 화에, 육(肉)과 구(口)는 토에, 폐의 피(皮)와 비(鼻)는 금에, 신의 골(骨)과 이(耳)는 수에 배속된다.

한편, 오미의 배열을 보면 오행의 특성과 반대의 특성을 가진 맛이 배속되어 있음을 볼 수 있다. 이 부분은 균형의 의미에서 배속 장부의 기운을 소멸시키지 않도록 조절하기 위함으로 충분한 이해가 필요하다(4장 참조). 음식을 만드는 사람들이 잘못 이해해서 "봄철에는 신맛을 많이 먹어야 한다."라는 언급을 하는 것은 이를 충분히 이해하지 못함이다.

2) 기미(氣味)와 귀경(歸經)의 의미

서양의학에서 분석적인 생명관을 바탕으로 인체, 식품의 효능, 질병을 치료하기 위한 방법이 성분을 중심으로 하는 약리학이라면 자연과 인간의 끊임없는 교감과 순환의 생명관을 바탕으로 인체와 음식효능, 질병 등에 접근하는 기본 원리가 기미론이다.

기는 하늘의 기운, 미는 땅의 기운이다. 세상의 모든 생명체는 하늘과 땅의 기운이 융합되어 생성되고 태어난 것이다. 생명체에서 영혼은 하늘에 부여한 기로 구성되어 있고, 육체는 땅에서 준 미에 의해서 만들어진 것이다.

『황제내경』에 의하면, 태초에 우리가 알 수 없는 여러 물질이 계속 교류하고 순환, 변화하면서 하늘과 땅이 만들어졌으며 모든 물체는 하늘과 땅의 기운을 가지고 탄생한다고 하였다. 하늘과 땅, 즉 이 두 가지 기운이 생명체 내에는 모두 존재하고 이 기운이 생명체의 특성이 되는 것이다.

생명체가 가지고 있는 기미가 바로 생명체 특성이며, 식품의 경우 바로 섭취효능을 의미하게 된다. 하늘은 생명체에게 보이지 않는 기를 부여해주고 땅은 하늘이 부여해 준 기를 담아둘 수 있는 형태를 만들어 내기 위해 미라는 특성을 생명체에게 부여해 주는 것이다. 따라서 하늘의 기운인 기는 네 가지로, 땅의 기운인 미는 다섯 가지로 분류하여 그 특성·효능을 판단한다.

예를 들면, 상추는 하늘의 기운인 기는 서늘하고(凉), 땅의 기운인 미(味)는 달고 쓰다. 따라서 체내의 열을 제거하여 소변을 잘 나오도록 해주고 해독하는 특성을 가지게 된다. 또한 부추의 기는 따뜻하고(溫), 미는 맵다(辛). 따라서 몸을 따뜻하게 해서 기의 순환을 돕고 어혈을 풀어주는 효능이 있다. 이같이 재료들의 효능 이해를 위해서는 그 기미가 어떤 효능을 가지는지 꼭 암기해야 한다. 약선 효능을 언급함에 영양소를 말하는 약선을 바르게 이해하지 못함이다.

① 사기(四氣)

사성(四性)이라고도 하면 식재(食材)나 약재(藥材)가 가지고 있는 성질이며 기능을 총체적으로 개괄한 것으로 한, 량, 온, 열의 네 가지로 나눈다. 열은 부드럽게 하는 특징(軟), 온은 흩어지게 하는 특징(散)이 있다. 한은 단단하게 하는 특징(堅), 량(凉)은 거두어 드리는 특징(收)을 가지고 있다. 한과 량, 온과 열은 정도의 차이가 있는 같은 효능 범위로 이해하면 된다.

사기는 음양이론에 근거하여 작용 특성으로 나눌 때 한량의 기운은 음에, 온열의 기운은 양으로 분류한다. 네 가지 성질 외에도 특성상 한량과 온열의 두 종류에 뚜렷하게 치우쳐 있지 않은 특성을 가진 재료들은 성질이 평(平)하다고 한다. 그러나 평하다 해도 실제로는 아주 약간씩 한량 또는 온열로 치우쳐 있다. 이런 평성을 가진 재료로 구성된 음식은 기가 강하지 않은 것들로 성질이 온화하여 치료약선보다는 건강증진의 목적으로 많이 쓰인다. 따라서 건강약선에 폭넓게 사용한다. 어떤 재료든지 하나의 기를 가지고 있으며 이것이 재료의 효능을 나타내는 중요한 기준이 되는 것이다.

〈표 5〉에는 사기의 효능과 대표적인 식품을 정리하였다.

〈표 5〉 사기의 섭취효능과 식품

사기	한량	평	온열
섭취효능	청열(淸熱), 사화(瀉火), 양혈(凉血), 해독(解毒), 자음(滋陰), 강화(降火), 지혈(止血)	보익(補益), 보양(保養)	거풍산한(祛風散寒), 제습(除濕), 온중거한(溫中祛寒), 활혈화어(活血化瘀), 온통기혈(溫通氣血), 조양익화(助陽益火)
대표식품	• 한(寒) : 죽순, 연근, 바나나, 감, 다래, 오디, 참외, 수박, 치자, 상엽 • 량(凉) : 보리, 메밀, 율무, 녹두, 배, 국화, 미나리, 상추, 오이, 귤	멥쌀, 옥수수, 팥, 검은콩, 고구마, 감자, 포도, 쇠고기, 우유, 붕어	• 온(溫) : 찹쌀, 수수, 양파, 부추, 마늘, 생강, 대추, 닭고기, 개고기, 해삼, 술 • 열(熱) : 고추, 후추, 건강, 양고기

② 오미(五味)

식재나 약재는 모두 오미의 특성을 가지고 있는데 신맛, 쓴맛, 단맛, 매운맛 및 짠맛 다섯 가지 맛을 말하며 미각으로 느껴지는 맛뿐 아니라 임상에서 반영되는 효능에 근거해서도 결정된다. 따라서 미각에서 느껴지는 감각과 비슷하지만 어떤 재료는 미각으로 느낄 수 없거나 미각과는 다른 미를 갖는 경우도 있다. 담미(淡味)나 삽미(澁味)를 더하기도 하는데 효능 특성상 담미(淡味)는 단맛에, 삽미(澁味)는 신맛에 분류한다.

식품의 다섯 가지 맛을 음양 원리에 따라 분류하면 단맛과 매운맛은 양에 속하고, 신맛, 짠맛, 쓴맛은 음에 속한다. 다섯 가지 맛은 사람의 몸에서 작용하는 특성이 다르므로 음식을 섭취할 때는 섭취목적에 따라 필요한 맛을 구성하여 섭취목적에 방해되지 않도록 해야 한다.

• 신맛(酸味)

- 수렴, 수축작용으로 염한(斂汗), 염기(斂氣), 지사(止瀉), 섭정(攝精), 지혈(止血), 축뇨(縮尿) 등의 효능을 가져서 기, 혈, 진

액 등 체내의 물질들이 과도하게 유실되는 것을 억제하는 데 활용한다. 또한 생진(生津), 개위(開胃), 소식(消食) 작용이 있어 위음부족(胃陰不足)으로 인한 구갈(口渴), 식소(食小), 진액 손상으로 인한 근무력증, 굴신불리(屈伸不利) 등의 증상에 사용한다. 신맛을 가진 재료로는 팥, 토마토, 자두, 살구, 다래, 산사, 귤, 복숭아, 레몬, 포도, 매실, 산사, 포도, 식초, 산수유, 오미자 등이 있다.

– 섭취된 신맛은 가장 먼저 간으로 들어가서 간의 작용을 조절해준다. 간은 흩어지려는 성질을 가지는데 신맛의 수산(收散), 속완(束緩)작용이 간의 흩어지려는 기능이 너무 항진되는 것을 조절하여 간의 기능이 균형을 잃지 않도록 해주는 것이다.
수렴작용으로 인해 염사(斂邪)하기 쉬우므로 실사(實邪)가 있는 경우에는 주의한다. 감기 초기에 신맛의 음식을 먹게 되면 감기의 원인인 사기(邪氣)가 체외로 나가지 못해 감기 회복에 도움이 되지 않고 오히려 해가 된다. 대개 감기가 들면 귤, 사과 등 비타민 C가 많은 과일을 많이 먹어 면역력을 증진해야 함을 강조하나 체내에 사기가 있을 때 신맛의 과일을 섭취하는 것은 부적절하다. 신맛의 과일은 질병이 회복된 후 섭취하여 면역력 증진을 꾀하는 것이 올바른 섭취방법이다.

• 쓴맛(苦味)

– 설강(泄降)하는 작용으로 통설(通泄), 강설(降泄), 청실(淸泄)하고, 조습(燥濕)작용으로 건위(健胃)하고, 견음(堅陰)작용으로 음을 보존할 수 있다. 따라서 통설작용으로 열결변비(熱結便秘)를, 강설작용으로 기역천해(氣逆喘咳)를, 청설작용으로

심번(心煩)에 사용할 수 있다. 또한 조습작용이 있어 다양한 습증(濕證)에 사용한다. 셀러리, 상추, 아스파라거스, 은행, 여주, 씀바귀, 돼지 간, 백출, 하수오, 사삼, 천문동, 길경, 단삼, 상엽, 치자 등이 쓴맛을 가지는 재료들이다.

- 쓴맛은 심의 작용을 조절해주므로 섭취하면 가장 먼저 심으로 들어간다. 심의 작용이 너무 과하지 않도록 조절해서 심의 기능을 잘 유지할 수 있도록 해주는 맛이다. 즉, 아래로 내리는 작용을 가진 쓴맛은 위로 뻗어 오르려는 심장의 특성을 조절해주므로 심 기능을 원활히 해준다. 일반적으로 음진부족(陰津不足)에는 섭취에 주의해야 한다.

• 단맛(甘味)

- 보익(補益), 화중(和中), 완급지통(緩急止痛), 윤조(潤燥)의 효능을 가진다. 단맛을 느낄 때는 구강의 근육이 이완되고 허기와 피로를 신속히 회복하게 해준다. 때문에 몸을 보하는 재료는 대개 단맛을 가지고 있다. 따라서 허증(虛證), 완복(脘腹)이나 사지(四肢)의 통증, 조화제약(調和諸藥), 독성 완화를 위해 사용한다. 또한 단맛은 자윤윤조(滋潤潤燥) 작용이 있어 윤폐(潤肺), 윤장(潤腸)에도 활용된다. 단맛을 가진 재료로는 쌀, 찹쌀, 메밀, 고구마, 아스파라거스, 가지, 자두, 포도, 잣, 돼지고기, 우유, 붕어 등이 있다.
- 섭취된 단맛은 비로 들어가서 비의 작용이 원활히 되도록 도와주는 맛이다. 비는 주변을 아우르고 어느 한쪽으로 치우치지 않으므로 특별히 비의 작용을 조절하기 위해 다른 맛을 사용할 필요는 없다. 단맛은 조습(助濕)하기 쉬우므로 비허습체(脾

虛濕滯)의 경우에는 섭취에 주의해야 한다.

- 매운맛(辛味)
  - 발산(發散)작용으로 사기를 내보내는 효능이 있어 외감표증(外感表證)에 사용할 수 있고, 행기(行氣), 활혈(活血)하므로 기체혈어(氣滯血瘀)에 사용하고 동맥의 확장이나 관상동맥 혈류를 증가하는 효과를 가진다. 신윤(辛潤), 발한(發汗)하므로 진액의 운행을 원활하게 하기 위해서 사용한다. 토란, 미나리, 쑥갓, 양파, 부추, 마늘, 파, 무, 생강, 고추, 팔각회향, 산초, 후추, 계화, 재스민, 당귀, 길경, 건강, 토사자, 초과, 익모초, 박하, 자소엽, 정향, 홍화 등이 매운맛을 지닌 재료들이다.
  - 섭취된 매운맛은 폐로 가장 먼저 들어가서 폐의 작용이 너무 과하지 않도록 조절해서 폐의 기능을 잘 유지할 수 있도록 해주는 맛이다. 즉, 발산작용이 있는 매운맛은 거두어 들여서 아래로 내려 보내려는 특성을 가진 폐의 기능을 조절해 준다. 신산조열(辛散燥熱)한 특성으로 인해 기음(氣陰)의 손상을 일으키기 쉬우므로 기허(氣虛), 표허다한(表虛多汗) 등에는 사용하지 않는 것이 좋다.

- 짠맛(鹹味)
  - 연견(軟堅)작용이 있어 대변조결(大便燥結), 나력(瘰癧)과 담핵(痰核)에 사용하고, 윤조(潤燥), 양혈(養血), 자음(滋陰) 효능이 있어 간신의 정혈부족에 활용한다. 짠맛을 가진 재료는 개고기, 햄, 돼지고기, 오리고기, 간장, 소금, 굴, 오징어, 김, 게, 참새우, 해파리, 해삼 등이다.

– 짠맛은 신의 건강을 유지시켜 주는 맛으로 섭취하면 가장 먼저 신으로 들어가서 작용한다. 즉, 연견 작용이 있는 짠맛은 단단하게 하려는 특성을 가지고 있는 신의 기능을 조절하여 신 기능이 잘 유지되도록 해 준다.

③ 귀경(歸經)

'귀(歸)'는 약물이 작용하는 부위, '경(經)'은 인체의 장부경락을 의미한다. 귀경은 약재나 식재의 장부경락에 대한 선택적 특이적 반응을 계통화하여 총결한 것이다. 재료의 작용범위를 분명히 하는 개념이다. 예를 들면, 같은 육류이지만 쇠고기는 비위로 귀경하므로 비위를 보호하는 작용이 있고, 개고기는 비위뿐 아니라 신으로도 귀경하므로 비위를 보호하기도 하지만 신을 건강히 하는 효능도 가지고 있다. 신에는 생명유지의 기본물질, 힘의 근원이 되는 정이 저장되어 있는 곳으로 이것이 힘의 원천으로 작용하는 것이다. 이런 부분은 현대 식품영양학에서는 왜 개고기가 병후나 수술 후 몸을 보하는 좋은 고기인지를 설명하지 못하지만 약선에서는 이렇게 설명되는 것이다.

3. 정, 기, 혈, 진액의 역할

정, 기, 혈, 진액은 인체를 구성하고 생명활동을 유지하는 가장 기본이 되는 물질로 정은 양으로, 혈과 진액은 음으로 분류된다. 인체의 모든 조직·기관은 정, 기, 혈, 진액 등의 물질로 구성되어 있고 이들의 적절한 상태가 유지되어야 정상적인 생리활동을 유지할 수 있다. 오장육부는 고정된 자리에서 그 역할을 수행하지만 정, 기, 혈, 진액은 온

몸을 순환하면서 오장육부의 역할을 조절해 준다.

정, 기, 혈, 진액은 장부의 기능 활동과정에서 끊임없이 소모되고 끊임없이 음식물에서 생성되고 보충된다. 이런 과정 중에서 신(神)이 생성되고 신이 이러한 활동의 모든 과정을 주도한다. 때문에 정, 기, 혈, 진액 및 이들 간의 관계를 이해하는 것은 올바른 약선을 활용하는 데 기본이다.

1) 정(精)

인체를 구성하고 인체의 생명활동을 유지하는 기본이 되는 물질이다. 넓은 의미로는 기, 혈, 진액과 음식 중에서 섭취한 영양 물질 등을 모두 포괄한 일체의 정미한 물질을 말하며 좁은 의미로는 인체의 생장, 발육, 생식기능을 촉진시키는 신장의 정을 의미한다.

① 종류

정은 주로 신장에 저장되어 있으며 오장, 육부, 형체, 관규 등 조직·기관에도 분포하고 있으며 생성된 기원에 따라 선천의 정과 후천의 정으로 나뉘며, 작용에 따라 신장의 정과 장부의 정으로 나누어진다.

- **선천의 정** : 부모에게서 선천적으로 받은 것으로 부모의 능력에서 기원한 것으로 태어나면서 얻어지게 된다. 배태를 구성하는 원시물질로 생명의 근원이다.
- **후천의 정** : 수곡의 정이라고도 하며 출생 후 비위에서 흡수한 음식으로부터 만들어지며 선천의 정과 함께 생명활동을 유지하는 중요한 물질이다.
- **신장의 정** : 신장에 저장되어 있는 것으로 신정(腎精)이라 하며

생식기능을 주관한다.

- 장부의 정 : 오장육부 중에 분포되어 있는 것으로 오장육부의 기능 활동은 선천의 정과 후천의 정의 충양을 필요로 한다. 때문에 장부의 정에는 선천지정과 후천지정이 모두 포함된다.

② 역할

- 생식능력 : 생명의 원시 물질로 생식을 통해 후대를 번성시키는 작용을 한다. 이렇게 생식 능력을 갖춘 정을 천계라고 하는데 천계는 신정이 일정 정도 충만하게 되면 생산된다. 때문에 신정이 충족하면 생식 능력이 강하고, 신정이 부족하면 생식능력이 저하된다.
- 성장발육 : 정은 인체 성장발육의 기초물질이다. 배태의 형성과 태아의 성장발육은 선천의 정이 하는 역할이다. 출생 후에는 선천의 정의 촉진에 후천의 정이 충양을 받아야 정상적인 성장발육을 할 수 있다.
- 생수화혈 : 수에는 뇌수, 척수, 골수의 구분이 있으나 모두 신정이 물질의 기초가 된다. 또한 정은 혈액을 생성하는 주요 물질로 후천의 정이나 신장에 저장된 정이 혈로 변화되므로 정이 충만하면 혈도 충만하게 된다.
- 유양작용 : 정은 인체 장부, 형체, 관규 등의 조직기관을 유윤하고 자양하는 기능을 한다. 선천 및 후천의 정이 충만하게 되면 오장육부의 정이 충족되고 신정 또한 충만하게 되어 전신의 장부 조직기관이 모두 자양받으니 생리기능이 정상적으로 진행된다. 그렇지 않을 경우 조직기관의 기능 저하 상태가 나타나게 된다.

2) 기(氣)

기와 가장 유사한 개념을 지닌 말은 에너지이다. 기나 에너지 자체는 객관적으로 측정하거나 가시적으로 제시할 수 없지만, 기나 에너지에 의해서 생기는 현상을 간접적으로 관찰할 수 있다. 이는 마치 시간이라는 것이 존재하지만 이 시간을 직접 측정하거나 오감으로 감지할 수 있도록 제시할 수 없으며 단지 일정하게 움직이는 물체나 현상을 관찰함으로써 간접적으로 시간의 존재를 인식하는 것과 흡사한 것이다.

특정한 성질과 현상을 가지고 구체적으로 표출되는 기의 현상을 과학적으로 하나씩 발견하고 이를 명명하며 또 이를 실생활에 응용하고 있다. 전기(電氣)와 자기(磁氣)는 그 좋은 예라고 할 수 있다. 특히 우리나라 말 속엔 기의 개념이 많이 섞여 있는데, 공기, 물기, 습기, 화기, 핏기 등이 그 예이며 또 기나 에너지는 힘으로 표현되기도 하기 때문에 다른 형태로 나타나는 기나 에너지를 중력, 압력이라고도 표현한다. 이러한 기본 에너지가 생체 속에서 작용할 때 이를 생기(生氣)라고 부른다. 생명이 생명으로 존재하게끔 유지시키는 이치를 생리(生理)라고 하는데 생리를 따라 생기가 움직이는 것이 생물이요, 그렇지 못한 것이 무생물이다.

부모에게서 받은 선천의 정과 음식물 중의 영양물질인 수곡정미, 그리고 자연계에 존재하는 청기에 의해 생성된다. 선천의 정은 신장에 저장된 정에 의해, 수곡정미는 비위의 운화작용에 의해, 청기는 폐의 호흡작용에 의해 구성되므로 기는 신, 폐, 비이 종합적인 작용에 의해 완성된다. 폐, 비, 신의 생리기능이 정상적으로 잘 이루어지면 기의 생성도 충만해지고 반대로 폐, 비, 신 어느 한 곳이라도 기능 실조가 나타나게 되면 기의 생성에 영향을 끼쳐 병리변화를 일으키게 된다.

① 종류

- **원기** : '진기'라고도 한다. 인체의 기본이 되는 가장 중요한 기로 생명활동의 원동력이 된다. 원기는 신장에 저장되어 있는 정에서 생성된 것으로 부모로부터 받은 선천의 정을 기초로 후천의 정에 의해 배육된다. 때문에 선천적으로 타고난 것도 중요하지만 비위의 운화 기능과도 밀접하게 연관된다. 원기는 주로 삼초를 통해 순행한다. 인체의 생장과 발육을 추동하고, 각각의 장부, 경락 등 조직기관의 생리활동에 대해 온후, 격발의 작용을 갖는다. 때문에 원기를 생명활동의 원동력이라고 한다. 원기가 충만하면 각 장부, 경락 등 조직기관의 활력 또한 왕성하여 강건하게 되고 병이 적으나, 선천 품부가 부족하거나 후천의 배육이 실조로 생성이 부족하거나 오랜 병 등으로 소모가 과도할 경우 원기가 허쇠해지면서 각종 병증이 나타나게 된다.
- **종기** : 흉중에 쌓여 있는 기를 말한다. 자연계에서 흡입한 청기와 비위에서 운화되어 만들어진 수곡정미가 주요 구성 물질이 된다. 때문에 폐의 호흡 기능과 비위의 운화 기능은 종기의 성쇠와 직접적으로 연관되어 있다. 종기는 흉중에 분포하고 크게 두 가지 기능을 수행한다. 하나는 호흡기도를 순행하며 호흡을 관장하는 것으로 언어, 음성, 호흡의 강약은 모두 종기와 연관 있다. 또 하나는 맥을 관통하여 기혈을 순행시키는 것으로 기혈의 운행과 지체의 한온과 활동력, 시각과 청각능력, 심박의 강약과 리듬 등은 모두 종기의 성쇠와 연관 있다.
- **영기** : 혈과 함께 맥관 안에서 운행하는 기이다. 영기는 혈과 뗄 수 없는 매우 밀접한 관계에 있기 때문에 '영혈'이라고도 한다. 주로 비위에서 운화된 수곡정미에서 생성되며 혈맥 안에 분포하면

서 혈과 함께 전신을 순행한다. 영기는 영양과 혈액 생성의 두 가지 기능을 가지고 있다.

- **위기** : 맥관 밖을 운행하는 기로 주로 비위에서 운화된 수곡정미에서 만들어지며 활동력이 매우 강하고 유동이 매우 신속한 특징을 가지고 있다. 때문에 위기는 맥관의 속박을 받지 않고 피부, 흉복부에 산재해 있다. 기표를 호위하여 외사의 침입을 방어하는 기능, 장부, 기육, 피모 등을 따뜻하게 온양하는 기능, 주리의 개합을 조절하여 땀의 배설을 주관하여 체온의 상대적인 항상성을 유지하게 하는 기능을 가진다.

② 역할

기는 인체 생명활동의 가장 기본이 되는 물질로 인체에서 매우 중요한 생리기능을 수행하고 있다. 아래 다섯 가지로 개괄할 수 있다.

- **추동작용** : 기는 매우 활력이 강한 물질로 인체의 생장, 발육과 각종 장부, 경락 등 조직기관의 생리활동, 혈의 생성과 운행, 진액의 생성과 수포, 배설 등에 대해 모두 추동작용을 가져 운동을 격발시키는 작용을 한다. 때문에 기가 허쇠하게 되면 성장발육에 영향을 끼치게 되거나 조기 노화를 가져오고, 장부와 경락 등의 조직기관의 생리 활동이 쇠약해지거나, 혈과 진액의 생성부족과 운행지연 등을 일으켜 혈허(血虛), 혈어(血瘀), 수액 정체 등의 병리변화를 일으키게 된다.
- **온후작용** : 기는 인체 열량의 근원이나. 인체의 체온은 기의 온후작용에 의해 유지할 수 있다. 각 장부, 경락 등 조직기관 또한 기의 온후작용에 의해 정상적인 생리활동을 유지할 수 있게 된다. 혈과 진액 등 액상의 물질들도 기의 온후작용에 의해 정상적인 순

행을 하게 된다. 만약 기의 온후작용의 실조가 오게 되면 사지불온, 체온저하, 혈과 진액의 운행 지연 등의 한상 증상들이 나타나게 된다.

- 방어작용 : 기의 방어작용은 매우 복잡한 것으로 기, 혈, 진액과 장부, 경락 등의 조직기관과의 다방면에 걸친 종합적인 작용에 의해 이루어지나 기가 그중 중요한 비중을 차지하고 있다. 기의 방어작용은 주로 전신의 기표를 호위하여 외사의 침입을 막는 것으로 수행된다. 기의 방어작용이 약해지면 외사가 쉽게 기체에 침입해 질병을 일으키게 된다.
- 고섭작용 : 기의 고섭작용은 주로 혈, 진액 등 액상물질이 이유없이 유실되는 것을 막아주는 기능이다. 혈액이 맥관 안에서 순조롭게 운행하도록 하여 맥외로 유출되는 것을 막고, 땀, 소변, 타액, 위액, 장액, 정액 등을 고섭하여 그들의 분비 배설량을 조절함으로써 불필요한 유실을 방지한다. 기의 고섭작용이 약해지면 체내 액상 물질들의 대량 유실이라는 위험한 상태를 초래하게 된다. 혈의 고섭이 약해지면 출혈이, 진액에 대한 고섭작용이 약해지면 자한(自汗), 다뇨, 소변 실금, 설사, 유정(遺精), 활정(滑精), 조설(早泄) 등의 증상이 나타나게 된다. 기의 고섭작용과 추동작용의 서로 상반된 양 측면으로 이 두 작용의 협조평형이 체내 액상 물질들의 정상적인 운행, 분비, 배설의 조절과 제어를 수행하게 된다. 이외에도 고섭작용은 내장 장기가 고정된 위치를 유지하게 하는 데에도 작용하여 기허로 고섭작용이 약해지면 위하수, 자궁하수, 탈항 등의 병증이 나타나게 된다.
- 기화작용 : 기화란 기의 운동을 통해 일어나는 각종 변화를 말한다. 구체적으로 말하면 정, 기, 혈, 진액 등의 신진대사와 그 상호

전화를 일컫는 것이다. 정, 기, 혈, 진액의 생성에 있어서 음식물이 전화되어 수곡정미가 된 후 이것이 다시 정, 기, 혈, 진액을 생성하게 되는 것, 진액이 대사과정을 거쳐 땀이나 소변으로 변화하는 것, 음식물이 소화흡수를 거치고 난 후의 잔여물들이 조박으로 전화되는 것 등은 모두 기화작용의 구체적인 결과이다. 만약 기화작용의 실조가 나타나게 되면 정, 기, 혈, 진액의 신진대사에 영향을 끼치게 되고 음식물의 소화흡수와 땀과 소변, 대변 등의 배설에 영향을 미치게 됨으로써 각종 대사 이상의 병변이 발생하게 된다. 때문에 기화작용이란 바로 체내 물질 대사과정으로 물질이 열량으로 전화되는 과정이다.

③ 기의 운동형식

기의 운동을 기기라고 한다. 기의 운동형식은 승(昇), 강(降), 출(出), 입(入) 네 가지 기본적인 형식을 가지고 있다. 이러한 운동형식은 인체의 장부, 경락 등의 조직기관에서 모두 일어나고 있다. 폐의 호흡작용에서는 호기는 출, 흡기는 입, 선발은 승, 숙강은 강의 형식이다. 비위와 장도의 소화작용에서도 비는 주로 승청(昇靑)하고 위는 강탁(降濁)하는 형태로 나타나고 있다. 기의 승과 강, 출과 입은 대립 통일된 운동으로 몸 전체의 생리 활동에서는 승, 강, 출, 입이 반드시 협조평형을 이루어야만이 정상적인 생리활동을 유지할 수 있다. 단, 모든 생리활동이 반드시 승강출입 형태가 모두 나타나는 것이 아니고 각각 특정한 운동형식에 치중되는 경우도 있다. 간과 비는 주로 승하는 성향을, 폐와 위는 주로 강하는 성향을 가지고 있다. 기의 승강출입 운동 간에 협조평형이 이루어져야 하는데 평형이 깨지면 '기기실조(氣機失調)'라고 한다. 기기실조에는 다양한 형식이 있는데 기의 승강출입이 제어를 받아 원활히 이루어지지 않으면 '기기불창(氣機不暢)'이라 하고 국부에 조체되어 통하지 않으면 기체(氣滯), 상승이 과도하거나 하강이 충분히 미치지 못하면 기역(氣逆), 상승이 미치지 못하고 하강이 과도하면 기함(氣陷), 기가 안으로 잦아들지 못하고 밖으로 일탈되면 기탈(氣脫), 기가 체표로 도달되지 않고 안에만 뭉쳐 있는 것은 기울(氣鬱), 심한 경우 기폐(氣閉)라고 한다. 또한 기의 움직임은 칠정※이 극렬할 때는 영향을 받게 되는데, 감정상태가 육제적 건강에 영향을 미치고 있음을 이해할 수 있다(부록 3, 4 참조).

3) 혈(血)

붉은색의 액상 물질로 인체를 구성하고 생명활동을 유지하는 기본이 되는 물질이며 영양과 자윤작용을 가진다. 혈은 반드시 맥관 안에서 운행되어야만 비로소 생리작용을 수행할 수 있는데 만약 어떤 원인으로 인해 맥관 밖으로 유출되면 곧 출혈이 된다.

주로 영기와 진액에 의해 형성된다. 영기와 진액 모두 음식물이 비위의 소화흡수작용을 거친 수곡정미에 의해 생성된다. 때문에 비위를 '기혈생화지원(氣血生化之源)'이라고도 하는 것이다. 섭취하는 음식물의 가치와 비위 운화기능의 강약은 혈액의 생성에 직접적으로 영향을 미친다. 음식 섭취가 장기적으로 부족하거나 비위의 운화기능이 장기간 실조되면 혈의 생성이 부족해 각종 혈허 증상들이 나타나게 된다. 정과 혈 사이에는 상호 자생과 전화의 관계가 있다. 정은 신장에 저장되고

※ 칠정(七情) : 사람이 가지고 있는 감정으로 희(喜), 노(努), 우(憂), 사(思), 비(悲), 공(恐), 경(警)을 의미한다.

혈은 간에 저장된다. 신정이 충만하면 간 또한 충분한 유양을 받아 혈이 충만하게 되고, 간에 저장된 혈이 충만하면 신정 또한 그 지원을 받게 된다. 때문에 '정혈동원(精血同源)'이라고도 한다.

혈은 음에 속하는 물질로 정적이다. 때문에 혈의 운행은 주로 기의 추동작용에 의해 이루어진다. 그러나 혈액이 맥관 밖으로 나오는 것을 방지하는 것은 기의 고섭작용으로 기의 추동과 고섭작용의 상대적인 협조평형은 정상적인 혈액의 운행을 유지하게 한다. 심장의 박동은 혈액운행을 추동시키는 주요인이지만 이외에 특정 장부의 생리활동의 협조평형도 혈액의 운행에 중요하게 작용한다. 폐의 선발과 맥조절 기능, 간의 소설 기능은 혈액의 운행을 추동하고 촉진하는 중요한 요인이 되고, 비의 통혈과 간의 장혈작용 등은 혈액을 고섭하는 데 중요한 요인이 된다. 이외에 혈액이 운행하는 맥관의 통리 여부는 정상적인 혈액운행의 전제조건이 되고, 혈이 차가운지 또는 뜨거운지는 혈액의 운행속도에 직접적으로 영향을 미치게 된다.

① 역할

- **전신을 영양하고 자윤** : 맥관 안에서 순행하면서 안으로는 장부, 밖으로는 피육, 근골까지 끊임없이 운행을 하면서 전신의 모든 장부 조직기관에 충분한 영양과 자윤기능을 수행함으로써 정상적인 생리활동을 유지하게 한다. 안색을 밝고 윤기 있게 하고, 기육을 풍만하고 건실하게 하며, 피부와 모발에 윤기와 생기를 주며, 감각과 운동기능이 영민하고 원활하게 하는 등으로 우리 몸을 건강하게 조절한다. 만약 혈액의 생성이 부족하거나 지속적으로 과도하게 소모하거나 어떤 원인에 의해서 혈의 영양과 자윤기능이 저하되면 머리가 어지럽고 눈앞이 어른거리며 안색이 생기가 없고

누렇게 되거나 피부와 모발이 건조하고 푸석해지며, 팔다리나 지체 말단이 저리고 감각이 둔해지는 등의 증상이 나타나게 된다.

- 정신활동의 물질적 기초 : 인간의 정신이 맑고 활력 있으면서 영민한 것은 모두 혈기가 충만하고 혈맥이 조화로우며 매끄럽기 때문이다. 어떤 원인이든 혈허나 혈열(血熱), 운행실조 등이 일어나면 정신이 활기차지 못하고, 건망증과 다몽(多夢), 불면, 번조(煩燥) 등의 증상이 나타나며 심하면 정신을 차리지 못하고 경계(驚悸), 불안과 섬망(譫妄), 혼미 등의 증상이 나타나게 된다.

4) 진액(津液)

체내에 있는 일체의 정상적인 수액의 총칭이다. 각 장부조직기관에 존재하고 있는 체액 및 위액, 장액, 콧물, 눈물 등 정상적인 분비물을 포괄하는 개념이다. 진액은 기와 혈과 마찬가지로 인체를 구성하고 생명활동을 유지하는 가장 기본이 되는 물질이다. 진과 액은 모두 수액에 속하는 것으로 음식이 비위의 운화과정을 거치면서 생성된다. 진과 액은 성상이나 기능, 분포 부위에 따라 구분된다. 일반적으로 성상이 맑고 묽으며, 유동성이 큰 것은 진으로 피부, 기육, 공규 등에 분포하고 있고 혈맥에도 삼투되며 자윤작용을 한다. 성상이 끈끈하고 유동성이 적으며 골절, 장부, 뇌, 수 등의 조직에 분포되어 유양작용을 하는 것을 액이라 한다. 진과 액은 상호 전화하기 때문에 진액이라고 한다.

진액의 생성은 비, 위, 소장, 대장의 생리기능을 거쳐 완성된다. 진액은 수곡을 기원으로 비, 위, 소장, 대장 등의 소화흡수기능을 거쳐 생성된다. 위가 수곡을 수납하고 부숙시키면 위에 수액이 충만해지면서 비장으로 수송한다. 비는 운화를 주관하는 장으로 수곡정미와 수액을 소화, 흡수해 진액을 생성한다. 소장은 액을 주관하는 기관으로 청탁을 분별하여 정미와 수액을 흡수한다. 대장은 진을 주관하는 기관으로 전도 과정 중 잔여물 중의 수액을 흡수한다. 소장과 대장이 흡수한 정미와 수액은 모두 비장으로 돌아가게 된다.

진액의 배설은 폐, 신, 방광, 대장, 삼초 등 장부의 공동작용으로 호흡기도와 땀, 뇨, 대변으로 배설된다. 폐는 선발작용에 의해 진액을 위로는 호흡기도에 수포시키고, 밖으로는 체표 피모로 수포시켜 이용 후의 대사 잔여물인 담액이나 땀 등으로 배설하게 된다. 신장의 기화작용을 거치고 난 후 탁액은 뇨액이 되어 방광으로 수송되고 방광은 배뇨의 기능을 수행한다. 대장은 조박을 전도시켜 대변으로 배설시키는데 분변을 배설할 때에도 일정한 양의 수분을 함께 배설하게 된다. 삼초는 수액은 운행시킨다. 수액은 삼초의 기화작용을 거치고 난 후 소변으로 만들어져 체외로 배출된다.

① 역할

- **자윤과 유양** : 진액은 액체상태의 물질로 다량의 수분과 영양물질을 함유하고 있다. 때문에 자윤, 유양작용을 한다. 체표에 분포되어 있는 진액은 피부와 기육을 자윤해 주어 피모를 윤기 있고 기육을 풍만하고 윤택하게 해준다. 체내에 있는 진액은 장부를 유양해 장부의 정상적인 생리기능을 유지하게 하고 공규로 유입된 진액은 눈, 코, 입 등을 촉촉하게 해준다. 관절의 진액은 관절의 활동을 윤활하게 하고, 골수의 진액은 골수와 척수, 뇌수를 충양한다.
- **혈액으로 화생** : 진액은 맥관 중으로 삼투되어 혈액으로 화생한 후 전신을 순행하면서 자윤과 유양작용을 수행한다. 또 혈의 농

도와 혈의 용량을 조절하는 역할도 수행한다.

4. 장부의 특성과 기능

장부란 내장기관의 총칭으로서 생리적 특성에 따라 장(臟), 부(腑), 기항지부(奇恒之腑)로 나눈다. 흔히 오장육부라는 말을 많이 사용하는데, 여기서 말하는 오장이란 간, 심, 비, 폐, 신을 말하며, 육부란, 담, 소장, 위, 대장, 방광, 삼초를 말한다. 또한 기항지부란 뇌(腦), 수(髓), 골(骨), 맥(脈), 자궁(子宮)을 지칭하는 것이다. 간혹 심포락(心包洛)이라 하여 하나의 장을 추가함으로써 오장과 육부의 수를 일치시키는 경우가 있는데 이는 대개 심의 기능과 유사하다고 보면 무리가 없어 대개 오장육부로 칭한다.

각각의 장과 부는 서로 밀접한 관계가 있으며, 서로 표리, 즉 안과 밖의 관계를 이루며 상호 간에 영향을 주고 받는다. 즉, 장과 부는 서로 부부관계로 외워두면 쉬울 듯하다. 장은 집 안에서 열심히 살림하는 아내, 부는 밖에서 열심히 가족의 삶을 위해 경제활동을 하는 남편으로 말이다. 장은 사람의 목숨이 붙어 있는 동안에는 잠시도 쉬지 않고 일하는 데 반해서 부는 필요에 따라 때때로 일한다.

수술에 의해 부를 제거한다 해도 적출만으로 생명이 위독하지는 않지만 장을 제거한다는 것은 제 역할을 하지 못하여 생명현상이 제대로 될 수 없으므로 이식수술이 필요한 것이다. 장과 부의 존재와 기능의 균형이 생명에 필수조건이지만 특히 장의 기능이 부의 기능보다도 생명현상 유지에 더 필수적임을 이해할 수 있다.

1) 오장(五臟)*

① 간(肝)

간은 횡격막의 아래의 복강 내에 위치하고 있으며, 약간 우측으로 치우쳐 있으며 생리적 특성은 다음과 같다.

- 간장혈(肝藏血) : 혈액을 저장하여 혈류량을 조절하고 출혈을 방지하는 기능

  간의 기능 가운데 혈액을 저장하고, 혈류량을 조절하며, 출혈을 방지하는 기능을 의미한다. 간이 혈액을 저장한다는 말은 간의 조직 내에 일정량의 혈액을 저장하였다가 혈액이 필요하게 되면 각 조직과 근육에 신속하게 혈액을 공급하게 할 수 있다는 의미이다. 인체 각부의 조직이나 근육은 모두 동일한 양의 혈액을 필요로 하지 않으며, 서로 각기 다른 양의 혈액공급이 필요하므로 간은 인체 내의 각 부분에서 필요로 하는 혈류의 양을 분배하는 작용을 한다. 격렬한 운동, 정서의 변화, 외부기후의 변화 등 특정한 상황이 발생하면 인체의 각 부위에서 사용되는 혈액의 양이 변화하게 되는데 이때에 간에 저장되어 있던 혈액이 조절작용을 하는 것이다. 다만 이러한 조절능력은 간장에 혈액이 충분히 저장되어 있을 때에만 가능하며, 이는 심장이 혈맥을 주관하여 혈액을 순행시키는 작용에 의존하여 비로소 혈액의 양을 조절할 수 있게 된다.

---

* 오장은 표현함에 있어 간장, 심장, 비장, 폐장, 신장으로 표현하지 않는 것은 해부학적 구조와 기능을 모두 합하여 총칭하기 때문에 간, 심, 비, 폐, 신으로 표현하는 것이다. 또한 해부학적인 특징을 언급할 때는 '장(臟)' 자를 붙여서 표현한다.

또 한 가지 간의 혈액에 대한 작용으로 섭혈(攝血)의 작용이 있다. 이는 간이 혈액을 맥관 밖으로 새어나가지 못하게 하는 작용으로, 간이 출혈을 방지하는 작용을 갖는다는 것을 뜻한다. 임상에서 간의 장혈기능이 손상되면 각종 출혈이 쉽게 발생하는 것을 보면 알 수 있다.

- 간주소설(肝主疏泄) : 소통, 발산시켜 기, 혈, 진액의 작용이 잘 되도록 하는 기능

소설(疏泄)이란 소통시켜 밖으로 배출시킨다는 뜻으로, 간이 소설 기능을 주관한다는 말은 몸 전체의 기를 소통시키고 흩어서 기가 울체하지 않게 한다는 것이다. 이는 정서적인 면과 대단히 관계가 깊으며, 현대의 스트레스에 의한 인체 생리 균형의 실조에 직접적인 원인이 되는 것이다. 또한 소설작용은 기의 운행과 추동에 의한 혈과 진액의 순환에 있어서 중요한 요소가 된다. 소설작용의 실조는 기의 운행, 비위의 운화기능, 정서상태, 담의 기능, 남자의 정액 배출과 여자의 월경에 대하여 영향을 미친다.

- 肝主筋(간주근) : 근육의 활동을 도와주는 기능

근육의 활동을 도와주는 기능. 간이 사지의 근육과 관절의 운동을 주재한다는 의미로, 운동신경에 있어서 간의 영향력을 말하는 것이다. 이는 간이 신경계통을 통하여 인체 근육의 운동에 영향을 주는 것을 말한다. 이 또한 간이 기의 소통에 영향을 주는 것에서 기인하며, 특히 간에 음액이나 혈 등이 부족해졌을 경우 이러한 근육의 통증이나 마비가 야기될 수 있다.

- 간개규어목(肝開竅於目), 기화재조갑(其華在爪甲) : 간의 상태가 눈, 손톱, 발톱에 나타난다.

간의 생리나 병리적인 상태는 눈에 나타난다는 말로, 간에 열이 생기면 눈이 쉽게 충혈되거나 눈에 피로가 쉽게 오며, 간에 습열의 증상이 나타나면 눈의 공막(눈의 흰 부분)이 황색으로 변하는 것으로 알 수 있다. 반대로 간이 음양의 조화를 이루고 건강하면 눈에 생기가 있고 눈동자에 총기가 있게 된다.

간의 영양상태나 유양작용은 인체의 손톱과 발톱에 나타난다. 만일 간담의 습열 등으로 인하여 간과 혈의 영양상태가 좋지 못하면 손발톱이 쉽게 부러지거나 얇아지는 현상을 볼 수 있다.

- 간지위노(肝志爲怒) : 비는 화나는 감정을 주관한다.

간과 관계되는 감정은 화냄이다. 화냄이라는 것은 인체의 정상적인 정서변화 중 격동하는 변화로서 일종의 좋지 못한 자극에 대응하는 반응이라고 할 수 있다. 화냄의 감정은 기를 상행시키고, 과도하면 기를 체하게 하며, 기를 역행시키기도 한다. 따라서 화가 과도하면 그 기운이 간을 상하게 하여 기역, 기체, 간기울결 등의 증상을 발생시키는 것이다. 바꾸어 말해 이와 같은 증상이 있는 환자의 경우 쉽게 화를 내는 것을 볼 수 있다. 다만 화냄은 인체 정서의 정상적인 표현으로서 그것이 과도하지 않고 정상적으로 작용하였을 때에는 건강한 신체상태를 유지하는 중요한 요소가 된다.

- 간기(肝氣), 간혈(肝氣), 간양(肝氣), 간음(肝氣)

– 간기 : 간기란 간장의 기를 말한다. 이는 간이 가지는 생리활

동을 촉진하는 원동력이 되는 기본물질로서, 간기가 충실하면 간의 각종 생리기능이 활발하게 일어나게 되어 기의 소통이나 혈액의 조절, 출혈의 방지 등의 작용을 하게 한다. 만약 간기가 허해지면 가장 먼저 간의 소설작용에 이상이 발생하여, 기체의 증상을 흔히 보이게 된다.

– 간혈 : 간혈이란 간에 저장되어 있는 혈과 간을 자양하는 혈을 의미한다. 간혈은 간장, 간경, 눈, 근육, 손발톱에 영양물질을 공급하는 작용을 한다. 만약 이 간혈이 부족해지면 간혈에 의해 영양을 공급받는 부위에 이상이 발생하게 되는 것이다. 즉, 눈이 침침해지거나 근육이 저리고, 손톱이나 발톱이 약해지거나 갈라지는 증상이 나타나게 된다.

– 간양, 간음 : 간양과 간음은 신양과 신음에서 유래한다. 이 둘은 모두 간이 정상적인 신진대사작용을 하도록 조절하는 작용을 하며, 간의 소설작용에 의하여 전신의 기를 잘 소통시켜 주는데 그 의미가 있다. 다만 간양은 항진되려는 특성을 지니고 있으므로 항상 간음에 의해 조절되며 억제되어야 한다. 일반적으로는 간음은 간양에 의해서 소모되기 쉬우므로 항상 간음이 부족해지는 것을 주의하여야 한다. 이처럼 간양이 과도하게 항진되는 것을 간양의 승동이라고 하며, 이와 같은 병리적 상태를 '간양상항(肝陽上亢)'이라 한다. 따라서 "간양은 항상 유여하고, 간음은 항상 부족하다."라는 표현을 자주 사용한다. 또한 이와 같은 이유로 간음이 계속 고갈되면, 풍의 증상과 동일한 증상이 발생하게 되는데 이를 가리켜 '내풍(內風)'이라고 한다. 이처럼 간의 주된 기능은 승과 동이고 오행 가운데 목의 기운에 배속되어 있으므로 승발의 작용을 하게 된다. 따라

서 일반적인 간의 병변은 양기의 과도한 항진에 의하여 발생하나, 간혹 간의 양기가 부족해져 나타나는 증상은 비교적 위급한 양기의 전체적인 소실로 보아야 하며, 이때는 신속한 양기의 보충이 필요하다.

② 심(心)

심은 흉곽 내에 있으며, 양쪽 폐의 사이에 위치한다. 횡격막의 위에 자리하고 있으며, 심포에 쌓여 보호되고 있다. 심장의 생리적 특성은 다음과 같다.

- 심장신(心藏神) : 정신활동을 주관하는 기능

  심장에 신(神)이 깃들어 있으며, 신은 오장육부와 인체의 모든 기관 및 생리활동과 정신사유 활동의 전반을 주관한다. 이처럼 심장은 인체 전반에 걸쳐 영향력을 행사하므로 "심자, 군주지관, 신명출언(心者, 君主之官, 神明出焉)"이라 하여 심의 생리기능을 강조하였다. 이 말은 심이라는 것은 군주의 위치에 있으며, 여기에서 신명이 나온다는 뜻이다. 다시 말해 심은 모든 장부의 생리기능을 관장하며, 더 나아가 정신 사유의 상태 또한 심의 조절을 받는다는 것을 의미하는 것이다. 따라서 정서적인 측면에 대한 치료를 행할 때 반드시 심의 상태를 확인하며, 심의 기운을 보충하거나 과도한 심양의 항진을 막아서 정상적인 정서상태를 유지시키는 방법을 사용한다. 이외에도 심은 오장육부의 생리활동을 주재하여 정상적인 인체의 생리상태를 유지하는 작용을 한다. 따라서 이 또한 심에 깃들어 있는 신의 작용이라 할 수 있다.

• 심주혈맥(心主血脈) : 혈관을 조절하여 혈액의 기능을 도와주는 기능

심의 기는 혈액을 추동하여 맥관을 따라 흐르게 함으로써 몸 전체에 영양물질을 공급하고 자윤작용을 발휘하도록 한다. 그러므로 심장은 혈맥을 주관한다고 말하는 것이다. 이는 심장이 혈액을 순환시키는 작용을 주관한다는 것이며, 심과 혈과 맥이 하나의 순환계통으로써 연결되어 있고, 심이 이 계통을 주도하는 작용을 하는 것을 의미한다. 심을 통하여 혈액이 정상적으로 순행하기 위해서는 다음의 세 가지 조건을 만족해야 한다. 반드시 맥관이 원활하게 소통되고 있어야 하고, 혈액이 반드시 충분해야 하며, 심장의 기운이 반드시 충실해야 한다. 세 가지 중 하나라도 만족하지 못할 경우 심주혈맥의 기능은 제대로 발휘될 수 없다.

• 심개규어설(心開竅於舌), 심화재면(心華在面) : 심의 상태는 혀와 얼굴에 나타난다.

심의 상태는 혀에 나타난다는 말로서 "설위심지묘(舌爲心之苗)"라 하여 심의 병리적 상태가 혀에 나타난다고 하였다. 다만 혀에는 심장 이외에도 다른 각 장부의 경락이 연결되어 있으므로 각 장부의 상태가 모두 반영된다. 심은 군화로서 인체 양기의 중심이 되는데 심의 화가 과도하게 항진되는 일이 자주 발생하며 이때에 심의 상태가 혀에 반영되는데 혀의 끝 부분에 붉은 점과 같은 돌기가 자주 나타나게 된다.

심의 생리활동의 정상 여부는 얼굴에 나타난다는 말로써, 심의 상태가 안면부의 색택의 변화로 나타난다는 것을 의미한다. 두면부에는 신경과 혈관이 다른 부위에 비하여 더 많이 분포한다. 심

은 혈맥을 주관하여 각 조직 혈액을 공급하므로 혈액의 소통과 조직세포에 대한 영양공급을 담담하므로 심의 생리기능이 저하되거나 비정상적인 상태인 경우에는 혈액의 소통에 즉시 이상이 발생하게 된다. 이러한 이유로 혈관의 분포가 가장 많은 두면부에 혈액공급의 이상이 가장 먼저 나타나게 되는 것이고, 따라서 심의 상태가 얼굴에 나타나는 것이다. 그러므로 심의 생리기능이 정상인 경우에는 얼굴에 윤기가 있고 안색이 홍조를 띠게 되며, 심기능에 이상이 발생하면 안색이 창백하거나 청자색을 띠게 되는 것이다.

- 심주한(心主汗) : 땀의 대사를 주관하는 기능

심장은 땀의 배설과 밀접한 관계를 갖는다. 일반적으로 땀이 나오는 경우는 두 가지가 있다. 첫째는 몸의 열을 식히기 위한 땀이고, 둘째는 정신적 자극에서 발생하는 땀이다. 몸을 식히기 위한 땀은 날씨가 과도하게 덥거나 운동을 많이 하여 체내에 발생하는 열을 밖으로 배출하여 정상적인 체온을 유지하기 위한 자구적인 생리반응이다. 이는 심의 기능과는 직접적인 연관이 없고 두 번째의 정신적 자극에 의한 땀이 심과 직접적인 연관이 있다. 이는 정신적인 자극을 받았을 때 나오는 땀으로 주로 긴장성에 의한 것이 많다. 『황제내경·소문』에 "경이탈정, 한출어심(驚而奪精, 汗出於心)"이라 하였는데 이 말은 '놀라면 정이 유실되고, 땀이 심에서 나간나.'라는 뜻이다. 또한 심은 오장육부를 모두 주관하며, 인체의 정신사유 활동도 주관하므로 정신적인 자극이나 긴장으로 인한 땀은 대개 심장과 직접적인 연관이 있다고 말하는 것이다.

- 심지위희(心志爲喜) : 심이 주관하는 감정은 기쁨이다.

심과 관계되는 감정은 기쁨이다. 심의 생리적 기능과 기쁨이라는 감정이 관계되어 있다는 의미이며, 특히 심이 혈맥을 주관하는 기능에 많은 영향을 미친다. 단 기쁨이 너무 과도해지면 심신이 과도하게 발산되어 머무르지 않고 주의력이 산만해지게 된다. 따라서 과도한 기쁨은 심신을 상하게 할 수 있다.

- 심기(心氣), 심양(心陽), 심혈(心血), 심음(心陰)

  - 심기 : 심의 기를 뜻하는 말로서 심장의 박동에 의한 순환기능을 말하는 것이다. 이는 기의 추동작용에 의한 것이며, 인체 각 장부 특히 뇌에 산소를 공급함으로써 생명을 유지하는 데 필수적인 작용을 한다.
  - 심양 : 기의 온후작용을 말하는 것으로, 심이 군화로서 인체의 모든 양기를 주관하는 것을 의미한다. 심은 온몸에 혈액을 순환시켜 체온을 유지하는 작용을 하는데 만약 심의 이러한 기능이 상실되거나 약화되면 전체적인 양기의 허약을 보이게 되는 것이다. 따라서 심양에 이상이 발생하려면 먼저 심기가 손상되는 것이 일반적이고 이어서 심양의 기능 실조가 발생하게 된다.
  - 심혈, 심음 : 심혈은 주로 심근에 대한 유양작용을 말하며, 심음은 진액을 통한 자윤작용을 뜻한다. 심음과 심혈은 심장의 양기가 과도하게 항진되지 않도록 평형을 이루고 있다.

- 심포락(心包絡)

심포락은 심포라고도 하며, 심장의 외부를 둘러싸고 있는 막을 말한다. 심포는 심장을 보호하는 작용을 하며, 외부에서 들어온 사기가 직접 심장에 영향을 주는 것을 방지하는 역할을 한다. 심장은 인체에 있어서 가장 중요한 신이 깃들어 있는 장기이므로 심포가 이를 보호하는 것으로서 심장에 사기가 들어오려 하면 심포가 먼저 외사를 맞아 심장을 대신하여 병이 들어 심장을 보호한다.

③ 비(脾)

비는 중초부에 위치하며, 횡격막의 아래에 자리하고 있다. 비는 위와 표리 관계에 있고 비위는 후천지본이라 하며, 인체에 필요한 영양물질과 기혈진액을 생성하는 근본이 되는 곳으로 그 생리적 특성은 다음과 같다.

- **비주운화(脾主運化)** : 섭취한 음식과 물을 소화, 흡수, 운송하는 기능

  운화란 소화흡수 및 운송의 의미를 갖는다. 이는 비가 수곡을 소화하여 정미물질을 생성하고 이를 흡수하여 전신에 전달함으로써 인체의 생명활동을 유지하는 것을 말한다. 비의 운화작용은 크게 수곡의 운화와 수액의 운화로 나눌 수 있다.

  첫째, 수곡의 운화란 음식물에 대한 소화와 소화된 정미물질의 흡수, 수포작용이다. 인체는 이러한 운화작용을 통해서만 인체의 생명유지에 필요한 영양물질을 공급받을 수 있고, 기혈진액의 생성원을 공급받을 수 있게 된다. 이러한 비의 작용 때문에 비를 후천의 근본이라고 말하는 것이다. 다시 말해 비는 운화작용을 통하여 인체에 필요한 영양물질을 생성하고 이를 전신에 전달함으

로써 각 장부와 경락, 사지기육, 근육, 피모 등에 이르기까지 정상적인 생리상태를 유지하게 하고, 인체의 구성물질인 정, 기, 혈, 진액 등을 생성하게 하는 중요한 역할을 하는 것이다.

둘째, 수액의 운화란 비가 수액의 흡수와 수포를 주관하며, 아울러 수액이 체내에 정체되어 이상수액을 만드는 것을 방지하는 기능을 갖는 것을 말한다. 이러한 기능을 수습의 운화라고 한다. 비는 인체에 필요한 진액을 생성하여 각 장부와 조직에 공급하는 동시에 각 장부와 조직에서 부산물로 발생하는 수액들을 적시에 폐와 신으로 보내어 체외로 배출할 수 있도록 하는 작용을 한다. 따라서 비의 기능이 건실하면 인체 각 기관으로 영양물질의 공급이 원활해지고 아울러 장부 생리활동을 통하여 발생하는 부산물인 수액들이 체내에 적체되어 이상수액을 생성하는 것을 방지할 수 있는 것이다.

비의 수곡운화와 수액운화는 서로 영향을 주고받으며 인체의 정상 상태를 유지하는 데 기여하며, 만약 한쪽에 이상이 생기면 다른 한쪽에 어떠한 형태로든 영향을 미치게 되므로 상호 간의 조화와 협력이 중요하다.

- 비주승청(脾主升淸) : 운화과정을 거친 맑은 물질을 심, 폐로 보내는 기능

승청이란 맑은 것을 올린다는 뜻으로서 음식을 운화하여 위쪽에 있는 심과 폐로 보낸다는 의미이다. 이는 위가 가지는 강탁(降濁)과 상대되는 의미이며 비가 가지는 생리적 특징이기도 하다. 이와 같이 승청에 의하여 심과 폐로 운송된 수곡정미는 기와 혈을 생성하는 근원이 된다. 비주승청의 기능은 항상 위주강탁과 연관되

어 있으며, 두 장부의 기능이 정상적으로 작용할 때 비로소 승청과 강탁의 기능이 정상적으로 발휘되어 인체의 정상적인 소화와 흡수에 의한 생명활동의 연속을 기대하게 되는 것이다. 비와 위는 인체의 중간부에 위치하면서 서로 평형을 이루어야 건강한 신체 상태를 유지하게 된다. 또한 비의 기운은 상승하려고 하는 특성이 있기 때문에 이 기능이 실조되면 중기하함(中氣下陷), 탈항, 내장하수 등의 증상이 발생하는 것이며, 이때에는 반드시 비의 승청기능을 회복시켜주는 방법이 필요하다.

- **비주통혈(脾主統血)** : 혈액을 통제하는 기능

비가 혈액을 통제한다는 말로서 이는 비장이 혈액을 맥관 밖으로 유출되지 못하게 하고 맥관 내를 운행하도록 한다는 의미를 가진다. 이러한 비의 통혈작용은 기의 고섭작용과 관계가 깊으며, 이러한 고섭작용은 비의 운화에 의하여 기혈이 생성됨으로써 비로소 그 기능을 다할 수 있게 되는 것이다. 또한 실제로 비의 기능이 실조되어 출혈이 발생하는 경우가 많이 있으며, 주로 인체 하부에 출혈인 변혈(便血), 뇨혈(尿血), 붕루(崩漏) 등이 발생하게 된다.

- **비주사지(脾主四肢)** : 신체 사지 말단의 건강을 주관하는 기능

사지란 인체의 몸통을 제외한 나머지 부분으로서 인체의 말단을 의미한다. 비가 사지를 주관한다는 의미는 운화된 수곡정미가 인체의 사지 말단에 수포됨으로써 사지 말단의 정상적 생리상태가 유지될 수 있음을 의미한다. 비의 기능이 충실한 경우 인체 사지의 영양상태가 좋고 발달이 충실하게 된다.

- **비주기육(脾主肌肉)** : 몸안의 살을 건강히 해주는 기능

비의 운화작용을 통하여 기육을 영양하는 작용을 말하는 것이다. 비에서 생성된 영양물질은 기육을 생성하고 유양하는 기초가 되며, 경우에 따라서는 기육의 형태로 영양물질을 저장하기도 하는 것이다. 또한, 기육의 질병이 장기간 회복되지 않으면 비로 전입되는 것을 자주 볼 수 있는데, 이 또한 비가 기육을 주관하는 이유이다.

- **비개규어구(脾開竅於口), 기화재순(其華在脣)** : 비의 상태는 입, 입술에 나타난다.

비의 생리상태는 입에 나타나고 영화로움은 입술에 있다는 말로써 비가 운화를 주관하여 기능이 왕성하면 체내에 기혈이 충족하게 되고 따라서 입과 입술에 윤기가 있게 되며, 또한 진액이 왕성하게 생성되므로 외부와 접해 있는 입과 입술이 건조하지 않게 되는 것이다. 또한 비에 병변이 있는 경우에는 입과 입술에 징후가 나타나게 되는데, 흔히 비위에 열이 성한 경우에 구창이 잘 생기는 것을 볼 수 있다.

- **비지위사(脾志爲思)** : 비가 주관하는 감정은 생각이다.

생각이란 일종의 정신사유 활동으로써 정상적인 사고나 사려는 인체에 부정적인 어떠한 영향도 미치지 않고 오히려 정상적인 생리활동을 촉진하는 요소가 된다. 그러나 생각이 과도하거나 축적되는 상황이 발생하면 이는 즉시 기의 소통에 영향을 미치게 되고 이는 다시 비위의 기기승강에 영향을 주어 정상적인 기능을 저해하는 것이다. 기기가 순행하지 못하므로 당연히 비의 운화와

승청의 기능이 정상적으로 되지 못하고 식욕부진, 완복창통, 현훈 등의 증상을 보이게 된다. 또한 고민이나 생각해야 할 문제가 있을 때 식욕이 저하되는 현상을 누구나 한 번쯤은 경험해 보았을 것이다. 그러므로 과도한 사려는 반드시 비를 손상시키게 된다.

- **비오습(脾惡濕)** : 비는 습한 상태를 싫어한다.

비는 생리적 특성상 위와 상대적인 작용을 많이 가지고 있다. 그 중 하나가 비는 습을 싫어하는 것이다. 위가 습을 좋아하는 것과도 역시 상대적이다. 비가 습을 싫어하는 것은 비의 생리기능과 관계가 깊은데, 비가 수곡을 운화하여 승청하는 기능을 하는 데 있어서 습은 항상 비의 기능을 저해하는 요소로 작용하기 때문이다. 따라서 비는 항상 습기를 건조시키려고 하는데, 습이 비의 조습기능을 초과하여 존재하게 되면 습에 의하여 비의 기능이 저해되며 이러한 현상을 흔히 '한습곤비(寒濕困脾)' 또는 '비위습곤(脾胃濕困)'이라고 말한다. 비와 표리의 관계에 있는 위는 습을 좋아하는 성질이 있어서 항상 비장에 무리를 주게 되는데 이 때문에 비와 위 사이의 동적 평형이 무너져서 한쪽이 실하거나 허한 상황이 자주 발생하게 된다.

- **비기(脾氣), 비양(脾陽)**

비기와 비양은 비의 기능적인 면을 말하는 것으로서 비의 운화, 승청, 통혈 등의 기능과 직접적인 연관을 갖는다. 특히 비양은 기의 온후작용을 말하는 것이며, 그 원천은 신양으로부터 온 것으로 본다. 또한 기의 작용 가운데 하나인 방어작용이 비장의 기능과 연관이 깊으며, 실제로 면역능력의 조절이 비장의 기능 가운데 하나임이 알려져 있다.

④ 폐(肺)

폐의 흉강 내 양측에 위치하고 인체 장기 중 가장 높은 곳에 위치하고 있다. 『황제내경·영추편』에 "폐는 오장육부의 덮개이다(肺者, 五臟六腑之盖也)"라고 표현하고 있다. 상초에 존재하는 폐는 대장과 표리관계이며 그 생리적 특성은 다음과 같다.

- **폐주기(肺主氣)** : 기를 주관하는 기능

  인체의 오장육부 가운데 폐는 기와 가장 밀접한 관련이 있으며, 이는 기를 생성하는 내원 중의 하나인 청기가 폐를 통하여 받아들이는 것과 연관이 있다. 이러한 청기의 정상적인 공급은 폐의 호흡을 통해서 일어나며, 호흡의 정상 유무에 따라 기의 생성에 직접적으로 영향을 미치게 되는 것이다. 만약 폐에서 호흡작용이 제대로 일어나지 않게 되면 청기를 받아들이지 못하고 탁기를 배출하지 못하게 되며, 기의 근원을 공급하지 못하게 되므로 더 이상 기가 생성되지 못하여 생명을 유지할 수 없게 되는 것이다. 또한 폐가 기를 주관한다는 것은 폐가 몸 전체의 기를 조절하는 작용을 갖기 때문이다. 폐의 선발과 숙강작용, 다시 말해 기의 승강출입이 폐에서 일어나는데, 이러한 폐기의 승강출입은 몸 전체 기의 승강출입을 조절하는 중요한 작용을 갖는다. 그러므로 폐는 기와 직접적인 연관성이 많으며, 인체의 기가 가장 많이 분포한다고 말하는 것이다.

- **폐주호흡(肺主呼吸)** : 호흡을 주관하는 기능

인체는 정상적인 상태에서 인체의 신진대사를 유지하기 위하여 쉬지 않고 자연계의 청기를 흡입하고 체내에서 사용하고 남은 탁한 기를 배출한다. 이는 생명을 유지하기 위한 기본적인 작용으로서 체내의 기를 생성하기 위한 생리작용이라 할 수 있다. 이러한 인체와 자연계 사이의 가스교환을 가리켜 호흡이라고 하며 폐의 호흡작용은 주로 선발과 숙강작용에 의해서 일어난다. 따라서 선발과 숙강작용이 정상적인 경우에 호흡도 정상상태를 유지할 수 있는 것이다. 폐가 기와 호흡을 주관하는 것은 서로 밀접한 관련이 있으며, 이러한 일련의 작용은 폐의 선발·숙강작용에 의해서 일어난다. 선발과 숙강이 정상이면 폐는 쉬지 않고 자연계의 청기를 흡입하고, 이를 통하여 인체의 기를 생성하는 한편 몸 전체의 기를 조절할 수 있는 조건을 구비하게 되는 것이다.

- **폐주통조수도(肺主通調水道)** : 수액대사를 조절하는 기능

통조란 소통과 조절을 의미하는 것이다. 이 말은 폐가 수액이 운행되는 통로로서 선발과 숙강작용에 의한 진액의 수포와 배설 등의 조절과 소통작용을 수행하는 것을 의미한다. 인체의 진액은 주로 비위에 의해서 생성된다. 그러나 이러한 진액의 수포와 소통 그리고 배설 등은 모두 폐의 조절을 받아서 일어나며 평형을 유지하고 있다. 폐의 선발에 의해 수액의 상승, 외부로의 수포, 전신으로의 수포, 땀으로의 배설 등이 일어나며, 숙강에 의해 수액의 하강, 내부로의 수송, 신장의 증등기화를 통한 소변의 생성, 대사생성물의 소변으로의 전화와 방광으로의 수송 등이 일어나게 된다. 이와 같이 폐의 선발과 숙강은 수액의 소통과 운행뿐만 아니라 인

체 수액대사의 평형을 유지하는 데 중요한 역할을 하고 있다.

- **폐선산위기(肺宣散衛氣)** : 위기를 운행시켜 방어작용을 원활히 해주는 기능
  폐가 선발작용을 통하여 인체를 외사로부터 보호하는 위기를 온몸으로 분산시키는 작용을 말한다. 위기는 비위에서 생성된 수곡정미로부터 생성되며 폐가 기를 주관하고 기를 온몸으로 선발하는 작용에 의하여 비로소 위기의 작용을 발휘하게 된다. 이와 같이 폐의 선발작용은 위기를 운행시키는 원동력이 되며, 만약 폐기가 불선하게 되면 위기가 제대로 그 작용을 발휘할 수 없게 되는 것이다.

- **폐주선발숙강(肺主宣發肅降)** : 기, 혈, 진액을 온몸으로 분산시키는 기능
  선발이란 인체의 기, 혈, 진액 등을 온몸으로 산포하는 작용을 말하며, 특히 폐의 작용 가운데 하나로서 인체의 진액을 땀이나 수액으로서 체외로 발산시키는 작용을 포함한다. 이는 인체의 체액을 조절하여 동적 평형을 이루게 하는 중요한 작용이다. 한편 숙강은 전체적인 호흡을 순조롭게 하기 위하여 기도를 청결하게 유지하는 작용과 수액을 인체의 아래쪽으로 수송하여 신장의 작용을 통한 소변의 생성 등을 유도하는 기능을 말한다. 이러한 선발과 숙강의 기능은 폐가 수도를 통조하고 위기를 분산하며 호흡작용을 원활하게 하는 원동력이 되는 기본적인 기능이다.

• **폐조백맥(肺朝百脈)** : 모든 맥을 조절하는 기능

폐조백맥이란 폐가 모든 맥의 시작이란 말로 전신의 혈액이 모든 맥을 통하여 폐로 모이고 폐를 통하여 청기와 탁기를 교환한 뒤 다시 백맥을 통하여 온몸으로 퍼져 나가는 작용을 말하는 것이다. 폐의 선발과 숙강작용은 전신의 혈액으로 하여금 맥관을 따라 폐로 모이게 하고 다시 온몸으로 순환하게 하는 원동력이기도 하다. 또한 이것은 폐기의 작용이 맥관을 따라 운행하는 혈에 직접적으로 관여하는 것을 보여주는 것이다. 다시 말해 인체의 모든 혈과 맥은 심장이 주재하여 온몸을 순행하나 여기에 폐기의 작용이 더해져야만 완전한 계통을 형성하는 것을 의미한다.

• **폐주치절(肺主治節)** : 오장육부를 다스리고 조절하는 기능

치절이란 다스리고 조절하는 것으로 이는 심장이 군주의 장기로서 온몸의 오장육부를 다스리는데 반드시 폐의 도움을 얻어야만 가능하다는 의미이다. 이것은 폐가 기를 주관하여 인체의 혈과 진액을 전신에 수포하는 작용을 하는 것과 밀접한 관계가 있다. 인체의 모든 장기는 기, 혈, 진액에 의해서 정상적인 생리상태를 유지한다. 따라서 폐가 오장육부에 대하여 조절작용을 하고 심장을 도와서 인체의 오장육부를 주재할 수 있는 것은 바로 폐가 기를 주관하는 기능을 가지므로 나타나는 것이다.

• **폐개규어비(肺開竅於鼻), 기화재피모(其華在皮毛)** : 폐의 상태는 코, 피부, 털에 나타난다.

폐의 생리상태는 코에 나타나고 영화로움은 피모에 있다는 말로 코는 폐와 직접 연결되어 있으면서 청기와 탁기가 지나는 통로가

되며, 또한 후각을 발현하는 중요한 기관이다. 모든 코의 기능은 폐기에 의해서 발현되며 폐의 질병 또한 폐기가 약화된 틈을 타서 코로 침입하는 경우가 많다. 한편 폐의 영화는 피부에 나타나는데 이것은 폐기의 선발작용과 관계가 깊다. 폐기는 인체의 혈과 진액 등의 영양물질을 인체의 각 부위에 보내는 작용을 하는데, 폐기가 충실하면 인체의 가장 바깥인 피부와 털까지 영양물질의 공급이 원활하게 되어 영양상태가 나타나게 되는 것이다. 또 폐가 가지는 체액의 조절작용에 의해서 인체의 수액이 동태평형을 유지하게 되고 이로써 피부와 피모가 적절한 유윤상태를 유지할 수 있게 된다.

- **폐지위비(肺志爲悲)** : 폐는 슬픈 감정을 주관하는 기관

폐와 관계있는 감정은 슬픔이고 폐는 또 다른 하나의 감정을 갖는데 그것은 우(憂)이다. 비와 우는 성질이 조금 다르나 그로 인하여 인체에 미치는 영향은 거의 유사하다. 우와 비는 모두 인체가 외부의 좋지 못한 자극에 대하여 반응하는 현상이다. 비와 우가 인체에 구체적으로 미치는 영향은 폐의 정기를 손상시키고 선발과 숙강의 작용을 방해하고 기의 순행을 저해하여 폐기의 손상을 초래하는 것이다. 다만 비와 우는 정상상태에서는 모두 폐의 기능을 정상적으로 유지하는 데 도움이 되며 이것이 너무 과도하게 인체를 자극하였을 경우에만 폐의 기능에 영향을 주게 되는 것이다. 반면 폐기가 다른 원인에 의하여 허약해진 경우에도 비와 우의 정서적인 변화가 초래될 수 있다.

- **폐기(肺氣), 폐음(肺陰)**
  - 폐기 : 폐기란 폐의 전체적인 생리기능을 정상적으로 유지시키는 기운을 말하는 것으로 특히 위기의 개념과 관련이 깊다.
  - 폐음 : 폐음은 폐의 기능을 유지하기 위하여 폐를 자윤하고 영양을 공급하는 음액을 말하는 것으로 특히 폐의 주요기능인 청기를 체내로 받아들이는 것과 관련이 깊다. 특히 폐는 외부의 공기와 직접 접촉하여 쉽게 건조해질 수 있으므로 폐음의 소모는 임상적으로도 잘 나타나는 증상이다.

⑤ 신(腎)

신은 허리의 척추 양쪽에 위치하고 있으며, 그 모양이 마치 콩이나 팥과 같아 콩팥이라고 부른다. 방광과 표리의 관계를 이루며 생리적인 면에서 상호 협조하는 관계에 있다. 신의 생리적 특성은 다음과 같다.

- **신장정(腎藏精)** : 신을 저장하여 정의 기능을 도와주는 기능
  신은 정기를 갈무리하고 있는 장기로서 한의학에서의 위치는 다른 여타의 장기보다도 훨씬 중요하게 여겨진다. 신은 체외로 정기가 함부로 손실되는 것을 막고 수곡정미와 청기로부터 생성되어 신정이 보충됨으로써 인체의 생명활동에 필수적인 정을 보존하는 작용을 하는 것이다. 정이 흩어지면 기로 변하고, 기가 모이면 정으로 화한다고 표현하며 정과 기가 서로 다른 개체가 아닌 하나의 물실임을 강조하고 있다. 따라서 정과 기는 서로 전화를 통하여 쉬지 않고 변화되며, 이는 종종 물과 수증기의 관계로서 설명되기도 한다. 다른 한편으로 신정은 인체의 생장과 발육을 촉진하고 생식과 인체의 대사작용 전반을 조절하는 작용을 한다. 생

장발육과 생식에 관련된 신장의 정은 태어날 당시에는 작용이 완벽하지 못하며, 성장해감에 따라 기능이 완성되어 치아를 나게 하거나 머리카락이 자라게 하고 결국에는 생식을 할 수 있는 단계에까지 이르도록 하는 것이다. 이러한 신정의 기능은 나이가 들어갈수록 쇠퇴하며 어느 정도에까지 이르면 결국 생식의 기능을 상실하게 된다. 또한 신정의 인체 대사작용에 대한 작용은 신장의 양과 음의 평형과 상호제약을 통한 조절작용을 말하는 것으로, 신의 음과 양이 한쪽으로 편성하거나 편쇠하면 균형이 깨져서 인체 전체의 균형에 영향을 미치게 되고, 서로 균형을 이루게 되면 인체의 정상적인 신진대사를 촉진하게 되는 것을 말한다. 이와 같이 신은 하나의 독자적인 음양의 균형을 유지함으로써 인체 전체의 평형을 유지하는 중요한 장기이며, 한의학적으로 인체를 논함에 있어서 반드시 고려되어야 하는 주요 요소이다.

• 신주수(腎主水) : 수액대사를 주관하여 노폐물을 배설하는 기능

신장이 인체 전반의 수액대사를 관장하고 조절하는 것을 말하는 것으로 인체의 오장육부에서 사용하고 남은 수액의 찌꺼기들을 걸러서 체외로 배출하는 작용을 말한다. 이러한 수액대사의 과정은 먼저 비위, 대장, 소장을 통하여 정미 물질을 흡수함으로써 진액을 생성하고 비, 폐, 신, 삼초 등을 통하여 전신에 수포되어 유양작용을 하게 된다. 이렇게 전신을 유양한 진액은 소변이나 땀으로써 체외로 배출되며, 이러한 대사의 전반은 신음과 신양의 조절을 받아서 일어난다. 신양은 진액의 생산과 수포 그리고 배설 등을 촉진하며, 신음은 진액의 생산과 수포 그리고 배설 등을 느리게 한다. 따라서 신음과 신양이 적절한 동적 평형을 이루어야만

정상적인 수액의 대사를 유지할 수 있는 것이다. 또 다른 방면으로는 신양의 수액에 대한 중등기화의 작용이 있다. 이러한 신양의 작용은 수액이 신장을 통과할 때 수액을 기화하여 다시 전신으로 돌려보내는 작용을 말하며 동시에 체내에서 생성된 대사부산물들을 체외로 배출하는 작용을 말하는 것이다. 만약 신양의 작용에 이상이 생겨 기능을 제대로 발휘하지 못하면 정상적인 수액의 대사가 이루어지지 않으며 이로 인하여 체내에 유용한 성분이 체외로 배출되는 현상이 발생하게 된다. 일반적으로 나이가 들어 신양이 쇠하게 되면 소변량이 증가하고 소변의 색이 투명해지는 현상이 나타나게 되는 것도 이러한 이유에서이다. 이와 같이 신장은 인체의 수액대사를 주관하고 조절하는 중요한 작용을 한다.

- 신주납기(腎主納氣) : 들이마시는 호흡을 원활하게 하는 기능

납기란 흡기, 즉 숨을 들이마시는 것을 말하는 것으로, 신이 납기를 주관하는 것은 폐의 호흡작용을 도와 숨을 깊이 들이쉬도록 도와주고 호흡이 얕아지는 것을 방지하는 작용을 하는 것을 의미한다. 호흡은 인체의 오장육부 가운데 가장 높은 곳에 위치하는 폐에서 일어난다. 폐는 선발작용을 통하여 호기를 주관하고, 숙강작용을 통하여 흡기를 주관하게 된다. 그러나 폐의 숙강작용은 반드시 신의 납기작용에 의한 도움을 받아야만 완성될 수 있다. 다시 말해 폐의 흡기작용은 반드시 신의 도움을 받아야만 정상적인 상태를 유지할 수 있다는 것을 의미한다. 이러한 신의 작용은 역시 신정에 의한 작용이라고 말할 수 있으며, 신정이 부족하게 되면 호흡 역시 원활하게 일어나지 못하게 되는 것을 의미하는 것이다.

- 신주골수(腎主骨髓) : 골수를 주관하는 기능

뼈와 골수는 신장의 정기로부터 생성된 것으로, 골격의 생장과 발육 등이 신정의 자양작용에 의해서 주관되는 것을 말한다. 그러므로 신정이 충실하면 골수가 가득 차게 되고 뼈가 튼튼하게 되는 것이다. 또한 신정은 척수를 따라 뇌까지 전달되어 뇌를 자양하는 중요한 요소가 된다. 따라서 신정의 충실은 뇌의 발달에도 영향을 미치며 특히 성장기에 있어서 신정의 충실 여부는 뇌와 척수의 발달에 있어서 무엇보다도 중요한 것이다.

- 개규어이여이음(開竅於耳與二陰), 신화재발(腎華在髮) : 신의 상태는 이음, 모발에 나타난다.

신의 상태는 귀와 이음에 나타나고 그 영화는 머리카락에 나타난다는 말로 이는 모두 신장의 정기와 관계가 있다. 신정이 충실하면 인체의 모든 장부의 정이 충실해지므로 인체의 모든 감각기관도 각각 기능을 충실히 하게 된다. 그중에서도 이는 신의 정상기능이 직접적으로 영향을 미치므로 신정의 충실에 따라 청각의 상태가 달라지거나 이명현상이 생기게 된다. 그리고 이음, 즉 전음과 후음 역시 신의 개규로서 생식과 배뇨, 배변 등도 신장의 조절과 신정의 상태에 따라 기능이 완성되는 것을 말한다. 신의 영화로운 정도는 머리카락에 나타나는데 나이가 들어감에 따라 신정이 점차로 쇠하면 모발이 백색으로 되거나 탈락하는 것으로 알 수 있다.

- 신지위공(腎志爲恐) : 신이 주관하는 감정은 공포이다.

공이란 두려움과 무서움의 정지활동으로서 신장과 밀접한 관계가 있다. 신장의 정은 기로 화하여 몸 전체에 퍼져 나가 정상적인 생리활동을 촉진한다. 그러나 두려움과 무서움의 정서가 과도하게 되면 신기가 상승하는 것을 막아 정상적으로 인체의 각 부위에 전달되지 못하게 한다. 따라서 과도한 공포와 무서움은 반드시 신에 영향을 미치며 신정과 신기의 정상적인 기능을 저해하여 신장의 기능을 방해하게 되는 것이다.

• 신음(腎氣), 신음(腎陰), 신양(腎陽)

- 신기 : 단단하게 하려는 기운으로 이 기운이 있어야 신장기능이 원활할 수 있다.
- 신음 : 주요 작용은 인체를 자윤하고 양기의 과도한 항진을 제약하는 기능이며, 삼초를 통해 전신에 도달하여 진액의 분비를 촉진하고 혈액의 생성에 관여함으로써 진액과 혈을 통한 전신의 자윤과 유양을 주관한다고 볼 수 있다. 따라서 신음이 충실하면 인체의 진액과 혈이 충만하게 되고 신음이 손상되면 진액이 마르고 혈이 부족해지는 것이다. 또한 신음은 모든 장부와 경락뿐만 아니라 인체의 모든 음을 주관하는 것으로 신음의 휴손은 인체 전체의 음이 쇠약해지는 것을 의미한다.
- 신양 : 인체의 온후, 운동, 흥분, 기화 등을 촉진하는 작용을 한다. 특히 신양의 작용 가운데 중요한 것은 기의 생성을 촉진하는 작용으로서 폐의 호흡기능과 비위의 소화기능을 촉진함으로써 기의 내원을 충실히 공급하게 하는 동시에 신정의 증등기화를 통하여 신기를 생성하는 것을 말한다. 기의 추동작용은 인체의 혈과 진액을 원활하게 운행함으로써 인체의 각종 생리활동을 촉진하게 된다. 이로써 인체에는 열이 발생하고 온후

작용이 증강되는 것이다. 동시에 신양은 심양과 비양의 주된 근원으로 생각되며, 그 밖의 오장육부에 도달하여 각종 생리기능을 촉진하는 근원으로 작용한다.

2) 육부(六腑)

① 담(膽)

담은 쓸개를 말하는 것으로 간과 표리의 관계에 속하며 생리적으로 담은 간으로부터 생성된 쓸개즙을 저장하였다가 위에서 부숙된 음식물이 소장으로 이동하는 과정에서 분비되어 주로 지방의 소화를 돕는 효소를 분비하게 된다. 한의학적으로 담즙은 간의 여분의 기가 화하여 되는 것으로 담에 모였다가 소장으로 분비되어 음식물을 소화시킴으로써 비위의 운화기능을 정상적으로 유지시키는 중요한 요소로 작용한다.

이외에도 담은 "담자, 중정지관, 결단출언(膽者, 中正之官, 決斷出焉)"이라 하여 결단과 밀접한 관련이 있는 것으로 생각한다. 담이 다른 육부와는 별개로 기항지부에 속하는 이유는 여타의 부와는 달리 음식물을 전화하는 작용에 직접적으로 관여하지 않으면서도 담즙을 저장하여 소화와 음식물의 전화에 영향을 미치기 때문이다.

② 소장(小腸)

소장은 인체의 장부 가운데 그 길이가 가장 길며 복강 내에 존재하고 있다. 소장의 상부는 위의 유문과 접해 있고, 아래쪽은 대장과 연결되어 있으며 그 상접구를 난문이라고 한다. 소장은 심과 표리의 관계에 있으며 주로 음식물의 소화와 흡수 및 정미물질을 수포하는 기능을 하며, 정미물질을 흡수하고 남은 찌꺼기인 조박을 대장으로 전달하는 중요한 장부이다. 소장의 주요기능 가운데 하나는 소화를 통하여 정미물질을 생성하고 이를 흡수하여 인체 각부에 수포하는 것으로 이를 위해서는 소장 내에 음식물이 일정시간 이상 머무르면서 정미물질과 조박으로 나뉘어 정미물질을 생성하는 과정을 거쳐야 한다. 소장의 기능은 비위의 운화기능에 포함되는 것으로 승청과 강탁의 기능이 실제로 발현되는 것이라 생각하면 될 것이다.

③ 위(胃)

위는 위완이라고도 하며 음식물에 대한 소화와 흡수를 진행하는 중요한 장기이다. 또한 비와 표리의 관계에 있으며, 수납과 부숙 그리고 강탁을 주관한다. 수납이라 함은 음식물을 섭취하여 가장 먼저 받아들이는 곳이 바로 위가 되므로 나온 말이며, 부숙이란 음식물이 위에서 초보적인 소화를 거치게 되는 것을 의미하는 말이다. 위의 이러한 작용은 근본적으로 인체에 필요한 정미물질을 생성함으로써 기와 혈을 생성하는 데 중요한 작용을 하며 이는 반드시 비의 운화작용이 함께할 때에만 비로소 그 작용이 완성될 수 있다. 또한 위는 비의 기능인 승청에 반하여 강탁의 기능을 갖게 되는데 이러한 승청과 강탁은 소화기능의 전반을 의미하는 말이 되기도 한다. 강탁이란 위에서 일부 소화된 음식물을 소장으로 내려 보내고 아울러 그중 일부의 영양물질을 흡수하여 기혈을 생성하고 전신으로 수포하는 과정을 포괄하는 것이라고 보면 된다. 그리고 한편으로는 한번 수납된 음식물이 다시 역행하여 위쪽으로 올라가지 못하게 하는 작용을 말하기도 하는데, 위의 이러한 강탁작용이 실조되면 딸꾹질이나 트림 등이 발생하기도 한다.

④ 대장(大腸)

대장은 그 위쪽이 소장과 연결되어 있으며 아래쪽은 항문으로 이어져 인체에서 정미물질을 분리하고 남은 찌꺼기를 배설하는 역할을 한다. 대장은 폐와 표리의 관계에 있으며, 영양물질을 분리하고 남은 찌꺼기인 조박으로부터 수분을 분리하는 작용을 한다. 따라서 대장의 중요한 생리기능은 조박의 전화라 할 수 있는 것이다. 같이 대장은 조박을 분변으로 전화하는 작용을 하는데 이러한 대장의 전화작용에 이상이 발생하면 변이 묽거나 딱딱해지는 등의 증상이 발생하게 된다. 이러한 대장의 기능은 위의 강탁작용의 연장이라고 볼 수 있으며, 동시에 폐의 숙강작용과도 연관이 있다. 또한 대장의 전화작용은 신장의 기화작용에 의해서도 영향을 받으며, 만일 신음이 부족하여 대장을 자양하지 못하면 장액이 말라 변비가 올 수 있고, 신양이 부족하게 되면 기가 부족하게 되어 대장이 수분을 적시에 분리하지 못하여 설사의 증상 등을 보이게 되는 것이다.

⑤ 방광(膀胱)

방광은 아랫배의 중앙에 위치하고 있으며, 신과 표리를 이루고 있다. 방광의 생리적 주요기능은 뇨를 저장하였다가 체외로 배출하는 작용을 하는 것이다. 뇨액은 신의 기화작용을 통하여 생성되고 신장은 이렇게 생성된 뇨를 수뇨관을 통하여 방광으로 내려 보내게 된다. 방광의 이러한 저장 기능은 신기의 고섭작용에 의하여 조절된다. 따라서 신기가 부족하거나 신장의 기능에 이상이 생겨 신기가 제대로 작용하지 않으면 유뇨나 소변의 실금 등이 나타나게 된다.

⑥ 삼초(三焦)

삼초란 상초, 중초, 하초를 일컫는 말로 장부 사이와 장부 상호 간의 통로이며, 또한 인체를 상, 중, 하의 세 부분으로 나누는 기준이 되기도 한다. 인체의 원기와 진액은 삼초를 통해 소통되고 수포된다. 원기는 신장의 정기로서 삼초를 통하여 전신에 전달되며, 인체의 수액인 진액의 수포 또한 삼초를 통하여 일어난다. 특히 수액의 전도에 있어서는 인체의 수액대사 전반이 폐와 비, 신의 작용에 의해서 정상상태를 유지하게 되나 반드시 삼초가 통로로서 존재할 때에만 완전한 수액의 대사가 완성된다. 삼초의 원활한 수액의 소통을 통하여 인체 수액대사의 평형을 유지하는 것을 '삼초기화'라고 한다. 삼초는 진액과 원기의 통로 이외에도 단순한 분획의 의미를 갖는데, 상초는 횡격막의 윗부분으로서 폐와 심이 여기에 해당하고, 중초는 횡격막 아래에서 배꼽의 위까지로 비, 위, 간, 담 등을 포함하며, 하초는 배꼽 아래로서 신과 방광, 소장, 대장 등을 포함하게 된다. 다만 간은 위치상으로 중초에 속하나 기능은 하초에 해당하여 하초의 개념으로 생각하는 경우가 많다.

3) 기항지부(寄恒之腑)

기항지부는 "기이하고 항상 존재한다."라는 의미로 뇌(腦), 수(髓), 골(骨), 맥(脈), 담(膽), 여자포(女子胞)가 여기에 속한다. 형태는 가운데가 비어 있어 부(府)와 유사하고 기능적으로는 정기(精氣)를 저장하여 배출하지 않아 장(臟)과 유사하다. 기항지부는 지기(地氣)가 생성한 것으로 모두 음정(陰精)을 저장하므로 마치 대지가 만물을 생육하는 것과 같다. 이들은 저장하지만 배설하지 않으므로 기항지부라 한다.

① 뇌(腦)

두개골 내에 위치하며 수(髓)가 모여서 구성되므로 "뇌는 수의 바다이다."라고 언급해 왔다. 인체에서 매우 중요한 기관으로 생명과 직접 연관되어 있다. 주요 생리기능은 정신사유의 주관이다.

② 골(骨), 수(髓)

골격은 인체를 지탱하고 내장을 보호하여 전신의 무게를 지탱하는 작용을 한다. 골의 생장과 발육, 골질의 치밀함은 신정의 성쇠와 관계가 있다. 신은 정을 저장하고 정은 수(髓)를 생성한다. 수는 골에서 충만해지고 골은 수의 영양에 의지한다. 따라서 신정이 충만하면 골수를 생성하는 원천이 생겨 골격이 수의 충분한 영양을 받으므로 정상적으로 생장하고 견고해진다.

수는 골강(骨腔)속의 기름과 같은 물질로 보통 뼛속에 있는 골수, 척추관 안에 있는 척수, 두개골에 있는 뇌수로 구분한다.

③ 여자포(女子胞)

포궁이라고도 하면 자궁을 말한다. 소복(小腹) 내에서 방광의 뒤, 직장의 앞에 위치하며 배를 거꾸로 세워 놓은 형태를 가지고 있다. 여성의 생식기관으로 월경과 태아의 잉태를 주관하며 생리기능은 심, 간, 비, 신 및 충맥, 임맥과 밀접한 관계가 있다.

④ 충맥(衝脈), 임맥(任脈)

충맥과 임맥은 모두 포중(胞中)에서 시작된다. 기혈이 충만해야 충, 임맥으로 흘러가는데, 충, 임맥을 통해 포궁으로 들어가면 월경이 주기적으로 이어진다. 청소년기에는 신기(腎氣)가 왕성해져 '천계(天癸)'가 이르므로 충맥이 통하고 임맥이 왕성해져 월경이 주기적으로 나타난다. 그러나 노년기가 되면 천계가 쇠퇴하고 충, 임맥이 쇠퇴하여 폐경에 이르게 된다.

5. 노화, 질병 그리고 약선

1) 사람은 어느 정도까지 살 수 있을까?

무릇 살아 있는 생물이 태어나서 죽는 것은 변하지 않는 진리이다. 사람도 결코 예외가 아니다. 사람의 수명 역시 제한되어 있다. 『내경』에서는 사람의 타고난 수명을 천 년이라고 했다. 이는 사람의 자연적이고도 합리적인 수명의 표현인 것이다. 천 년이라고 하는 것은 하늘이 부여한 수명, 즉 자연적인 수명이다. 『내경』에서는 100세라고 규정되어 있고 『상서』에는 사람은 120세까지 살 수 있다는 입장을 견지하고 있어 120세까지 살아야 제 명을 다하는 것으로 보는 것이다.

현대과학에서는 천 년을 어떻게 인식하고 있을까? 과학자들은 오랜 관찰을 통해 여러 동물이 거의 대부분 비교적 고정적인 수명이 있다는 사실, 즉 동물마다 서로 다른 자연 수명이 있다는 사실을 발견했다. 동물의 수명은 성장기나 성숙기의 길고 짧음과 일정한 관계를 가지며 자연수명은 성장기의 5배라는 결과를 이끌어냈다. 따라서 인간의 성숙기는 10~25년이므로 자연수명은 대략 100~175세가 되는 것이다. 한편 성장과정의 세포분열 횟수가 규칙적이라는 사실에 의하면 약 120세이며 성 기관의 성숙기를 기준으로 계산하면 인간의 성 성숙기가 13~15년이므로 자연수명은 110~150세라고 볼 수 있다. 즉, 현대과학에서도 인간의 자연수명은 최소 100세가 된다고 보는 것이다.

최근 우리는 100세 인생이라는 말을 하고 삶을 준비하는 사람들이 늘어나고 있다. 어떻게 살아야 우리의 천명을 다할 수 있을까? 발달된 의학, 윤택해진 생활환경이 이를 충족시킬 수 있을까?

『내경』에는 불규칙한 생활, 정신적 스트레스, 신체단련 부족 등의 외적 요인과 어떤 원인에 의한 음양실조(陰陽失調), 정기허쇠(精氣虛衰), 신기결손(腎氣缺損), 심의 허쇠, 폐허약, 간장쇠약 등의 내적 요인 등이 수명에 영향을 미치는 요인으로 기록되어 있다. 음식, 술과 담배, 체중, 수면, 운동, 하는 일, 정서, 성격, 환경, 취미활동 및 결혼 형태 등의 여러 요인은 스스로 자연스럽게 잘 운영하는 것이 천명을 다할 수 있는 지름길이 아닐까?

2) 젊게 살 수는 없을까?

노화란 인체 각 기관의 기능이 보편적으로 점차 저하되는 과정이라 일컫는다. 생명이 일정한 단계로 발전하면 노화단계로 접어든다. 늙고 싶은 사람은 아마도 없을 것이다. 그러나 노화 과정은 누구도 피해 갈 수 없는 생명의 과정이며 생명 발전의 일반 법칙이다. 무릇 살아 있는 생물은 모두 점차 노화하는 과정을 거쳐 사망에 이른다. 사람은 늙기 마련이다. 다만 빨리 늙거나 늦게 늙거나 하는 것은 개인별로 차이가 있다. 개인별 차이가 나타나는 원인은 어디에 있을까? 노화 현상은 두 가지 다른 상황에서 생긴다. 하나는 정상적인 상황에서 나타나는 것으로, 생리적인 노화이다. 다른 하나는 질병으로 인한 노화, 즉 병리적 노화라 하며 생명이 성장, 발육하는 과정 중 각종 질병으로 인해 인체 형태와 기능에 변화가 생기거나 신체 장기가 과도하게 빨리 퇴행성 병변이 발생해서 제 명을 다 살지 못하고 죽게 되는 것이다. 생리적 노화는 생명의 필연적 발전 법칙이라 인간의 힘으로 어쩔 수 없다. 그러나 병리적 노화는 원인이 되는 질병을 치료할 경우 어느 정도 늦출 수 있다.

인체의 노화는 점진적으로 발생, 발전하는 과정이다. 또 개인별로 노화가 시작되는 나이가 다를 뿐 아니라 한 사람의 인체에서 각 기관별로 기능과 구조가 퇴화되는 나이도 서로 다르다. 대개 선천적인 체질이 약한데다 후천적인 양생이 잘 이루어지지 않을 경우 노화가 빠르게 일어난다. 후천적인 노화의 원인으로는 과도한 칠정(七情), 질병에 의한 손상, 음식 통제 불능 및 과로 등이 가장 큰 원인이다. 정신적 스트레스를 너무 많이 받으면 체내의 음양 기혈의 조화를 잃고 장부의 경락 기능이 어지러워지고 따라서 노화속도가 빨라진다. 질병이 있다면 음양 균형의 부조화가 빨라지고 장부의 기혈이 손실되어 빨리 늙게 된다. 과로로 인해 인체의 정기(精氣)를 손상시키므로 과로가 생활습관으로 굳어지면 노화가 빨라진다.

100세까지 건강하고 더 젊게 살기 위해서는 무엇이 필요한가? 선천적인 요인이야 어쩔 수 없지만 후천적인 여러 요인을 잘 인식하고 양생의 생활이 필요할 것이며 이 즈음에 우리의 먹을거리에 대해 또 한 번 생각해보는 시간이 필요하다.

3) 약선에서의 질병 인식

서양에서는 근대 이후 세균의 발견으로 질병이 병원균에 의해 발생한다는 병인학설이 형성되었다. 따라서 서양의 질병관은 인체 자체의 내적 요소보다는 외적 인자에 의한 환경적 조건을 중시하게 되어 멸균,

살균, 항균 등 균에 대한 방어나 박멸에 치중하는 외인 중심의 질병관이 나타났다. 또한 형태구조적으로 아무런 문제가 없으면 건강하다고 판단하는 것이다. 이에 반해 동양의 질병관은 인체를 하나의 유기적 생명체로 보고 아무리 외부로부터 병을 일으키는 요인인 사기(邪氣)가 침입한다 해도 내적으로 정기(正氣)가 견실하면 이를 막아 낼 수 있어 질병이 발생하지 않는다고 보는 내부요인이 병의 중요 요인이라 보는 질병관이 주를 이루어 왔고 음혈기혈의 균형이 잘 이루어지면 기능에 문제가 없어 건강하다고 판단하였다.

동양의학에서 말하는 질병이란 형태와 구조의 이상이 아니라 내·외환경의 불균형과 부조화를 말한다. 형태와 구조에 이상이 나타나지 않아도 우리 몸의 기능이 평형을 잃으면 이미 건강하지 못한 것이고 깨어진 평형 상태에 따라 질병의 정도가 나타나는 것이다. 이런 탓에 질병의 치료란 깨진 평형 상태를 정상적으로 돌려놓는 것을 의미한다. 따라서 약선을 식생활에 활용하고자 하는 사람들에게는 인식의 전환이 필요하다. 즉, 건강은 언제나 일직선상으로 계속 유지되는 것이 아니고 일정한 범위 내에서 움직이는 cycle임을 명심해야 한다. 인간에게는 일정한 범위 내에서 건강을 조절하는 능력이 있다. 우리가 이미 알고 있는 항상성(homeostasis)과 같은 개념의 항해승제론(亢害承制論)이 바로 기본이며 이는 오행의 상생과 상극원리에 의해 이루어지는 것이다. 일정한 범위를 벗어나면 질병이 오지만 어느 정도 범위 내에서의 조절은 우리 몸 스스로 하므로 무절게하게 약을 복용하여 우리 몸 자체의 면역능력을 없애서는 안 되며 올바른 음식 섭취로 면역능력을 증진시켜 나가야 하는 데 약선이 그 기능을 가질 수 있다.

당뇨병의 원인을 단순히 인슐린 부족 및 인슐린의 작용 저하로만 이해한다든지, 고혈압 증세에 짠 음식과 육식을 줄이고 비타민과 식이섬

유소가 풍부한 음식 섭취만을 강조하는 것은 서양의학의 질병론에 기초한 것이다. 그러나 질병을 예방하고 질병의 치료 및 치료를 도울 목적으로 약선을 활용하고자 할 때는 건강, 질병, 식품의 효능 등에 대한 개념의 변화가 바탕이 되어야 함을 명심해야 한다.

제4장

사계절에 순응하는 식양생(食養生)

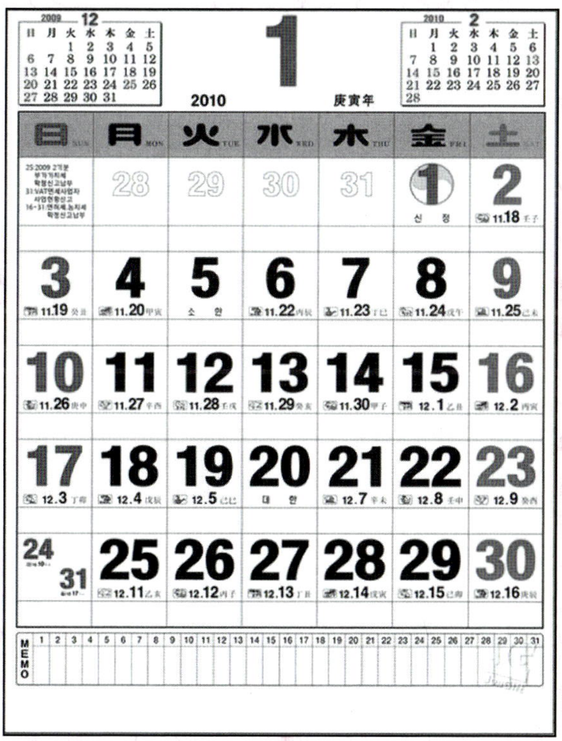

1. 계절과 음양양생

인간이 계절에 순응하는 생활을 한다는 것은 대자연의 리듬에 따라 일상 활동을 안배하고 계절별에 따른 적절한 생활 리듬을 찾고 계절병의 상황을 인식하여 질병을 예방할 수 있도록 운영하는 것이다.

우리 조상들은 인체의 기혈 성쇠가 사계절 기후 변화와 밀접한 관계가 있음을 인식해 왔다.

『소문』에는 "절기에 따라 혈기(血氣)를 조절해야 한다."라고 기록되어 있다. 이는 천지, 음양 변화와 일월성신의 운행법칙에 따라 인체의 기혈을 조절함으로써 질병예방 및 양생의 목적을 이룰 수 있다는 의미이다. 또한 『내경』에는 인체 기혈은 달의 모양이 차고 일그러짐에 따라 기복이 생기므로 이 변화의 법칙을 잘 파악하여 계절별 섭생에 유의해야 한다고 기술하고 있다.

계절에 순응하는 생활이 바로 인간과 자연의 아름다운 공생인 것이다. 봄과 여름에는 자연계의 양기(陽氣)가 생성되고 점차 왕성해지는 환경에 적응하기 위해 봄의 기운인 생기(生氣)와 여름의 기운인 장기(長氣)를 보양(保養)해야 한다. 그래야 양기를 저장하고 음기(陰氣)를 왕성하게 하는 기본적인 토대를 마련할 수 있다. 또한, 과도하게 화를 내거나 지나친 내한(內寒)으로 인해 양기가 손상되는 것을 예방해야 한다. 반대로 가을, 겨울에는 자연계의 음기가 점차 생성되고 왕성해지는 환경에 적응하기 위해 가을의 기운인 수기(收氣)와 겨울의 기운인 장기(藏氣)를 보양해야 하고 정력(精力)을 과도하게 소모해 음기가 상하는 것을 피해야 한다. 그래야 다음 해에 양기가 생성되고 왕성해지게 하는 기본적인 토대를 마련할 수 있게 된다.

'일신일소천지(人身一小天也)'란 인체의 장부, 경락의 기혈이 생성되고 운행하는 것이 자연계의 시간변화나 기후에 큰 영향을 받는다는 것을 표현한 말이다. 따라서 인체는 자연과의 조화를 이루는 생활이 건강을 위한 기본요건이다.

사계절에 순응할 수 있는 음양 섭생법을 요약하면 〈그림 4〉와 같다.

봄, 여름: 봄철의 생기(生氣), 여름철의 장기(長氣)를 보양해야 한다. 자연계의 양기(陽氣)가 점차 생성되고 왕성해지므로 봄, 여름철에는 양을 보양해야 한다.

가을, 겨울: 가을철의 수기(收氣), 겨울철의 장기(藏氣)를 보양해야 한다. 자연계의 음기(陰氣)가 점차 생성되고 왕성해지므로 가을, 겨울철에는 음을 보양해야 한다.

〈그림 4〉 사계절에 순응하는 음양 섭생

2. 계절과 오미양생

1) 오장생성과 오미의 오행귀류

오행학설을 토대로 볼 때, 양인 기(氣)는 열, 온, 평, 량, 한으로 나누어지고 이들은 각각의 특성에 따라 목, 화, 토, 금, 수에 귀류된다. 또한, 계절도 그 계절 기운의 특성에 따라 따뜻한 성질의 봄은 목으로, 뜨거운 성질의 여름은 화로, 습하고 뜨거운 성질의 장마철은 토로, 시원한 성질의 가을은 금으로, 차가운 성질의 겨울은 수로 각각 오행에 귀류되어 있다.

이렇게 목에 배속된 봄과 따뜻한 기운은 산기(散氣, 흩어지는 기운), 화에 배속되는 여름과 뜨거운 기운은 연기(軟氣, 부드럽고 연하게 하는 기운), 토에 배속되는 장마철과 평한 기운은 완기(緩氣, 완만하고 느슨하게 하려는 기운), 금에 배속되는 가을과 시원한 기운은 수기(收氣, 오므라들고 모으려는 기운), 수에 배속되는 겨울과 차가운 기운은 견기(堅氣, 단단하게 하려는 기운)의 속성을 가지고 있다.

또한, 음인 오미도 각각 목, 화, 토, 금, 수에 배속되게 된다. 즉, 매운맛은 한곳에서 맺힌 것을 흩트러 퍼지도록 하는 산결(散結) 작용과 건조한 것을 촉촉하게 하는 윤조(潤燥) 작용으로 기혈이 한곳에 머물지 않고 계속 흐르도록 할 수 있는 특징으로 인해 목으로, 짠맛은 단단하게 뭉치는 것을 연하게 풀어주는 연견(軟堅) 작용을 하므로 화로, 단맛은 팽팽하게 당기는 상태를 느슨하고 편안하게 해주는 완급(緩急) 작용으로 토로, 느슨하게 풀어진 것을 묶어주는 속완(束緩) 작용과 흩어진 것을 거두는 수산(收散) 작용이 있는 신맛은 금으로, 습한 것을 말려주는 조습(燥濕) 작용과 부드러운 것을 단단하게 하는 연견(堅脆) 작용, 아래로 쏟아 내리는 특성이 있는 쓴맛은 수로 배속되어야 마땅하다.

그런데 오행귀류표 오미의 배속에는 차이가 있다. 왜 그럴까?

하늘에서 비롯된 양인 기는 땅에서 이루어지는 음인 미와 상관관계를 가지면서 형체를 만들게 되며 이것이 바로 오장이 형성된 원리이다. 따라서 기는 한열의 성질을 나타내고, 미는 인체의 어느 부위에 어떠한 영향을 미치는지를 알 수 있게 해준다. 그러므로 기와 미는 식재나 약재가 인체 어느 부위에 어떠한 영향을 미치는지, 어떤 효능을 발휘하는지를 구분하는 지침이 된다.

만물을 발생시키는 것은 하늘에서 비롯되는 양인 기이지만, 땅에서 이루어지는 음인 미가 바로 그 뒤를 따라 형체를 이루는데, 양에 의해 발생된 기운이 없어지지 않고 유지되어 그 기운이 적절히 발휘할 수 있도록 모아 두고자 형성된 것이 바로 오장인 간, 심, 비, 폐, 신이다.

오장 생성 원리에 따라 선입지미(先入之味)의 개념이 도입되어 신맛은 간으로, 쓴맛은 심으로, 단맛은 비로, 매운맛은 폐로, 짠맛은 신으로 가장 먼저 들어가게 되며 이에 따라 오행귀류표에 배속되어 있는 것이다〈표 6 참조〉.

〈표 6〉 오미의 선입오장

음양	맛	효능	오행 특성 귀류	선입오장
양	辛 (매운맛)	발산 (發散 : 표피에 있는 사기를 밖으로 내보낸다) 산결 (散結 : 맺힌 것을 흩트린다) 윤조 (潤燥 : 건조한 것을 촉촉하게 한다)	목	폐
	甘 (단맛)	완급 (緩急 : 긴장을 풀어 느슨하게 한다)	토	비
음	酸 (신맛)	수산 (收散 : 흩어진 것을 수렴시킨다) 속완 (束緩 : 풀어진 것을 묶어준다)	금	간
	苦 (쓴맛)	조습 (燥濕 : 습한 것을 말린다) 설강 (泄降 : 아래로 쏟아 내린다) 견취 (堅脆 : 취약한 것을 단단하게 한다)	수	심
	鹹 (짠맛)	연견(軟堅) : 단단한 것을 연하게 한다.	화	신

2) 계절에 따른 오미섭취

① 간장의 생성, 보사(補瀉)

- 따뜻한 봄은 흩어지려는 기운(散氣)을 지녔고 이 기운에 의해 만물의 싹이 나는 것이다. 따라서 봄이 되면 이 기운에 상응하여 인체 내에서도 흩어지려는 욕구를 지닌 기운이 발생한다. 그런데 문

제는 그 기운을 담아둘 수 있는 그릇이 없을 경우 흩어지려는 기운이 마구 흩어져서 없어져 버리게 되므로 음양의 조화를 위해 이 기운이 없어지지 않게 모아둘 수 있도록 흩어지는 욕구를 잡아 오므려 주는 기운(收氣)이 필요하고 그 기운이 작용하여 만들어진 장기가 간장이다.

- 따뜻한 봄의 욕구는 흩어지는 기운(散氣)이므로 음양의 조화를 위해서는 기를 모으기 위한 미(味)가 필요하다. 따라서 흩어지는 기운에 반대되는 거두어들이는 기운(收氣)에 해당되는 음인 미가 필요하며 그것이 바로 신맛이다. 따라서 음양의 조화에 따라 양인 흩어지는 기와 음인 신맛이 조화를 이루어 양을 담아두기 위해 만들어진 것이 간장이다. 형성된 간장은 흩어지는 기를 조절하기 위하여 많은 혈액을 저장하고 그 중의 정미물질들을 신체의 여러 곳으로 보내서 이용하게 하는 것이다. 간장의 음양조화가 맞아야 건강하며, 흩어지는 기능이 원활하기 위해서는 신맛이 지속적으로 공급되어야 한다. 이 기능을 위해 섭취된 신맛이 가장 먼저 간장으로 가는 것이다.
- 간장의 흩어지는 기능을 조절한다고 신맛을 너무 많이 먹으면 간장의 흩어지는 기운이 너무 억제되어(酸味實) 균형이 깨질 수 있으므로 이때는 신맛을 억제해야 한다(酸味收故瀉).
- 간장이 허(虛)한 상태로 인해 흩어지는 기능을 발휘하지 못할 때는 간장을 보(補)해야 하는데, 발산하는 기운을 지닌 매운맛을 이용해서 흩어지는 기능을 보해야 한다(新味散故補).
- 간장이 가장 힘들어하는 상태는 팽팽하게 긴장된 상태(急)이다. 이럴 때는 급히 단맛을 먹어서 느슨하게 풀어주어야 간장이 제 기능을 하게 된다(肝苦急 急食甘 以緩之).

② 심장의 생성, 보사(補瀉)

- 만물을 뜨겁게 달구는 여름에는 뜨거워서 길게 늘어지게 하는 기운(軟氣)이 강하고 이 기운에 의해서 만물이 성장하는 것이다. 여름의 기운에 상응하여 인체 내에서도 부드러워지고 길게 늘어지려는 욕구를 지닌 기운이 발생한다. 그런데 문제는 그 기운을 담아둘 수 있는 그릇이 없을 경우 늘어지는 기운이 너무 사용되어 없어져 버리게 된다. 이 기운이 없어지지 않게 모아둘 수 있는 형체가 필요한데, 연해지는 욕구를 잡아둘 수 있는 단단하게 해주는 기운(堅氣)이 작용하여 만들어진 장기가 심장이다.
- 무더운 여름의 욕구는 연해지는 기운(軟氣)이므로 음양의 조화를 위해서는 기를 단단하게 하기 위한 미가 필요하다. 따라서 연해지는 기에 반대되는 단단해지려는 기운(堅氣)의 미가 필요하다. 그것이 바로 쓴맛이다. 따라서 음양의 조화에 따라 양인 연해지는 기와 음인 쓴맛이 조화를 이루어 양을 담아두기 위해 만들어진 것이 심장이다. 형성된 심장은 상반된 두 가지 기능이 공존하므로 심실의 확장과 수축을 반복할 수 있는 것이다. 따라서 심의 음양조화가 맞아야 건강하며 연해지는 기능이 원활하기 위해서는 쓴맛이 지속적으로 공급되어야 하므로 섭취된 쓴맛은 가장 먼저 심장으로 가는 것이다.
- 심장의 연해지려는 기능을 조절하기 위해서 쓴맛을 너무 많이 먹으면 심장의 부드러운 기운이 너무 억제되어(苦味實) 균형이 깨질 수 있으므로 쓴맛을 억제해야 한다(苦瀉取其舒緩).
- 심장이 허한 상태로 인해 제 기능을 발휘하지 못할 때는 보해야 하며 연하게 하는 기운을 지닌 짠맛을 이용해서 연해지려는 기능을 보해야 한다(鹹補取其柔軟).

- 심장이 가장 힘들어하는 상태는 느슨한 상태(緩)이다. 이럴 때는 급히 신맛을 먹어서 오므라들도록 해야 심장이 제 기능을 하게 된다(心苦緩 急食酸 以收之).

③ 비장의 생성, 보사(補瀉)

- 일 년 중에 기온이 가장 높고 그 열기를 조절하기 위한 습도도 가장 높아 항상 수분을 함유하면서 느슨한 한여름과 같은 상태를 유지하려는 욕구가 체내에서 발생하는데 그것이 비기(脾氣)이다. 그리고 이러한 비장의 기에 의해서 음식물이 인체에 필요한 정미물질로 변화될 수 있다. 비장은 이렇게 생성된 정미물질과 일정한 양의 수분, 혈액 등을 함유함으로써 오장의 조화를 도모한다. 그래서 비장은 사계절 사이에서 사람들이 느끼지 못하는 동안 서서히 변화가 오도록 하여 사계절의 조화를 이루는 환절기에 비유되기도 하고, 비장은 항상 느슨한 상태와 일정한 습도를 유지하면서 오장의 조화를 도모한다. 이렇게 모든 변화에 대응하여 조화를 이루도록 하는 기운은 어느 한편으로 치우침이 없어야 한다. 치우침이 없으면 없어질 우려도 없기 때문에 이 기운을 담을 형체와의 관계는 다른 장기처럼 서로 대립하여 조절하는 관계일 필요가 없으며 그저 항상 긴장되지 않고 느슨한 상태가 유지되기만 하면 된다. 따라서 다른 장기와는 달리 동양의학의 비장은 유형의 장기보다는 무형적인 기능을 더 중요시 여겼고, 굳이 유형적인 장기를 결부하고자 한다면 해부학적인 비장(지라, spleen)뿐 아니라 여러 장기가 일부분씩 관여하고 있다고 보아야 한다.
- 한여름의 기운에 상응하여 비장은 느슨한 상태를 유지하려는 욕구를 지녔고 그 느슨함을 유발시키는 열기가 너무 지나치지 못하도

록 항상 적당한 수분을 함유하고 있다. 이러한 조건에서 섭취한 음식물의 소화, 흡수되고 다른 장기들의 조화를 도모하므로 인체는 단맛이 지속적으로 공급되어야 비장의 기능이 유지될 수 있으므로 사람이 음식을 먹으면 단맛은 먼저 비장으로 가는 것이다.

- 비장의 기능을 유지하기 위해서 단맛을 너무 많이 먹으면 그 기능이 너무 항진되어(實) 습이 너무 많아질 수 있으므로 쓴맛으로 사(瀉)해서 단단하고 너무 습하지 않게 말려야 한다(苦瀉取其堅燥).
- 비장의 기가 너무 허약해지면 느슨한 상태를 유지하지 못하므로 단맛으로 보해야 한다(甘補取其安緩).
- 비장이 가장 힘들어하는 상태는 수분대사가 잘되지 않아 습이 발생하는 상태이므로 필요 이상으로 고여 있는 물이 빠져나가도록 해야 한다. 이럴 때는 습한 것을 건조하게 하는 쓴맛을 활용하는 것이 원칙이다(脾苦濕 扱食苦 以燥之). 그러나 실제로 이때는 급히 짠맛(물기를 빨아들여 아래로 내려가도록 하는 작용)을 먹어야 한다. 단단한 것을 연하게 하고 물기를 빨아들인 짠맛은 단단히 뭉친 것과 섞임으로 나타나는 것이므로 쓴맛을 사용할 때보다 부작용 없이 효율적이다.

쓴맛의 습제거는 조습 작용으로 환경 자체를 말리게 하는 문제가 발생한다. 따라서 비장이 상하게 된다. 즉, 쓴맛은 하강시키는 힘이 강하다. 그러므로 음이 충실한 위장에 머물러 있어야 할 것까지 쓸어가 버린다. 이것이 위장에는 영향이 없으나 양이 충실하여 끊임없이 위로 올려줘야 하는 비장에는 영향을 미쳐서 비장의 기능을 방해하게 된다. 또한 비장은 여름같이 어느 정도 습하고 따뜻해야 하는데 정상적으로 쓰이지 않는 습기가 많아지면 습이 이용되지 않고 쌓여 내적 질병으로 작용할 수도 있다. 그렇다면 비장을 위해서 습을 완전히 말려서는 안 되므로 쓴맛보다는 짠맛을 이용하여 과도한 습을 제거하는 것이 좋다.

④ 폐장(肺臟)의 생성, 보사(補瀉)

- 날씨가 서늘해지는 가을에는 거두어 들이고 건조해지는 기운(收氣, 燥氣)에 의해 자연계에서도 만물이 오므라들고 나뭇잎이 시들어가는 것이다. 이에 상응하여 인체 내에서도 오므라들려는 욕구를 지닌 기운이 발생한다. 그런데 문제는 그 기운을 담아둘 수 있는 그릇이 없을 경우 오므라들려는 기운이 없어져 버리게 되므로 음양의 조화에 따라 이 기운이 없어지지 않게 모아둘 수 있는 형체가 필요한데, 오므라들려는 욕구를 잡아둘 수 있는 흩어지는 기운(散氣)이 필요하고 그 기운이 작용하여 만들어진 장기가 폐장이다.
- 폐기는 오므라들려는 욕구를 지녔고 음양조화를 위해 기를 조절하기 위한 미가 필요한데, 오므라드는 기에 반대되는 발산하는 특성을 가진 매운맛이 필요하다. 따라서 섭취된 매운맛이 가장 먼저 폐장으로 가는 것이다.
- 폐장의 오므라들려는 기능을 조절하기 위해서 매운맛을 너무 많이 먹으면 폐장의 오므라들려는 기운이 억제되어(辛味實) 균형이 깨질 수 있으므로 매운맛을 억제해야 한다(辛發散故瀉).
- 폐장이 허한 상태로 인해 제 기능을 발휘하지 못할 때는 보해야 하며 오므라들려는 기운을 지닌 신맛을 이용해서 보해야 한다(酸收斂故補).
- 폐장이 가장 힘들어하는 상태는 팽팽하게 기가 거슬러 올라가는

긴장된 상태(氣上逆)이다. 이럴 때는 급히 쓴맛을 먹어서 밑으로 쏟아 내려야 폐장이 제 기능을 하게 된다(肺苦氣上逆 急食苦 以泄之).

⑤ 신장의 생성, 보사(補瀉)

- 가을 동안 오므라들대로 오므라들어 결국은 단단하게 하는 겨울의 기운(堅氣)에 의해 자연계에서도 만물이 단단해지는 것이 좋은 예이다. 이에 상응하여 체내에서도 단단해지려는 욕구를 지닌 기운이 발생한다. 이 기운의 발생에 바로 이어서 끊임없이 음양의 조화를 이루기 위한 형체가 필요한데 그것이 바로 신장이다.
- 단단히 하려는 겨울의 기운(堅氣)의 음양의 조화를 위해 부드럽게 하는 기운(軟氣)에 해당하는 음인 미가 필요하다. 따라서 단단히 하려는 기운(堅氣)에 반대되는 연해지는 연기(軟氣)에 해당하는 짠맛이 필요하다. 따라서 음양의 조화에 따라 양인 가두어두려는 기와 음인 짠맛이 조화를 이루어 양을 담아두기 위해 만들어진 것이 신장이다.

  신장의 음양 조화가 맞아야 건강하며 단단하게 하는 기능이 원활하기 위해서는 짠맛이 지속적으로 공급되어야 한다. 따라서 사람이 음식을 먹으면 짠맛이 가장 먼저 신장으로 가는 것이다.
- 가두어 단단하게 하는 신장의 기능을 조절하기 위해서 짠맛을 너무 많이 먹으면 가두어 두려는 신장의 기운이 너무 억제되어(鹹味實) 균형이 깨질 수 있으므로 이때는 짠맛을 억제해야 한다(鹹瀉取其軟也).
- 신장의 기가 허한 상태로 인해 제 기능을 발휘하지 못할 때는 보해야 하며 쓴맛으로 보해야 한다(苦補取其堅也).

- 신장이 가장 힘들어하고 고통스러워하는 상태는 건조(燥)이다. 이럴 때는 촉촉하게 해주어야 하므로 흩어지는 성질의 산결(散結) 작용과 촉촉하게 해주는 윤조(潤燥) 작용이 있는 매운맛을 급히 먹어야 한다(辛苦燥 急食辛 以潤之).

위에서 살펴보았듯이 오장은 한열을 나타내는 기와 그 기를 조절하기 위해 기에 상응하는 미에 의해 형성되는 해부학적 장기 및 효능을 모두 의미한다.

모든 식재와 약재는 기, 미 및 귀경의 특성이 있고, 또한 오장의 기는 미에 의해 조절될 수 있으므로 오장의 생성 및 보(補), 사(瀉)는 오미로 조절할 수 있다. 오장 건강과 계절에 적당한 섭생을 위해서는 오장과 오미의 관계를 온전히 이해해야 한다.

이 점을 이해하지 못해서 단지 오행귀류표만을 보고 '봄에는 신맛을 많이 먹어야 한다, 가을에는 매운맛을 많이 먹어야 한다'의 오류를 범하는 경우가 많으니 오미의 오행귀류 속성을 충분히 이해해서 올바른 약선 활용이 되도록 해야 한다.

3. 사계절 약선 구성

1) 만물이 생성되고 활기찬 계절, 봄

봄철은 대자연이 생기로 가득한 계절이다. 겨우내 잠들었던 벌레들도 소생한다. 한마디로 천지만물이 움트고 새로이 시작하려는 계절이다.

입춘 → 우수 → 경칩 → 춘분 → 청명 → 곡우

봄은 목(木)에 속하고, 기(氣)는 온(溫)하며, 간(肝)에 통하고, 발설(發泄)을 주관하며, 풍사(風邪)가 계절의 사기(邪氣)이다. 양기가 상승하여 기후가 추위로부터 온난한 날씨로 바뀌고 만물이 싹트며 발생하는 시기이다. 풍사가 제철을 맞기 때문에 쉽게 풍사에 손상되기 쉽다. 풍사는 양사이므로 승발(升發), 向上(향상), 向外(향외)하는 특징을 가지므로 숨어 있는 질병을 끌어내서 발병하게 한다. 만성병 환자, 특히 간양상항(肝陽偏亢)한 사람에게 쉽게 발병하며 이때에는 안질환, 현훈(眩暈), 두통 등의 질병이 잘 발생하는 시기이다.

봄에는 인체의 양기도 뻗어나가려는 기운을 얻는데 간의 소설기능에 의해 기혈이 체표로 향하고 겨울에 축적된 내열도 발산되어 나온다. 겨울철에 보양(補陽)을 목적으로 온보(溫補)를 많이 하거나 기름진 음식을 많이 먹은 경우에 장위(腸胃)에 열이 쌓여 담열(痰熱)이 생기기 쉽다.

만물이 소생하는 계절로 땅에서 양기가 올라오고, 만물이 움직이기 시작하며, 생장하는 시기로 따뜻한 기온이 모든 생물을 키워주는 시기이다. 피부의 땀구멍이 열리고 오장육부의 활동이 왕성해진다. 또한 간이 봄에 배속되는 장기이므로 간기가 왕성해진다. 따라서 약선을 선택할 때도 이런 인체의 생리변화를 이해해야 한다.

2) 무성하고 화려한 기상의 계절, 여름

사람의 신진대사가 가장 활발하게 진행되는 시기이다. 인체의 양기가 밖으로 발산되고 음기는 체내에 숨는 때로 기혈의 운행도 왕성해지는 때이다. 여름철에는 무엇보다도 무더위를 피하고 너무 찬 것을 탐하지 말고 장마철에는 습기를 방지하기 위한 노력이 필요한 때이다.

입하 → 소만 → 망종 → 하지 → 소서 → 대서

여름은 화(火)에 속하고, 기(氣)는 열(熱)하며, 심(心)에 통하고, 장양(長養)을 주관하며, 기후가 담열(炎熱)하므로 서기(暑氣)가 사람을 힘들게 하고 인체의 열이 지나치게 성하므로 땀구멍이 열려서 땀이 과도하게 나므로 기가 소모되고 진액이 손상된다.

장하(長夏)는 토(土)에 속하고 기(氣)는 습(濕)하며 비(脾)에 통하고 습사(濕邪)가 계절의 사기(邪氣)가 된다. 이때는 장마철로 비가 계속해서 내려 습사기(濕邪氣)가 충만할 때이므로 인체는 습사(濕邪)나 서사(暑邪)에 상하기 쉬워 수인성 전염성에 걸리기 쉽다.

서(暑)는 습(濕)과 같이 열이 결합된 양사(陽邪)로서 승산개설(升散開泄)하여 모기상진(耗氣傷津)하므로, 진액이 손상되기 쉽고, 또한 이때에는 자연계가 습이 성해지므로 비 기능이 약해지면서 식욕도 저하되기 쉽다.

음식조절을 하지 않으면서 찬 음료수를 즐기게 되면 쉽게 비장이 손상되어 복통, 설사 등의 비위병증이 잘 나타난다.

여름에는 다른 계절보다 음식에 주의해야 한다. 여름철에는 양기가 밖으로 넘쳐 난다. 양이 극에 달하면 음이 생기는 것은 당연하다. 그러나 음기는 안에 머문다. 따라서 여름철 음식은 담백한 것이 좋다. 느끼하거나 단맛이 강한 음식은 적게 먹는 것이 바람직하다.

3) 멈추고 거두는 계절, 가을

만물을 안으로 거둬들이고 성장을 멈추는 계절이다. 양기가 점점 사라지고 음기가 점차 증가한다. 만물이 성숙하고 수확하는 계절이다. 가을철 양생의 주요관점은 거두어들이는 수기(收氣)를 보양하는 것이다.

입추 → 처서 → 백로 → 추분 → 한로 → 상강

가을은 금(金)에 속하고 기(氣)는 조(燥)하며 폐(肺)에 통하고 수렴(收斂)을 주관하며 조사(燥邪)가 계절의 사기(邪氣)가 된다. 이 시기는 하늘이 높고 기운이 상쾌하며 기후가 건조하고 더욱이 여름철의 열기가 아직 물러가지 않고 진액이 아직 회복되지 않은 때로, 인체는 쉽게 조사에 손상되어 진상폐조(津傷肺燥)하게 된다. 폐로 병을 앓았던 환자는 쉽게 조사상폐(燥邪傷肺)하여 발병하거나 증상이 심해질 수 있다

가을의 건조한 기운은 폐로 작용하는데, 폐는 건조한 기운을 싫어하며 건조한 기운은 폐의 음을 상하게 한다. 따라서 가을에는 입이나 인후가 건조하고 마른기침이 나오고 피부가 건조해지며 변비 등의 증상이 많다. 그러므로 가을의 약선에서는 당연히 폐를 윤택하게 하는 것이 원칙이다. 또한 너무 덥거나 차도 안 되며 따뜻하게 자양하는 감윤온양(甘潤溫養)을 원칙으로 한다.

가을에는 더위가 사라지고 맑은 바람이 불며 만물이 시들어가며 수확하는 계절이다. 인체의 기능도 이와 같이 점점 가라앉고 안으로 향하며 축적하는 시기이다. 가을은 영양을 축적하고 기능을 조절하여 겨울에 필요가 증가하는 정기(精氣)를 저장해야 한다. 또한 가을은 뜨겁고

올라갔던 기운이 가라앉아 생리기능은 평정을 찾아가며 기온은 점점 시원해지는 시기이다.

4) 문을 닫아걸고 저장하는 계절, 겨울

만물이 시들고 인체의 양기도 자연계의 변화에 따라 점차 체내로 감춰진다. 인체의 음기를 수렴하고 양기를 보호해야 하는 시기이다.

입동 → 소설 → 대설 → 동지 → 소한 → 대한

겨울철은 수(水)에 속하고 기(氣)는 한(寒)하며 신(腎)에 통하고 수장(收藏)을 주관하며 한사(寒邪)가 계절의 사기(邪氣)가 된다. 이 시기는 바람이 냉하고 매서우며 땅은 얼어붙어 만물을 거두어 저장한다.

인체의 양기도 허하게 되고 음한(陰寒)이 무성하게 되는 시기이므로 피부 모공을 굳게 닫아 음정(陰精)을 속에 저장한다.

한은 음사(陰邪)이므로 쉽게 양기를 손상시키고 성질은 수인(收引)하여 응체하므로 통증을 주관한다. 호흡기 질환은 쉽게 음사의 손상을 받아 유발, 가중된다.

겨울은 추워지는 시기로 북풍이 불어오고 눈이 오며 모든 만물이 얼어붙고 어떤 동물은 동면에 들어간다. 『황제내경』에는 "자연계의 만물이 저장상태로 들어가고 물과 땅은 얼어붙고 음한이 성하며 양기는 쇠퇴한다."라고 했다. 따라서 약선으로 양기를 보호하기 가장 좋은 시기로 찬 기운을 제거하는 온보법을 주로 사용하여야 한다.

겨울은 신장의 절기이고 기후가 한랭하므로 약선으로 몸을 조리하는데 아주 좋은 시기이다. 겨울 약선은 온보신양(溫補腎陽)을 위주로 하는데 신장이 정기(精氣)를 저장하는 작용을 도와주며 기혈진액이 화생하여 장부의 생리기능을 원활히 해준다. 또한 겨울 약선은 따뜻하면서도 흩어지지 않고 뜨거우면서도 건조하지 않아야 한다.

제5장

지천의 잡초, 약선이 되다

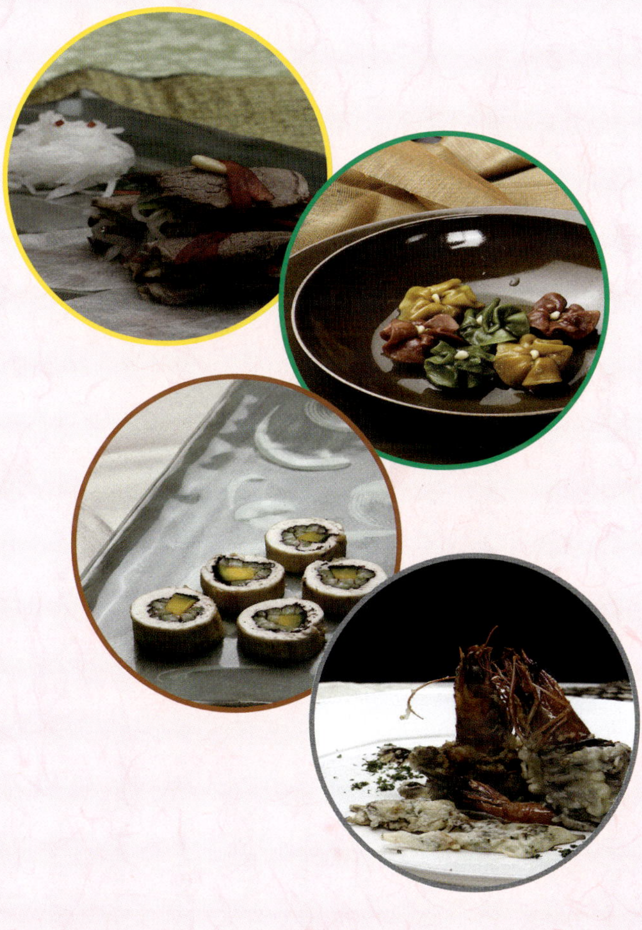

오감을 유혹하는 각종 가공식품들, 멋지게 포장된 다양한 수입식품들, 건강에 좋다는 각종 기능지향 식품들의 홍수 속에서 우리는 무엇을 선택하여 어떻게 먹을 것인가에 대해 관심이 높아지고 있다. 그 단면 중의 하나가 먹을거리와 관련되어 쏟아지는 방송 프로그램일 것이다. 정확한 정보를 전달하는 프로그램도 있으나 많은 프로그램이 주로 먹을 것을 여기저기 찾아 나서고, 무자비하게 먹어치우고, 그저 오감에만 연연하고, 이것저것 마구 섞어 간편하게 조리하는 비법을 알려주거나 음식에 대한 주관적인 컨설팅 등의 형식을 갖춘 내용이 대부분을 차지하고 있다 해도 과언이 아닌 현실이다. 이렇게 정확하지 않은 정보들이 현대인들에게 식품과 음식, 건강, 올바른 식생활에 대한 개념의 이해에 부정적인 영향을 미치고 있음은 사실이다.

입맛을 자극하는 너무나 많은 먹을거리를 보면서 풍요로운 느낌을 가지기도 하지만, 한편으로는 집 앞마당에서 자란 풀들을 그냥 뜯어서 조물조물 반찬으로 만들어 밥상에 올리던 시골 할머님들의 여유로움을 그리워하는 것이 현대인들의 또 다른 마음이 아닐까 생각된다. 대형마트나 주변의 가까운 마트에서 먹을거리를 구매하는 경우가 대부분인 현대인들은 산과 들, 길거리, 아파트 화단 등에서 스스로 자라고 있는 잡초들의 이름은 몰라도 가끔 그 잡초들을 들여다보며 계절을 느끼고 잠시 행복해 하지만 이것들이 우리의 먹을거리가 될 수 있다는 생각을 하는 사람들은 많지 않을 것이다.

본 장에서는 조리방법이 복잡하지 않아 누구나 손쉽게 조리하여 섭취할 수 있도록 봄, 여름, 가을 및 겨울, 계절별 각각 10가지, 총 40가지의 산야초 약선을 소개하였다.

'재료 및 분량'에서는 음식 구성 측면에서 사용되는 양을 기준으로 주재료, 기타재료 등으로 정리하였다. 모든 잡초와 버섯은 생물을 기준으로 한 양이니 건조된 재료의 경우에는 불려서 적절한 양을 측정해서 사용하기 바란다. 레시피에서 제시한 양은 성인 4인 기준 분량이며, 조리과정에서 정량으로 사용하지 않아도 되는 재료는 양을 구체적으로 표현하지 않았으니 조리자가 상황에 따라 조절하면 된다.

'약선학적 특징 및 섭취효능'에서는 약선 효능을 이해하기 위해 주된 효능을 가지는 재료를 주재료, 주재료를 도와주는 효능을 가지는 것을 부재료, 주재료와 부재료의 효능을 조절해 주는 기능을 가진 것을 보조재료로 구성하여 각 구성재료들의 기미와 귀경을 바탕으로 약선 효능을 정리하였다. 조미료, 향신채소들은 각각 나름대로의 약성을 가지고 있으므로 조리법을 변형하거나 입맛에 맞추기 위해서 가감을 할 때는 약선학적 섭취효능이 바뀔 수 있음을 인지하고 조리하기 바란다.

'약선조리 팁'에서는 완성된 음식을 저자가 먹어본 느낌을 언급하였으니 참고하고 재료에 대한 전처리에 대해 간단히 언급하니 잘 이해하여 조리과정을 수행하면 된다. 본 저서에 제시된 약선을 조리하고자 할 때 전문가에 의해 채취되어 시장에서 판매되는 산약초들을 구매하여 사용하는 경우가 대부분인 것으로 판단되어 채취에 대한 정확한 정보는 언급하지 않았으니 필요하다면 전문서적을 참고하기 바란다.

1. 산과 들을 깨우고 뭇 생명이 움터오르는 봄

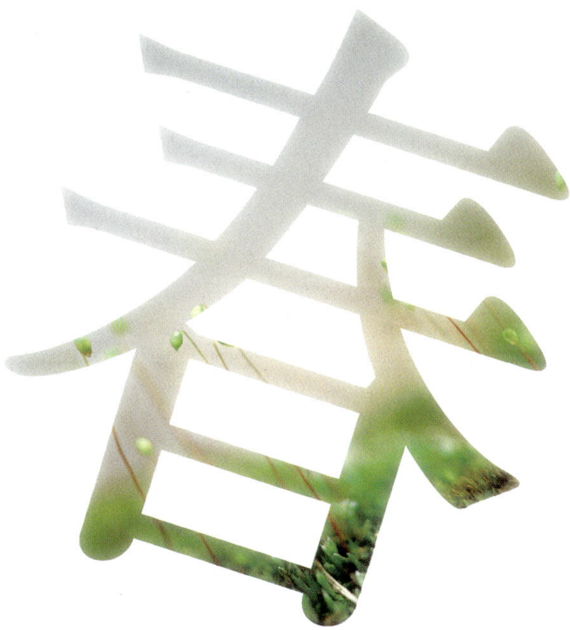

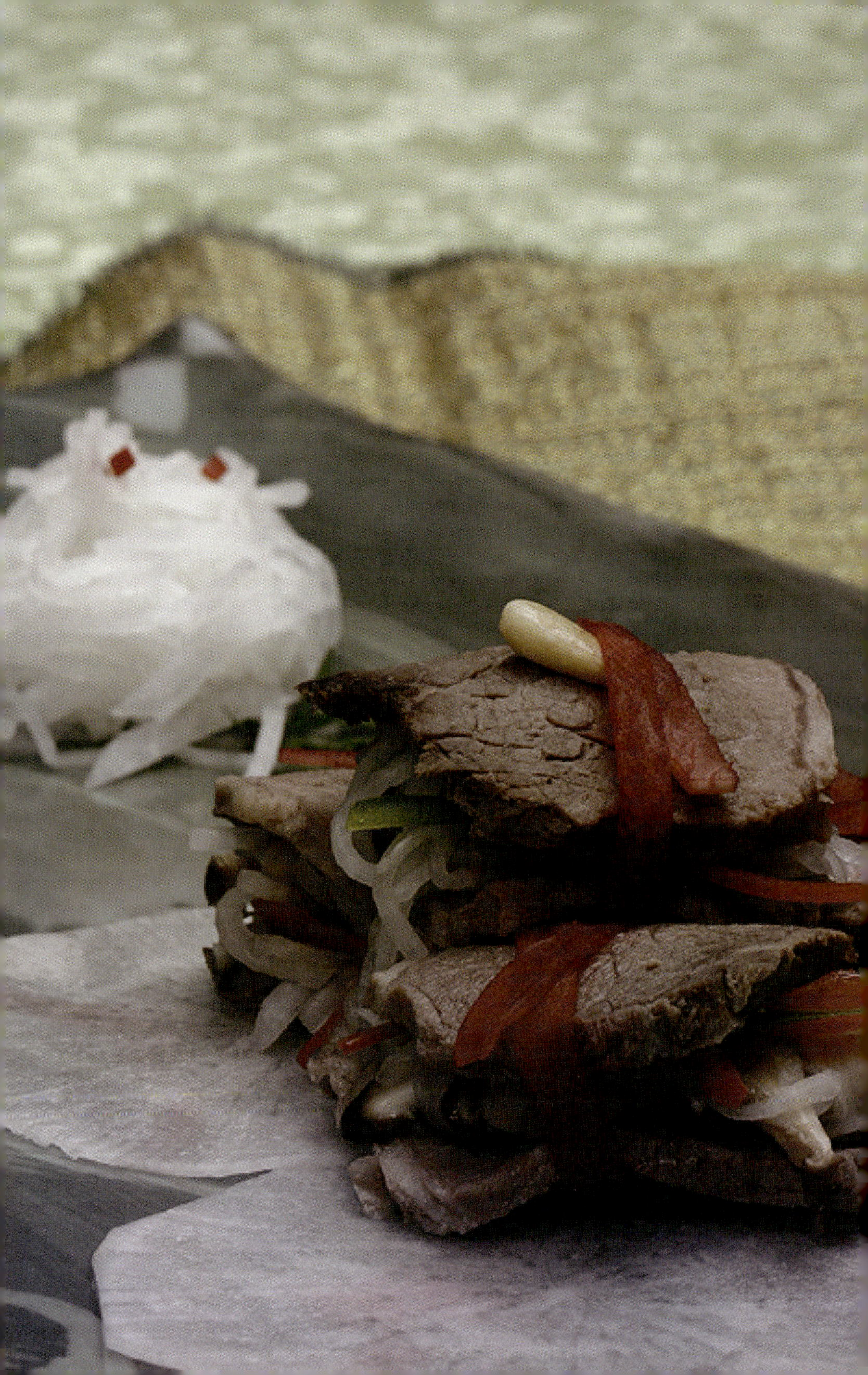

냉이 편육

재료 및 분량

❖ 주재료 : 쇠고기 400g, 냉이(잎과 뿌리) 200g, 무 100g, 오이 100g
❖ 수육 삶는 물 : 통후추 20g, 파뿌리 2개, 마늘 5쪽, 물 적당량
❖ 단촛물 : 물 1컵, 식초 3큰술, 황설탕 2큰술, 소금 1/2큰술
❖ 냉이 무침소스 : 된장 3큰술, 매실청 1큰술, 겨자 1/2큰술
❖ 묶음재료 : 빨강 파프리카 적당량
❖ 기타재료 : 포도씨유, 소금, 잣 적당량

조리방법

① 수육 삶는 물에 쇠고기를 넣고 삶아 속까지 잘 익으면 꺼내어 식혀 가로, 세로 각각 6cm 정도의 얇은 편으로 썰어 준비한다.
② 분량대로 섞어 단촛물을 만든다.
③ 분량대로 냉이 무침소스를 만든다.
④ 전처리한 냉이는 소금물에 살짝 데쳐서 찬물에 헹궈 물기를 짠 후 무침소스에 간이 잘 배도록 조물조물 버무려 준비한다.
⑤ 무는 길이 5cm 정도로 얇게 채를 썰어 단촛물에 30분간 절였다가 짜서 준비한다.
⑥ 오이는 길이 5cm 정도로 얇게 채를 썰어 소금에 살짝 절여 물기를 뺀 후 포도씨유에 살짝 볶아 준비한다.
⑦ 빨강 파프리카는 얇게 저며 길이로 연결하여 묶음용끈으로 준비한다.
⑧ 편육 위에 준비된 냉이, 무, 오이를 올려서 파프리카로 묶는다.
⑨ 접시에 담아 잣을 고명으로 얹어 낸다.

약선학적 특징 및 섭취효능

● 재료의 기미, 귀경과 효능

재료명	기(氣)	미(味)	귀경(歸經)	효능
쇠고기	평(平)	감(甘)	비(脾), 위(胃)	보비위(補脾胃), 익기혈(益氣血), 강근골(强筋骨)
냉이	량(凉)	감(甘)	간(肝), 비(脾), 신(腎)	청열(淸熱), 평간명목(平肝明木), 이수통림(利水通淋)
무	량(凉)	신(신(辛), 감(甘)	폐(肺), 위(胃)	소식화담(消食化痰), 하기관중(下氣寬中)
오이	량(凉)	감(甘)	비(脾), 위(胃), 대장(大腸)	청열해서(淸熱解暑), 생진지갈(生津止渴), 이수해독(利水解毒)

● 약선학적 섭취효능

- 열을 제거하고 간의 기능을 조화롭게 하여 눈을 밝게 해주고 소변을 원활히 나오도록 하는 냉이가 주재료, 혈을 보할 수 있는 효능의 쇠고기가 냉이의 효능을 보조하는 부재료, 무와 오이가 보조재료로 구성되었다.
- 냉이 편육은 간기운의 발산과 수렴을 조절하여 봄철에 왕성해진 간의 기능이 너무 소실되지 않도록 조절해줄 수 있으며 소화기를 편하게 하는 섭취효능을 가지는 음식이다. 따라서 봄 기운이 왕성한 계절에 간 기능을 조절하여 피곤을 해소하고 건강한 생활을 할 수 있도록 도와주는 음식이다.

약선 조리 팁

- 이 음식은 채소의 새콤달콤함과 고기의 깊은 맛이 어우러져 싱그러운 맛을 느끼게 한다.
- 묶음 용 끈으로 파프리카 대신에 미나리를 사용해도 약선효능에는 문제가 없다. 조리법을 좀 더 간편하게 하려면 삶은 고기를 채를 썰고 냉이, 무, 오이와 함께 냉이 무침소스에 무쳐 먹어도 좋다.
- 수육을 삶을 때에는 물이 끓었을 때 고기를 넣어야 하는데, 이는 고기 겉표면의 단백질을 응고시켜서 맛난 성분이 유출되지 않도록 하여 고기

의 맛을 증진시키기 위함이다.

- 냉이는 특유의 향을 내며, 뿌리는 너무 단단하지 않고, 잔털이 적은 것을 골라야 하며 흐르는 물에 잘 씻어 흙을 제거한 뒤 냉이의 잔뿌리를 칼로 살살 긁어내고 시든 잎을 떼어 내고 30분 정도 물에 담근 후 흐르는 물에 씻어 사용하도록 한다.

싸르르한 맛과 특유의 향을 지닌 봄의 선두주자 냉이

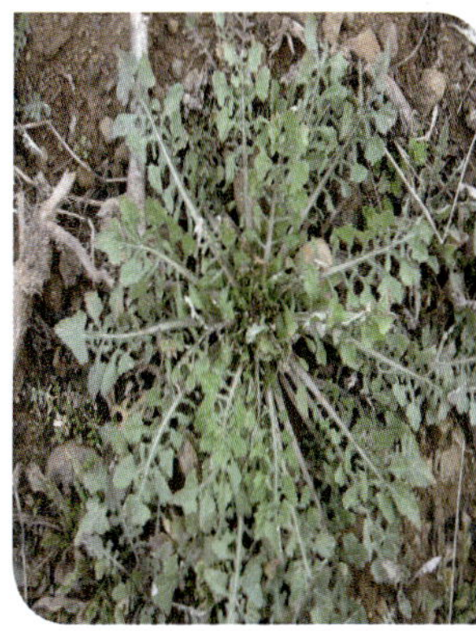

- 냉이는 쌍떡잎식물 십자화과의 두해살이 풀로 꽃대가 올라오기 전에 뿌리째 캐서 사용한다. 어린잎은 뿌리와 더불어 이른 봄을 장식하는 나물로 냉이의 뿌리를 포함한 모든 부분을 제채(薺菜)라 하여 식용뿐 아니라 약용으로도 사용해 왔다.
- 봄철에 냉이를 소금에 살짝 절여 고춧가루, 쪽파, 미나리, 멸치젓, 찹쌀풀 등에 버무려 담근 김치, 된장이나 초고추장에 조물조물 무친 나물, 냉이콩국, 냉이된장국, 냉이만두, 냉이죽 등이 냉이 특유의 향으로 입맛을 돋우며 나른한 춘곤증을 극복하는 데 도움을 주어 봄으로의 여행을 시작하는 우리의 몸과 마음을 가볍게 해주므로 봄철에는 꼭 섭취해야 하는 재료이다.
- 량감(凉甘)한 기미를 가지고 간, 비, 신으로 귀경하여 간 기운을 조절하여 눈을 밝게 하고 소변을 원활히 하는 효능을 가진 냉이는 식욕 부진과 소화기관의 강화에 도움이 되어 예로부터 이른 봄철에 많이 섭취하여 봄의 기운에 잘 적응하도록 해주는 재료였다.

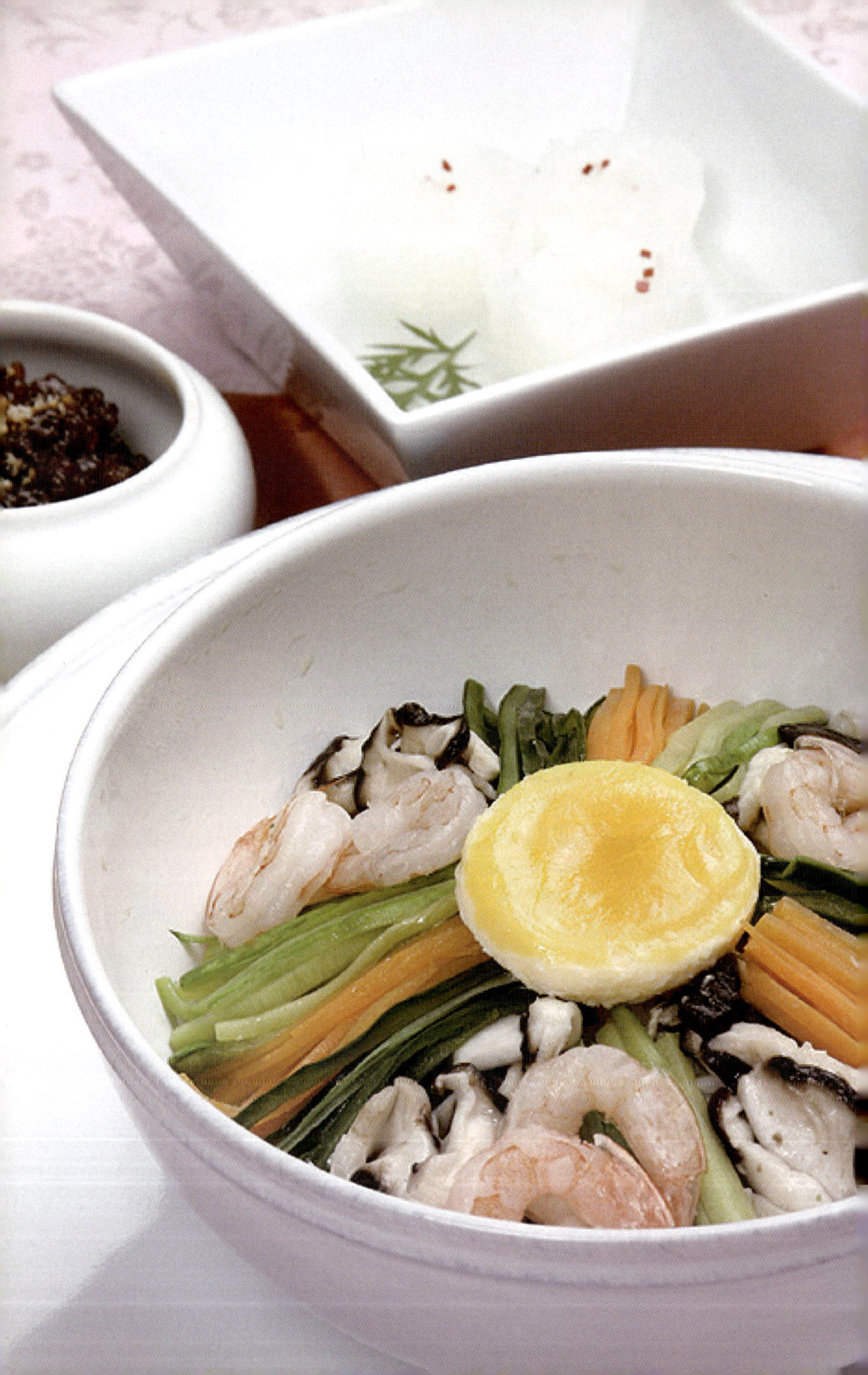

죽순 비빔밥

재료 및 분량

❖ 주재료 : 멥쌀 300g, 죽순 200g, 대하 200g, 오이 100g, 당근 100g, 표고버섯 100g, 달걀 4개

❖ 비빔양념 : 고추장 4큰술, 황설탕 1큰술, 참기름 1큰술, 다진 마늘 1/2큰술, 다진 파 1/2큰술, 통깨 1/2큰술

❖ 기타재료 : 포도씨유, 소금, 통마늘, 참기름 적당량

조리방법

① 고슬고슬하게 밥을 지어 준비한다.

② 전처리한 죽순은 잘 씻어 질감의 변화를 보면서 30~60분 정도 삶은 후 찬물에 10분간 담갔다가 잘게 다져 소금을 약간 넣고 포도씨유에 볶는다.

③ 대하는 통마늘을 넣은 끓는 물에 데쳐 껍질을 제거하여 준비한다.

④ 오이는 채를 썰어 소금에 절여 물기를 짜서 포도씨유에 살짝 볶아 준비한다.

⑤ 당근은 채를 썰어 포도씨유에 볶아 준비한다.

⑥ 표고버섯은 기둥은 떼어 내고 갓만 채를 썰어 포도씨유에 볶아 준비한다.

⑦ 분량대로 비빔양념을 만든다.

⑧ 달걀은 지단을 부치거나 프라이를 해서 준비한다.

⑨ 밥과 죽순, 참기름을 섞어 잘 비벼 놓는다.

⑩ 그릇에 ⑨를 깔고 대하, 오이, 당근, 표고버섯을 가지런히 얹고 달걀을 올려 낸다.

약선학적 특징 및 섭취효능

● 재료의 기미, 귀경과 효능

재료명	기(氣)	미(味)	귀경(歸經)	효능
멥쌀	평(平)	감(甘)	비(脾), 위(胃)	보중익기(補中益氣), 건비화위(健脾和胃)
죽순	한(寒)	감(甘)	폐(肺), 심(心), 위(胃), 대장(大腸)	청열소담(淸熱消痰), 이뇨소종(利尿消腫)
새우	온(溫)	감(甘), 함(鹹)	간(肝), 신(腎)	익기개위(益氣開胃), 보신장양(補腎壯陽)
오이	량(凉)	감(甘)	비(脾), 위(胃), 대장(大腸)	청열해서(淸熱解暑), 생진지갈(生津止渴), 이수해독(利水解毒)
당근	평(平)	감(甘)	폐(肺), 간(肝), 비(脾)	건비화체(健脾化滯), 양혈명목(養血明目)
표고버섯	평(平)	감(甘)	간(肝), 위(胃)	부정보허(扶正補虛), 익기개위(益氣開胃)
달걀	평(平)	감(甘)	비(脾), 위(胃), 심(心)	자음윤조(滋陰潤燥), 양심안신(養心安神) 양혈안태(養血安胎)

● 약선학적 섭취효능

- 체내의 열과 노폐물을 소변으로 잘 배설하도록 하는 효능을 가진 죽순이 주재료, 열을 내려 소변을 이롭게 하는 효능의 오이, 혈을 자양하는 당근, 음을 자양하고 혈을 자양하는 효능의 달걀이 죽순의 효능을 보조하는 부재료, 멥쌀, 새우 및 표고버섯이 보조재료로 구성되었다.
- 체내 열과 독을 제거해주고 소변을 원활하게 해주며 간혈을 자양하는 섭취효능을 가진 음식으로 양기가 상승하는 봄철에 체내 음양의 조절을 위해 활용하기에 적절한 음식이다.

약선 조리 팁

- 일반적으로 먹는 육류와 각종 나물들로 구성된 비빔밥보다는 개운하고 시원한 느낌으로 먹을 수 있는 음식이다. 냉이된장국, 오이냉국 또는 물김치와 함께 먹으면 더욱 맛이 좋고 섭취효능도 증진된다.
- 본 저서에서 볶음용 식용유로는 평성의 기운을 가진 포도씨유를 사용하였는데, 올리브오일이나 콩기름 모두 사용해도 좋으나 새로 구매를 해야

한다면 포도씨유를 권장한다.

- 죽순의 석회질 제거는 꼼꼼히 해야 하고 쌀뜨물에 담가 아린 맛을 제거하고 부드럽게 해서 사용하며 좋다. 통조림보다는 생죽순을 구매하여 사용하기를 권한다. 생죽순은 짙은 녹색을 띠고 있는 것을 고르는 것이 신선하다. 삶은 죽순을 구매할 때는 속살이 뽀얗고 만졌을 때 조직이 부드러운 것이 좋다. 생죽순을 삶는 정도는 찬물에 헹군 후 눌러서 반으로 쪼개지면 잘 삶아진 것으로 판단하면 된다.

차가우면서 도도한 자태 죽순

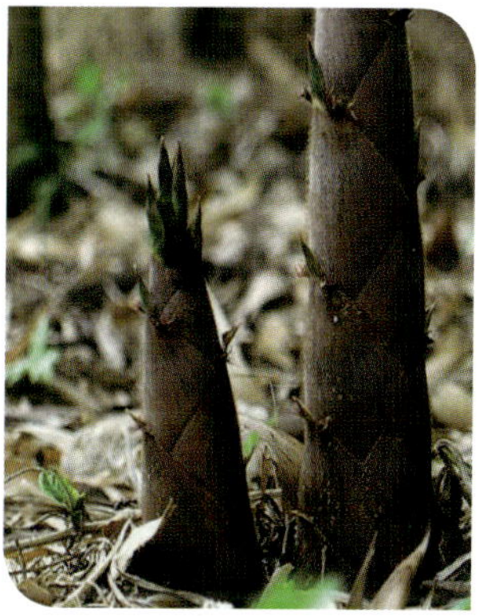

- 죽순은 화본과 식물인 대나무의 땅속줄기 마디에서 돋아나는 어린순으로 순(笋), 죽태(竹胎), 죽자(竹子) 등으로 불리기도 하며 봄에 땅을 꿰뚫고 무서운 속도로 자라나서 대지의 기운을 듬뿍 받은 식품이다.
- 예로부터 고급 식재료로 주목받아온 죽순은 부드러운 감촉과 아삭거리고 담백한 맛이 특징인 고급식품이다. 조선시대 문헌인 「증보산림경제」, 『임원경제지』 등에는 죽순밥, 죽순정과, 죽순나물 등 다양한 죽순 음식뿐 아니라 부재료로도 많이 사용되었다. 최근에도 죽순쇠고기볶음, 죽순장아찌, 죽순찜 등으로 만들어 봄철에 즐기고 있다.
- 한감(寒甘)한 기미를 가지고 폐, 심, 위, 대장으로 귀경하여 열을 내려주고 담을 제거하고 소변을 원활히 해서 부종을 제거하는 효능을 가지고 있어 예로부터 소갈에 좋은 재료로 여겼고 현대 연구에서도 고혈압, 당뇨, 불면, 중풍후유증의 식사요법에도 활용하기에 효율적인 재료로 제안되고 있다.

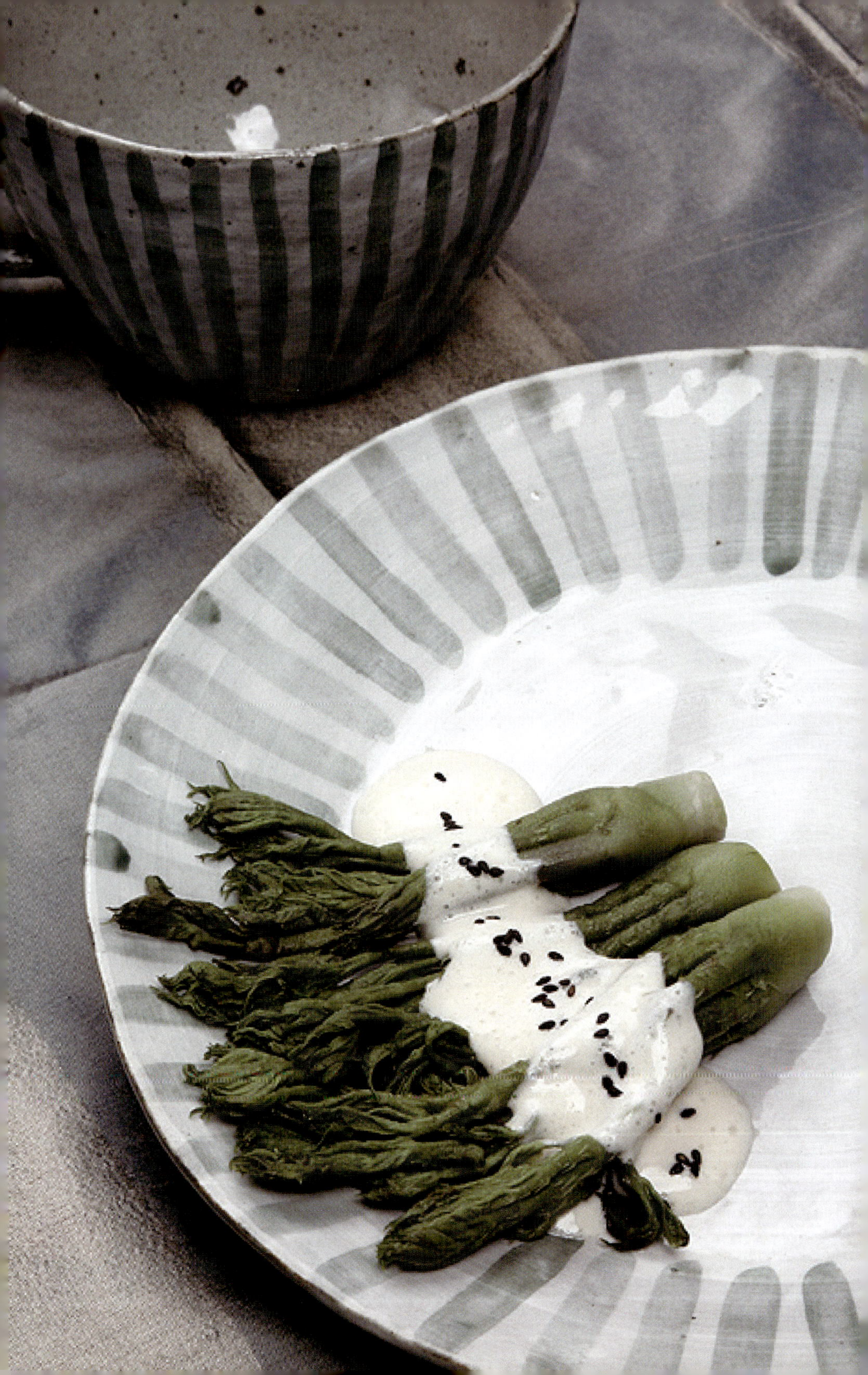

두릅 연두부셀러드

재료 및 분량

❖ 주재료 : 두릅 300g, 연두부 100g
❖ 소스 : 통깨 3큰술, 참기름 1큰술, 식초 1/2큰술, 간장 1작은술, 소금, 후춧가루 적당량
❖ 기타재료 : 검은깨 적당량

조리방법

① 전처리한 두릅은 소금을 넣은 끓는 물에 데친 후 찬물에 헹구어 준비한다.
② 연두부는 망에 넣어 끓는 물에서 살짝 데친 후 면포에 싸서 물기를 짜서 준비한다.
③ 통깨를 곱게 갈고 소스 재료를 넣고 잘 혼합하여 준비한다.
④ ③의 소스와 물기 뺀 연두부를 손으로 간이 배도록 조물거려서 잘 섞는다.
⑤ 접시에 두릅을 놓고 연두부 소스를 얹고 검은깨를 고명으로 뿌린다.

약선학적 특징 및 섭취효능

● 재료의 기미, 귀경과 효능

재료명	기(氣)	미(味)	귀경(歸經)	효능
두릅	평(平)	신(辛)	간(肝)	활혈(活血), 청열이습(淸熱利濕)
연두부	량(凉)	감(甘)	비(脾), 위(胃), 대장(大腸)	생진윤조(生津潤燥), 청열해독(淸熱解毒) 화중익기(和中益氣)

● 약선학적 섭취효능

- 열과 습을 제거하고 혈액순환의 효능을 가진 두릅이 주재료, 열독을 제거하고 진액을 생성하고 비위를 조화롭게 하여 기를 돋우는 효능을 가진 연두부가 두릅의 효능을 도와주는 부재료로 구성되었다.
- 열을 제거하고 진액을 생성하고 혈액순환을 원활히 할 수 있는 섭취효능을 가진 음식으로 체내 진액의 순환을 도와 건조한 봄철에 섭취하기 좋다.

약선 조리 팁

- 전체적으로 부드러운 두릅과 연두부의 조화가 온화한 맛을 느끼게 한다.
- 두릅은 부드러운 느낌으로 씹는 감촉이 매우 좋은 식품이므로 너무 오래 데쳐서 질겨지지 않도록 하는 것이 좋다.
- 소스재료와 연두부를 믹서에 넣고 갈아서 사용하면 간편하지만 손으로 조물거리면서 섞는 것이 씹힘성을 느끼게 하여 좋다.
- 봄철에는 초고추장을 찍어 먹어도 약선효능은 동일하나 매운 것이 불편한 사람들에게는 연두부 소스를 추천한다.
- 두릅은 줄기가 연하고 수분감이 있고 탄력이 있는 것으로 골라야 하며 순의 끝 부분 잎이 펼쳐지지 않고 오므라든 것이 신선하고 부드러운 것이다. 두릅은 밑동을 감싸고 있는 나무껍질 부분을 칼로 깔끔하게 잘라 준 후 흐르는 물에 가지와 잎 사이를 깨끗이 씻고 잔가시를 제거한 후 조리해야 한다.

솜털이 부드러운 풍미의 제왕 두릅

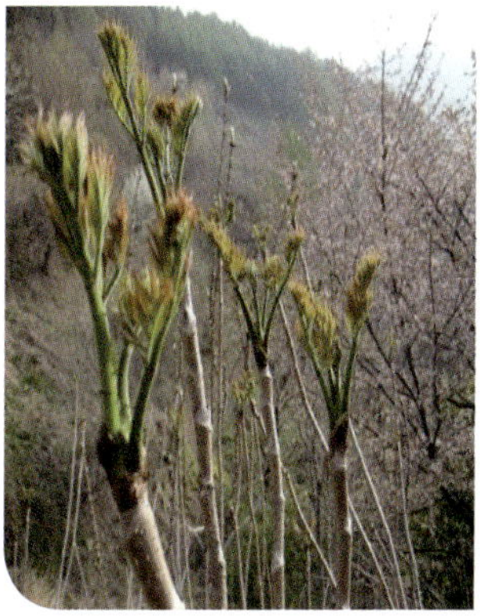

- 두릅은 다년생 식물인 두릅나무에 달리는 새순으로 독특한 향이 일품인 산나물로 목두채(木頭菜)라고도 하며 독특한 향과 맛으로 산채의 제왕이라 불린다. 두릅의 종류에는 땅두릅, 개두릅, 참두릅이 있는데, 땅두릅은 '독활'이라고도 불리며 4~5월에 돋아나는 새순을 땅을 파서 잘라낸 것이고, 개두릅은 음나무의 새순으로 쌉싸름한 맛에 향이 강하고 약효가 좋아 두릅 중에서도 최고로 친다. 참두릅은 두릅나무에 달리는 새순으로 나무두릅이라고도 부른다.
- 봄철을 대표하는 식재료로 주로 살짝 데쳐 숙회로 먹거나 주로 데친 두릅을 쇠고기와 함께 꿰어 두릅적을 만들거나 셀러드, 두릅전, 두릅회, 두릅장아찌, 두릅산적 등으로 많이 활용하는 고급 재료이며 오래 보관하기 위해 소금에 절이거나 얼리기도 한다. 두릅을 살짝 데쳐서 초고추장에 찍어 먹는 등 최대한 두릅 자체의 향과 식감을 살려 먹는 것이 일반적이지만 최근에는 한식뿐 아니라 다양한 음식의 재료로 활용되고 있다. 『조선무쌍신식요리제법』에는 "생두릅을 물러지지 않게 잠깐 삶아 어슷하게 썰어 놓고 소금과 깨를 뿌리고 흥건하도록 기름을 쳐서 주무르면 풋나물 중에 극상등이요, 싫어하는 사람이 없다. 많이 먹으면 설사가 나므로 조금만 먹는 것이 좋다."라고 서술되어 있다. 두릅은 실제로 약한 독성분이 있을 수 있으므로 데쳐서 헹구어 먹도록 하고 섭취 기준량에 대한 연구보고는 없으나 한 번에 많은 양을 먹지 않도록 한다.
- 평신(平辛)의 기미를 가지며 간으로 귀경하여 혈액의 순환을 증진하고 담을 제거해 주는 효능이 있으며 현대 연구에서는 사포닌 등의 성분이 있어 혈당을 내리고 혈중지질을 낮추어 주므로 당뇨병, 신장병에 효과적인 재료라고 제시하였다.

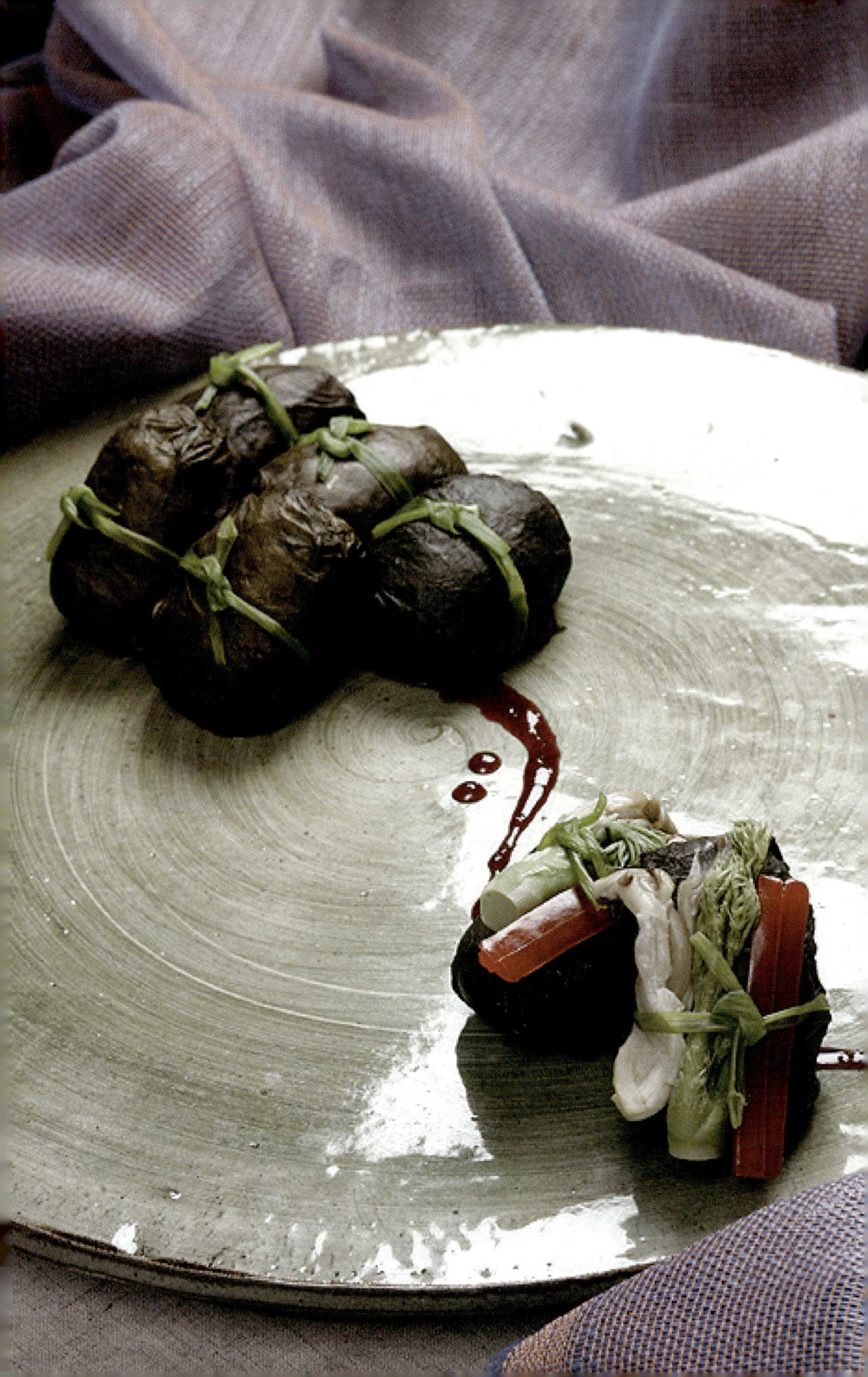

머위 느타리버섯쌈

재료 및 분량

❖ 주재료 : 감자 400g, 머위(잎) 100g, 파프리카 60g, 느타리버섯 60g, 두릅 50g
❖ 소스 : 복분자 설탕 절임액 3큰술, 식초 2큰술, 간장 1큰술
❖ 묶음재료 : 미나리 적당량
❖ 기타재료 : 호두 가루, 소금, 후춧가루 적당량

조리방법

① 감자는 삶아 으깨어 소금, 후춧가루, 호두 가루를 넣고 잘 섞는다.
② 전처리한 머위는 30분 정도 물에 담갔다가 소금물에 살짝 데쳐 찬물에 헹구어 가로, 세로 각각 7cm로 정도로 자른 뒤 면포로 물기를 닦아 준비한다.
③ 파프리카는 얇게 저며 3cm 길이로 썰어 준비한다.
④ 느타리버섯은 잘게 찢어 끓는 물에 데쳐 물기를 짜서 3cm 길이로 준비한다.
⑤ 전처리한 두릅은 끓는 소금물에 데쳐 찬물에 담갔다가 길이로 얇게 찢어 준비한다.
⑥ 분량대로 섞어 소스를 만든다.
⑦ 미나리는 소금물에 데쳐서 길이대로 잘 정리하여 묶음용으로 준비한다.
⑧ 머윗잎에 한 입 크기 정도의 으깬 감자, 파프리카, 느타리버섯, 두릅을 놓고 머윗잎으로 잘 감싼 후 미나리로 묶는다.
⑨ 소스를 뿌리거나 찍어 먹도록 준비한다.

약선학적 특징 및 섭취효능

● 재료의 기미, 귀경과 효능

재료명	기(氣)	미(味)	귀경(歸經)	효능
감자	평(平)	감(甘)	위(胃), 대장(大腸)	익기건비(益氣健脾), 화위조중(和胃調中), 해독소종(解毒消腫)
머위	량(凉)	고(苦), 신(辛)	간(肝)	산어소종(散瘀消腫), 청열해독(淸熱解毒)
파프리카	온(溫)	신(辛)	간(肝)	거풍습(祛風濕)
느타리버섯	온(溫)	감(甘), 신(辛)	위(胃), 간(肝)	거풍습(祛風濕), 서근활락(舒筋活絡)
두릅	평(平)	신(辛)	간(肝)	활혈(活血), 청열이습(淸熱利濕)

● 약선학적 섭취효능

- 열독을 제거하고 담을 흩어트려 부기와 노폐물을 제거해주는 머위가 주재료, 혈의 기능을 강화하여 근육의 움직임을 원활하게 해주는 느타리버섯, 열과 습을 제거하는 효능의 두릅, 풍습을 제거해주는 파프리카가 주재료의 효능을 돕는 부재료, 감자가 보조재료로 구성되었다.
- 발산효능의 매운맛을 가지고 있어 간의 발산 기능과 간혈의 기능을 원활하게 해주는 섭취효능을 가지고 있어 간의 활동이 많아지는 봄철에 간기와 간혈의 기능을 조절하는 데 적절한 음식이다.

약선 조리 팁

- 감자와 버섯, 파프리카, 두릅, 머윗잎의 조합으로 고소하고 아삭한 맛이 어우러져서 독특한 맛을 느낄 수 있다.
- 복분자 설탕 절임액이 없으면 일반적인 매실 등 과일류 설탕 절임액을 사용해도 무방하다. 입맛에 따라 복분자 소스에 고춧가루나 고추장을 배합해도 신맛과 매운맛의 조화에 의해 간기능 활성화에 도움이 된다.
- 머윗잎은 30분가량 물에 담가 쓴맛을 제거하고 소금물에서 약 20초간 데쳐야 쌈을 쌀 때 찢어지지 않는다. 머위는 잎이 시들지 않고, 줄기를 눌러 봤을 때 단단하고 줄기가 너무 굵거나 가늘지 않아야 하며, 대가 곧

게 뻗은 것이 좋은 머위이다. 잎과 줄기의 겉껍질을 벗겨야 하는데, 껍질이 꽤 두껍기 때문에 소금물에 삶아낸 후 벗기면 쉽게 벗길 수 있다.

– 두릅의 전처리는 「두릅 연두부셀러드」 참조

스스로 커가는 청명한 머위

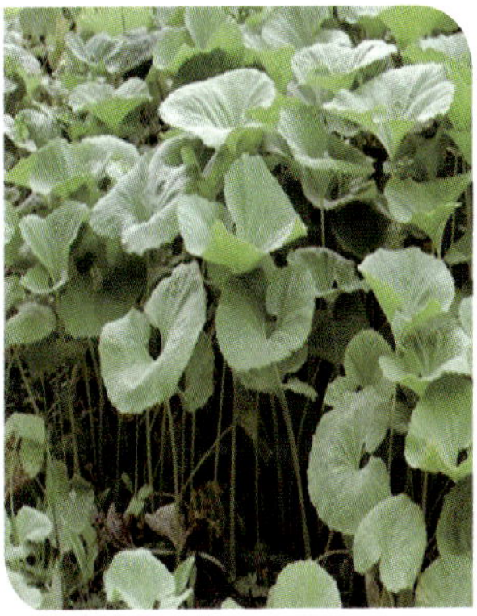

- 머위는 쌍떡잎식물 국화과의 여러해살이 풀로 봉두채(峰斗菜)라고도 하며 재배하는 채소가 아니고 산자락이나, 밭둑에 자라는 것을 채취하여 이용하는 채소다. 전국 어디에서나 자생하며, 주로 논둑, 밭둑, 습지 등 수분이 많은 곳에서 자란다. 머위는 지역에 따라 '머구', '머우'라고도 부른다.
  머위는 잎과 줄기 부분을 먹는데, 줄기는 머윗대라고도 하며 길이가 평균 50cm 정도로 길게 자란다. 머위는 봄에 돋아나는 연한 잎을 수확하지만 조금더 지나 4월 말이나 5월에 머윗대를 수확하기도 하며 이른봄에 올라오는 꽃대에 매달린 봉오리를 이용하기도 한다.
- 봄나물 중 하나로 계절감을 주는 음식으로 활용하기 좋은 식재료이다. 머윗잎과 머윗대의 식감이 다르고 활용방법도 다르다. 밑동에서 잎이 나오는 잎은 데쳐서 물에 담가 쓴맛을 조금 우려내고 나물로 먹거나 어린 잎은 데쳐서 쌈을 싸서 먹는다. 머윗대는 나물이나 국거리 등으로 이용하는데 머윗대에 붙어 있는 질긴 줄기를 벗기고 사용해야 한다.
- 량고신(凉苦辛)의 기미를 가지고 간으로 귀경하여 담을 제거하고 부기와 독을 제거하는 효능을 가지고 있어 어혈, 편도선염, 타박성 등에 효과가 있어 민간에서 예전부터 많이 사용해 왔다.

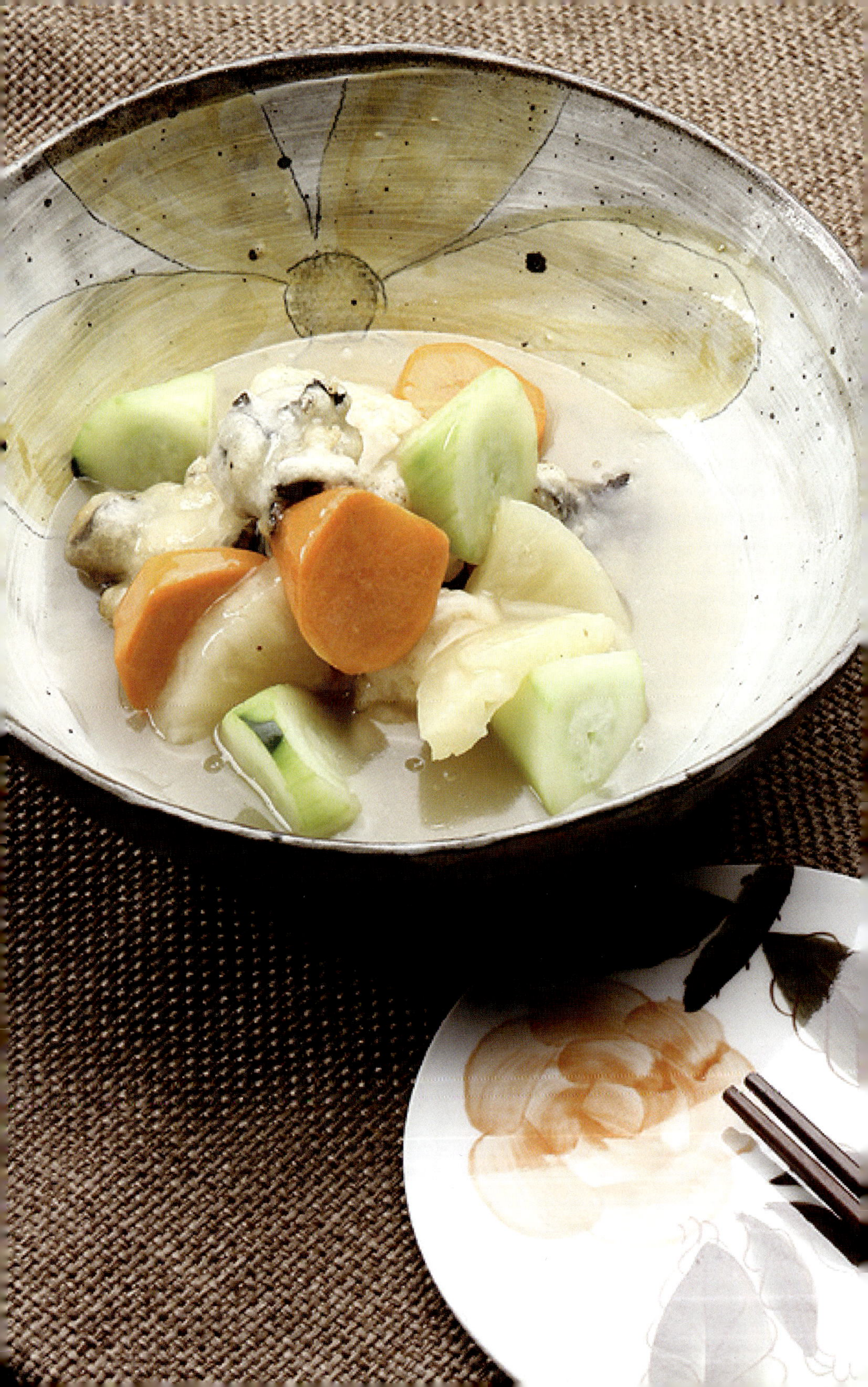

흑목이버섯 쑥탕수

재료 및 분량

❖ 주재료 : 흑목이버섯 150g, 오이 120g, 파인애플 100g, 당근 100g, 쑥(잎) 70g

❖ 소스 : 식초 3큰술, 황설탕 2큰술, 참기름 1작은술, 소금 1/2 작은술, 전분물 적당량

❖ 기타재료 : 소금, 튀김기름, 튀김가루 적당량

조리방법

① 흑목이버섯은 손으로 적당하게 찢어 물기 없이 준비한다.
② 전처리한 쑥은 소금물에 살짝 데쳐 찬물에 헹구어 잘게 다져 준비한다.
③ 파인애플, 오이, 당근은 한 입 크기로 잘라 준비한다.
④ 튀김가루에 물을 넣고 튀김반죽을 만든다.
⑤ 튀김반죽에 쑥과 흑목이버섯을 넣고 잘 섞는다.
⑥ ⑤의 반죽을 적당한 크기로 떼어 넣어 170℃ 기름에서 두 번 튀겨 낸다.
⑦ 소스재료를 섞어 끓이고 오이, 당근, 파인애플을 넣어 살짝 더 끓인다.
⑧ 접시에 튀김을 담고 소스를 얹는다.

약선학적 특징 및 섭취효능

● 재료의 기미, 귀경과 효능

재료명	기(氣)	미(味)	귀경(歸經)	효능
흑목이버섯	평(平)	감(甘), 담(淡)	위(胃), 대장(大腸)	활혈(活血), 보기양혈(補氣養血), 윤폐지해(潤肺止咳)
오이	량(凉)	감(甘)	비(脾), 위(胃), 대장(大腸)	청열해서(淸熱解暑), 생진지갈(生津止渴), 이수해독(利水解毒)
파인애플	평(平)	감(甘), 미산(微酸)	위(胃), 신(腎)	생진지갈(生津止渴), 익기건비(益氣健脾)
쑥	온(溫)	신(辛), 고(苦)	비(脾), 간(肝), 신(腎)	온경지혈(溫經止血), 산한지통(散寒止痛)
당근	평(平)	감(甘)	폐(肺), 간(肝), 비(脾)	건비화체(健脾化滯), 양혈명목(養血明目)

● 약선학적 섭취효능

- 혈을 자양하는 흑목이버섯이 주재료, 경락을 따뜻하게 해서 혈의 순환을 돕는 효능의 쑥, 혈을 자양하는 당근이 주재료의 효능을 도와주는 부재료, 파인애플, 오이가 보조재료로 구성되었다.
- 간혈을 자양하는 섭취효능을 가지므로 아직 겨울철의 한기나 남아 있는 초봄부터 건조한 봄철 절기에 섭취하여 체내 혈을 자양하여 건조함을 예방하고 간혈의 순환을 조절해 줄 수 있는 음식이다.

약선 조리 팁

- 일반적인 탕수육과 비슷한 맛이지만 튀겨진 흑목이버섯의 맛이 일품이다.
- 흑목이버섯과 흰목이버섯을 함께 사용해도 좋다. 돼지고기 탕수육도 봄철에 적절한 약선으로 혈의 기능을 증진시킬 수 있으나 현대인들의 과도한 육식 섭취를 조절하면서 감칠맛 있는 음식이 먹고 싶을 때 적절한 음식이다.
- 가장 맛있고 좋은 쑥은 이른 봄에 솟아난 연둣빛의 연한 잎줄기이다. 잎의 색이 진하면 쓴맛이 강하고 식감이 좋지 않다. 길이가 4~5cm 정도

로 잎과 줄기가 크지 않고, 앞뒤나 줄기에 흰색 털이 있으며, 만져보았을 때 부드럽고 여린 것이 맛과 향이 좋다. 손으로 비볐을 때 향이 너무 진하지 않고 은은한 것을 고르고, 이물질이 섞이지 않은 것이 좋다. 푸른 쑥의 고유한 색깔을 유지하려면 데치기 전에 소금물에 살짝 담그는 것이 좋다. 어린 쑥은 칼로 밑동을 잘라내고 소금물에 헹구어서 이용하면 된다. 쓴맛이 강한 쑥은 삶아서 하룻밤쯤 물에 담갔다가 먹으면 독한 맛을 뺄 수 있다

흔하지만 매우 귀중하고 따뜻한 쑥

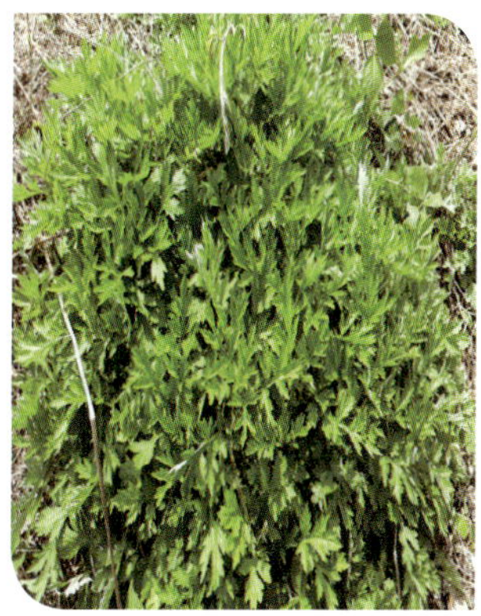

- 쑥은 국화과 여러해살이 식물로 3~4월경 어린잎을 채취하여 햇볕이나 그늘에서 말려 사용하며 애엽(艾葉)이라고도 하며 척박한 환경에서도 이름처럼 쑥쑥 잘 자라며 생명력도 강하고 쉽게 구할 수 있기 때문에 식용, 약용으로 널리 쓰인다
- 약간 쓴 독특한 향과 맛이 나는데, 5월에 수확한 어린 쑥의 향과 맛이 뛰어나다. 봄에 어린순으로 국을 끓여 먹고 향이 향긋하여 쑥인절미, 쑥꾸리, 쑥전, 쑥단자, 애탕, 쑥절편, 쑥경단, 쑥밥, 쑥나물 등으로 만들어 먹으면서 봄날의 정취를 흠뻑 느끼게 하는 재료이다.
- 온신고(溫辛苦)의 기미를 가지고 비, 간, 신으로 귀경하여 경락을 따뜻하게 하고 혈의 순환을 돕고 한기를 흩어트려 통증을 제거하는 효능을 가진다. 혈액을 정화시키고 혈액을 보충하며 혈액순환을 도와 몸의 냉기를 제거하므로 여성과 몸의 냉기를 제거해야 하는 사람들에게 효과가 좋은 재료이다. 현대 연구에서는 특유의 향을 내는 정유 성분인 '시네올'을 함유하고 있어 체내의 유해 세균 성장을 억제하고 면역과 해독작용에 뛰어난 효과가 있다고 보고되어 있어 음식의 재료뿐 아니라 약재, 염색제, 화장품 원료 등으로도 널리 활용되고 있다.

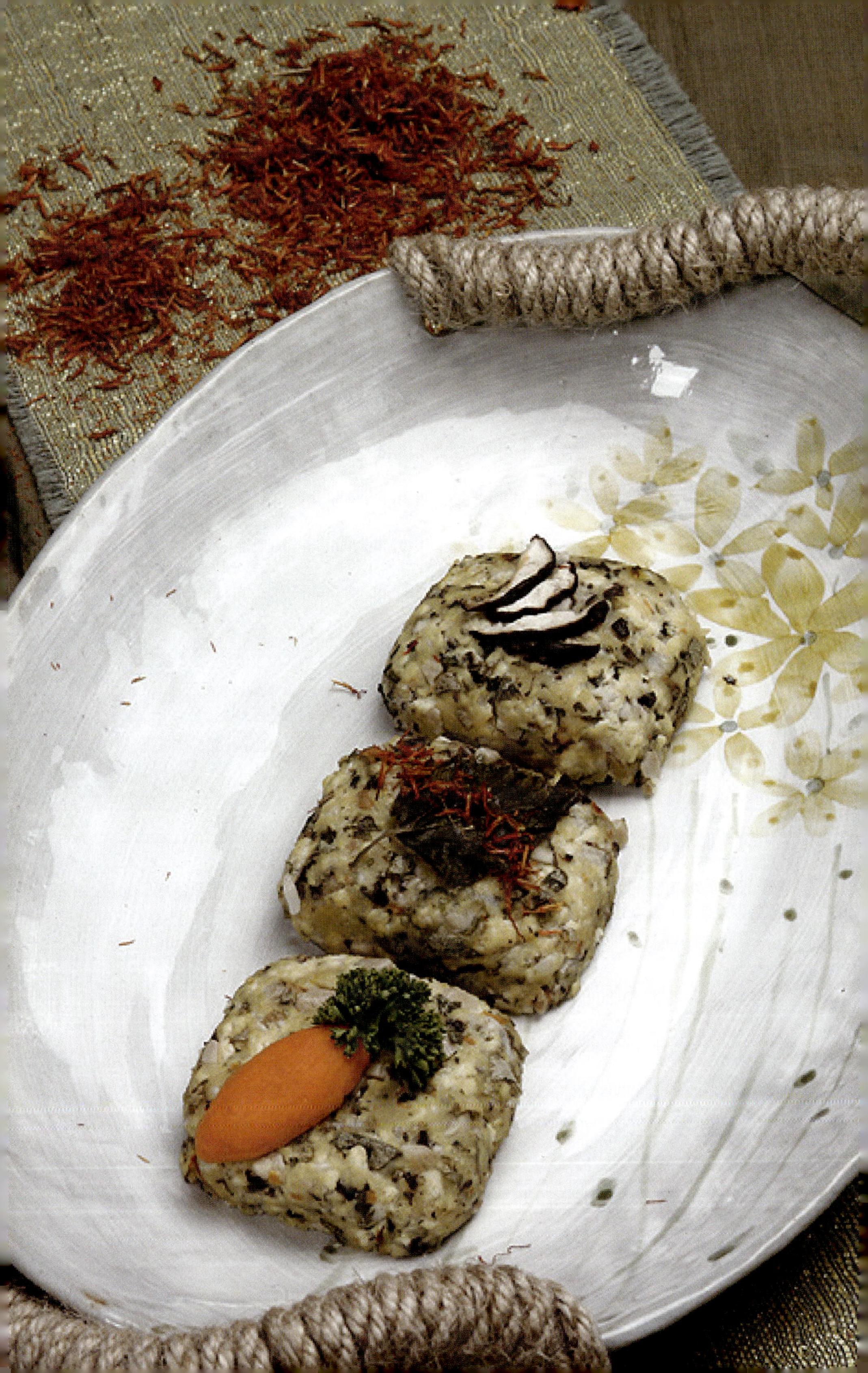

두부 돌나물찜

재료 및 분량

❖ 주재료 : 두부 200g, 돌나물(잎) 100g, 양파 60g, 당근 60g, 표고버섯 60g, 홍화 20g

❖ 기타재료 : 포도씨유, 소금, 깨소금, 후춧가루, 참기름, 달걀, 밀가루 적당량

조리방법

① 두부는 끓는 물에 살짝 데쳐 곱게 으깨어 밀가루, 달걀을 넣고 고루 섞어 잘 치댄다.

② 전처리한 돌나물은 소금물에 데쳐 찬물에 헹궈 송송 썰어 준비한다.

③ 표고버섯은 물기를 짠 뒤 송송 썰어 준비한다.

④ 당근과 양파는 표고버섯 크기로 송송 썰어 준비한다.

⑤ 홍화를 흐르는 물에 살짝 씻어 포도씨유에 볶아 준비한다.

⑥ 두부반죽에 돌나물, 표고버섯, 당근, 양파, 홍화를 넣고 소금, 깨소금, 후춧가루, 참기름을 넣고 반죽하여 원하는 모양으로 만든다(필요하면 소량의 전분을 사용한다).

⑦ 김이 오르는 찜기에 넣고 쪄서 보기 좋게 담는다.

약선학적 특징 및 섭취효능

● 재료의 기미, 귀경과 효능

재료명	기(氣)	미(味)	귀경(歸經)	효능
두부	량(凉)	감(甘)	비(脾), 위(胃), 대장(大腸)	생진윤조(生津潤燥), 청열해독(淸熱解毒), 화중익기(和中益氣)
돌나물	량(凉)	감(甘), 담(淡)	간(肝), 폐(肺), 대장(大腸)	청열해독(淸熱解毒), 소종(消腫)
양파	온(溫)	신(辛), 감(甘)	폐(肺)	건위소식(健胃消食), 이기화담(理氣化痰), 해독살충(解毒殺蟲)
당근	평(平)	감(甘)	폐(肺), 간(肝), 비(脾)	건비화체(健脾化滯), 양혈명목(養血明目)
표고버섯	평(平)	감(甘)	간(肝), 위(胃)	부정보허(扶正補虛), 익기개위(益氣開胃)
홍화	온(溫)	신(辛)	간(肝), 심(心)	활혈통경(活血通經), 거어지통(祛瘀止痛)

● 약선학적 섭취효능

- 열독을 제거하고 진액을 생성하는 두부가 주재료, 열독을 제거하는 효능의 돌나물, 혈의 순환을 돕는 홍화가 두부의 효능을 돕는 부재료, 당근, 양파, 표고버섯이 보조재료로 구성되었다.
- 체내 열을 제거하고 진액을 생성하여 건조한 상태를 해소해 주는 섭취효능을 가지므로 봄철에 건조함을 해소하고 피로를 회복하는 데 적절한 음식이다.

약선 조리 팁

- 일반적인 두부찜과 같이 담백한 맛을 가지나 씹힙성이 있어 느낌이 무미건조하지 않고 온화하게 느껴지는 음식이다.
  좀더 고소하게 먹고 싶으면 튀기거나 지져도 좋다. 어린아이들은 덤덤한 홍화의 맛을 싫어하는 경우가 많아 홍화를 설탕이나 꿀에 절여서 사용하면 씹을 때 단맛이 느껴져서 독특한 맛을 느낄 수 있다.
- 돌나물을 고를 때에는 잎이 짧고 굵으며 만졌을 때 통통한 것이 좋다. 잎이 어리고 줄기가 연한 것이 식감이 부드러워 맛이 좋다. 줄기를 잘랐

을 때 줄기의 단면에 수분감이 있는 것이 싱싱하고 좋은 돌나물이다. 잎의 색깔은 파릇하고 선명한 녹색 빛을 띠어야 한다. 너무 자란 것은 풀냄새가 강하고 질길 수 있으므로 피한다. 돌나물은 풋내가 많이 나므로 싱싱한 것을 골라서 깨끗하게 다듬는데 이때 으깨지지 않게 살살 다루어야 한다. 짓무른 잎 정도만 제거하고 체에 담아 털면서 이물질을 제거하고 체에 담은 채로 소금물에 2~3회 담갔다가 빼주면 특유의 풋내를 잡을 수 있다.

차갑지만 윤이 나는 돌나물

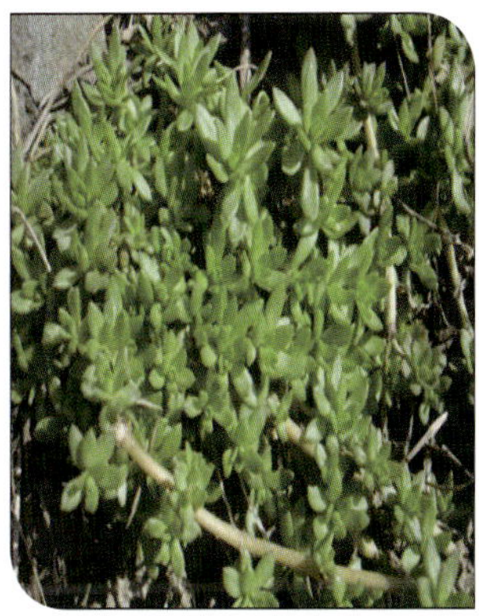

- 돌나물은 쌍떡잎식물 돌나물과의 여러해살이풀로 수분초(垂盆草)라고도 하며 들이나 산기슭에서 자라는 다육식물로 돌에 살면서 번진다 하여 돌나물이라 불린다. 지역에 따라 '돈나물'이라고도 불리는 돌나물은 상큼한 향이 있으며, 자생력과 번식력이 강해 산과 들에서 쉽게 볼 수 있다.
- 냉이, 달래와 함께 대표적인 봄나물 중 하나로 5월 초에 줄기에 붙어 있는 잎 전체를 떼어 내서 사용한다. 잘 씻어 셀러드 채소로 사용하기도 하고, 새콤한 초고추장을 얹은 초무침, 돌나물김치, 비빔밥 고명, 돌나물잡채, 돌나물 비빔국수, 피자의 토핑 등 다양한 음식의 재료로 활용하고 있다.
- 량감담(凉甘淡)의 기미를 가지며 간, 폐, 대장으로 귀경하여, 열과 부종을 제거하는 효능이 있어 해독작용을 수행하므로 급만성간염, 황달, 인후종통, 기관 지염 등에 사용해 왔고 생즙으로 섭취하여 간기능 증진을 위해 활용하기도 한다. 최근에는 항암작용이 알려져 간암의 치료제 원료로 연구되고 있다.

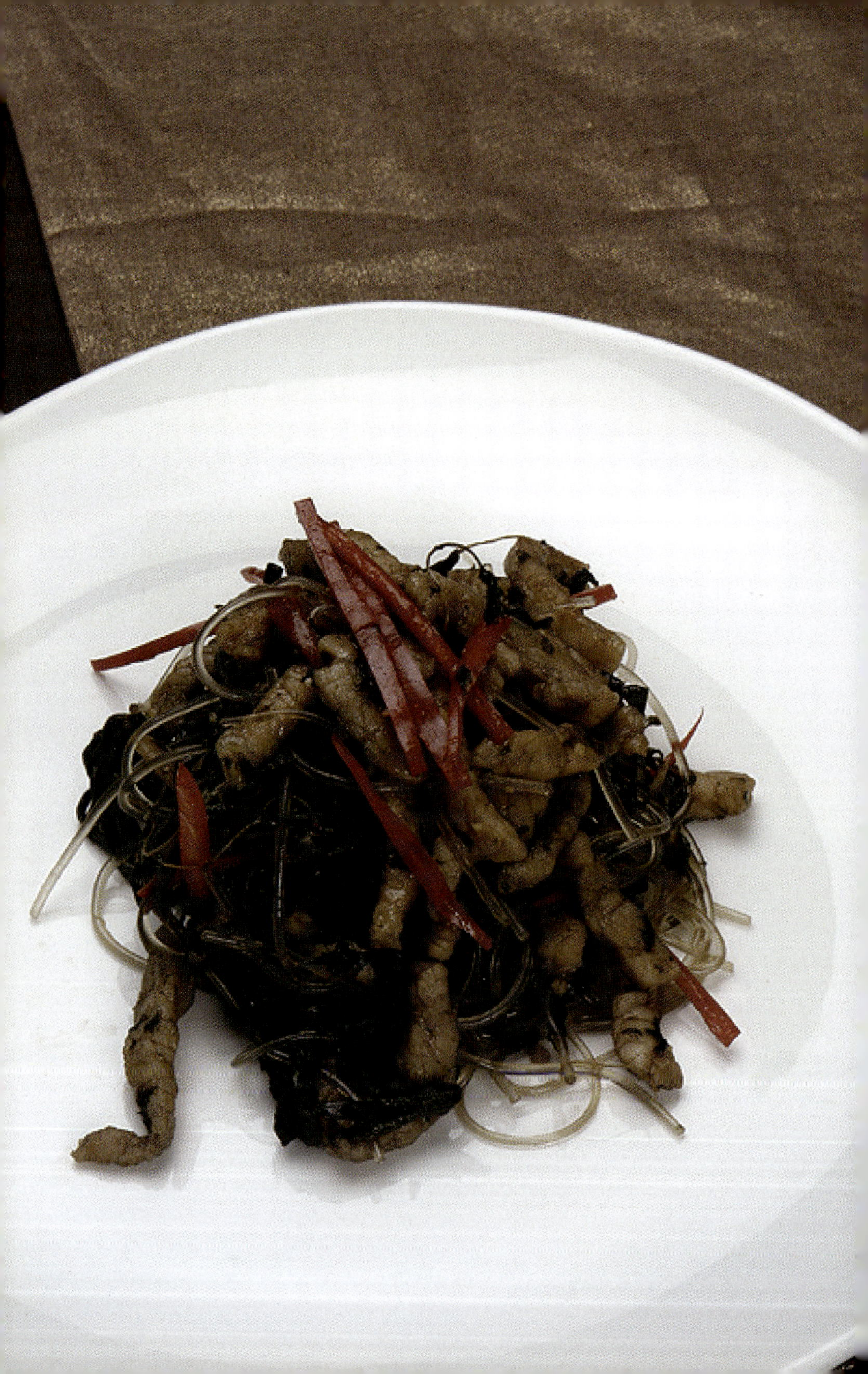

돼지고기 짚신나물잡채

재료 및 분량

- 주재료 : 돼지고기 200g, 삶은 당면 100g, 양파 80g, 짚신나물 50g, 표고버섯 50g, 붉은 고추 30g
- 고기양념 : 간장 1큰술, 황설탕 2작은술, 다진 파 2작은술, 다진 마늘 1작은술, 깨소금 1작은술, 참기름 1작은술, 생강즙 1/2작은술, 후춧가루 1/4작은술
- 기타재료 : 소금, 간장, 참기름, 황설탕, 포도씨유 적당량

조리방법

① 돼지고기는 채를 썰어 고기양념에 버무린다.

② 양파는 채를 썰어 준비한다.

③ 짚신나물은 소금물에 데쳐서 찬물에 헹군 후 간장, 참기름, 소금으로 밑간하여 준비한다.

④ 표고버섯은 기둥을 떼어 내고 갓만 채를 썰어 간장과 황설탕으로 양념하여 준비한다.

⑤ 당면은 삶아서 준비한다.

⑥ 고추는 반으로 갈라 씨를 털어낸 후 4cm 길이로 채를 썰어 준비한다.

⑦ 프라이팬에 포도씨유를 두르고 달구어지면 양념한 돼지고기와 표고버섯, 고추를 넣고 볶다가 삶은 당면, 짚신나물을 넣고 센 불에서 재빨리 한 번 더 볶는다.

⑧ 참기름을 살짝 뿌려 섞어 접시에 담아낸다.

약선학적 특징 및 섭취효능

● 재료의 기미, 귀경과 효능

재료명	기(氣)	미(味)	귀경(歸經)	효능
돼지고기	평(平)	감(甘), 함(鹹)	비(脾), 위(胃), 신(腎)	익기양혈(益氣養血), 보신자음(補腎滋陰), 윤조(潤燥)
양파	온(溫)	신(辛), 감(甘)	폐(肺)	건위소식(健胃消食), 이기화담(理氣化痰), 해독살충(解毒殺蟲)
짚신나물	평(平)	고(苦)	간(肝), 비(脾), 폐(肺)	수렴지혈(收斂止血), 해독소종(解毒消腫)
표고버섯	평(平)	감(甘)	간(肝), 위(胃)	부정보허(扶正補虛), 익기개위(益氣開胃)
당면	평(平)	감(甘)	비(脾), 신(腎)	건비익기(健脾益氣), 보중화혈(補中和血) 익기생진(益氣生津)
고추	열(熱)	신(辛)	심(心), 비(脾)	개위제습(開胃除濕), 온중산한(溫中散寒) 하기소식(下氣消食)

● 약선학적 섭취효능

- 혈을 자양하는 효능을 가진 돼지고기가 주재료, 간으로 귀경하여 혈을 조절하고 독과 부기를 제거하는 짚신나물이 주재료의 효능을 도와주는 부재료, 양파, 표고버섯, 당면, 고추가 보조재료로 구성된 음식이다.
- 간혈을 자양하여 체내 순환을 활성화하는 섭취효능을 가지고 있어 원활한 혈액순환으로 봄철의 피곤함을 해소하고 소화기능의 증진을 해줄 수 있어 입맛이 없고 춘곤증으로 몸이 무거워지는 봄철 절기에 적당한 음식이다.

약선 조리 팁

- 질감이 다소 질기게 느껴지는 것 외에는 일반적인 잡채와 같은 느낌을 가질 수 있는 음식이다.
- 짚신나물은 특별한 맛이 없어 기름과 함께 조리하여 맛을 증진시키기 위해 잡채로 고안하였다. 기름의 사용으로 열량이 걱정되는 경우에는 기름은 소량 사용하고 물을 넣고 뭉근히 볶아서 조리해도 좋다. 짚신나물은 찬물에 5시간 정도 담갔다가 사용하도록 한다.

너무나 부드러운 짚신나물

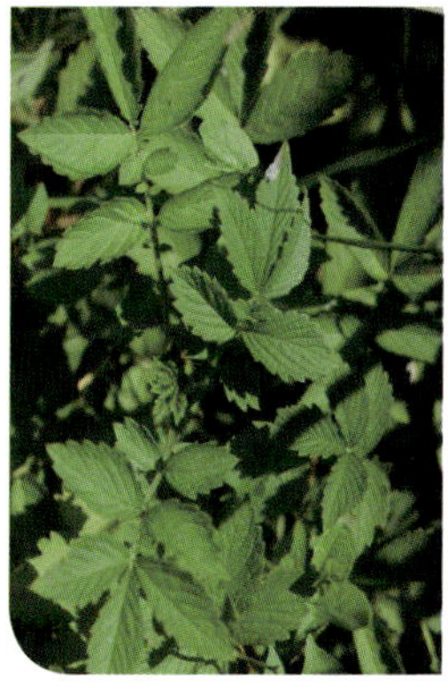

- 쌍떡잎식물 장미과의 여러해살이풀인 짚신나물은 선학초(仙鶴草), 용아초(龍牙草)라 하기도 하며 우리나라 각처의 산과 들, 산길 옆에 널리 퍼져 자라는 풀로 높이 30~100cm이고 전체에 털이 있다. 꽃은 황색으로 길이가 10~20㎝이며 원줄기 끝과 가지 끝에 달린다. 열매는 8~9월경에 달리고 윗부분에 갈고리와 같은 가시들이 많이 나 있다.
- 특별한 향과 맛이 없어 널리 활용되지는 않지만 이른봄에 어린잎을 캐서 나물로 먹으며, 튀김이나 볶음을 하면 맛을 낼 수 있다. 기름과 함께 조리하여 기름의 고소함으로 맛을 내는 조리법으로 주로 활용하는 것이 좋다.
- 평고(平苦)의 기미를 가지며 간, 비, 폐로 귀경하여 수렴작용, 독과 부기를 제거하는 효능을 가지고 있어 설사, 지혈, 산후통, 위궤양, 뱀에 물렸을 때나 옴, 기생충을 다스리는 데 활용해 왔다. 약으로 쓸 때는 잎과 꽃, 뿌리를 포함한 식물 전체를 채취하여 말려서 쓴다. 최근의 산야초 연구에서는 암 치료에 효과가 탁월하다고 알려져 있고 부작용도 거의 없고 독성이 없지만 혈압을 높이는 작용이 있어 많은 양을 한꺼번에 먹는 것은 지양한다고 제언하였다.

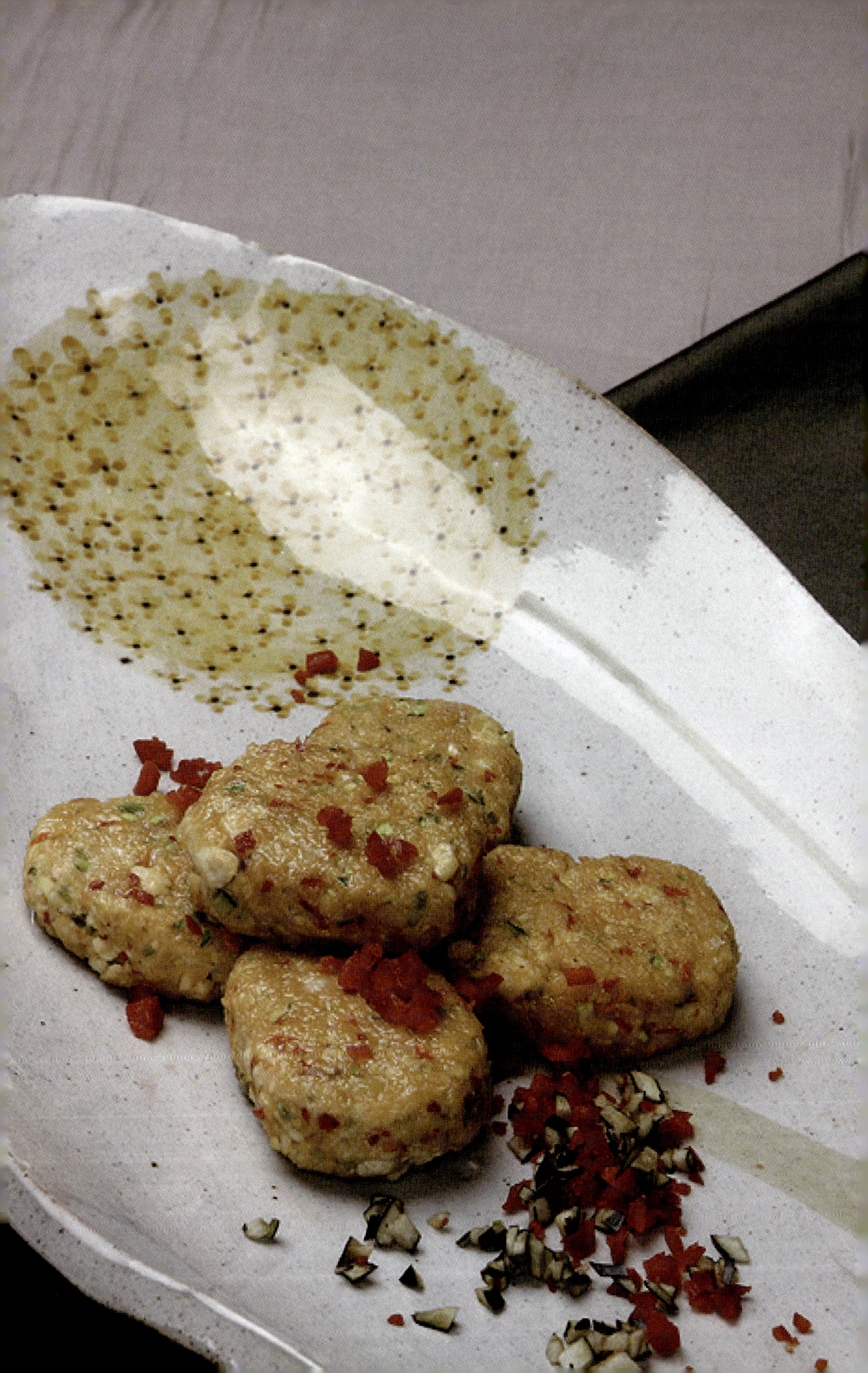

붕어 개망초 두부부침

재료 및 분량

❖ 주재료 : 붕어살 300g, 두부 200g, 애호박 100g, 개망초(잎과 줄기) 50g, 파프리카 50g

❖ 기타재료 : 밀가루, 달걀, 소금, 후춧가루, 포도씨유, 표고버섯, 고추, 파, 마늘 적당량

조리방법

① 붕어는 파, 마늘과 함께 찜솥에 찐 후 살만 발라 다져 준비한다.

② 두부는 끓는 물에 데쳐서 으깬 후 물기를 제거하고 소금, 후춧가루로 밑간하여 준비한다.

③ 애호박은 잘게 다져 물기를 짜서 소금, 후춧가루로 밑간하여 준비한다.

④ 전처리한 개망초는 소금물에 살짝 데쳐 찬물에 헹군 후 잘게 다져 소금으로 간하여 준비한다.

⑤ 파프리카는 잘게 다진 뒤 물기를 짜서 준비한다.

⑥ 붕어살, 두부, 애호박, 개망초, 파프리카를 모두 섞은 후 밀가루, 달걀을 넣고 치댄 후 원하는 모양으로 빚는다(필요하면 부침가루를 사용한다).

⑦ 포도씨유를 두른 팬에 지져 낸다.

약선학적 특징 및 섭취효능

● 재료의 기미, 귀경과 효능

재료명	기(氣)	미(味)	귀경(歸經)	효능
붕어	평(平)	감(甘)	비(脾), 위(胃), 대장(大腸)	건비화위(健脾和胃), 통혈맥(通血脈) 이수소종(利水消腫)
두부	량(凉)	감(甘)	비(脾), 위(胃), 대장(大腸)	생진윤조(生津潤燥), 청열해독(淸熱解毒) 화중익기(和中益氣)
애호박	온(溫)	감(甘)	비(脾), 위(胃)	보중익기(補中益氣), 소염지통(消炎止痛) 해독소종(解毒消腫)
개망초	평(平)	담(淡)	위(胃), 대장(大腸)	청열해독(淸熱解毒), 조소화(助消化)
파프리카	온(溫)	신(辛)	간(肝)	거풍습(袪風濕)

● 약선학적 섭취효능

- 혈맥을 통하게 하는 붕어가 주재료, 열독을 제거하는 효능을 가진 개망초, 열독을 제거해 주는 두부가 붕어의 효능을 도와주는 부재료, 애호박, 파프리카가 보조재료로 구성되었다.
- 혈액이 잘 흐르게 하며 열독을 제거해주는 섭취효능을 가지므로 건조하고 기온이 올라가기 시작하는 봄철에 원활한 혈액순환으로 몸을 가볍게 해줄 수 있는 음식이다.

약선 조리 팁

- 일반적으로 말하는 동그랑땡과 비슷한 맛이나 개망초, 애호박, 파프리카의 묘한 배합으로 기름진 음식이지만 느끼하지 않다.
- 표고버섯과 고추를 다져 고명으로 사용해도 좋고 재료로 섞어서 부침을 해도 좋다.
- 개망초는 잘 다듬어 찬물에 3시간 정도 담갔다가 사용한다. 개망초가 질기다고 느껴지면 2% 중탄산소다수에 10분간 담갔다가 사용하면 좋다.

이름과 전혀 다른 귀여운 계란꽃 개망초

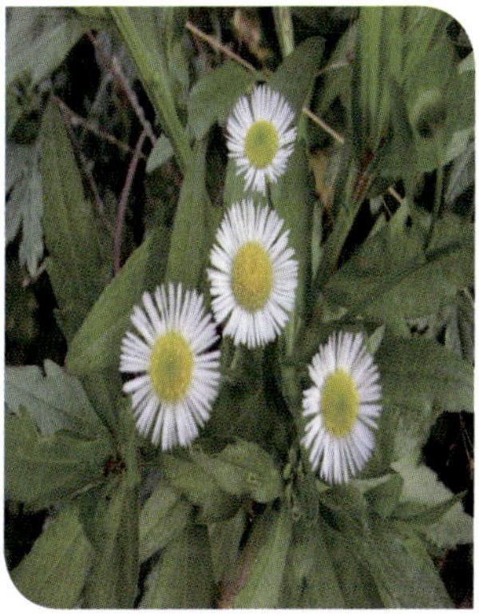

- 국화과 두해살이풀로 원줄기가 곧게 서고 위쪽에서 잔가지가 갈라져 끝에서 작은 꽃이 피며 일년봉(一年蓬)이라고 한다. 전초 및 뿌리를 나물이나 약용으로 사용한다.
- 잎을 튀겨 먹기도 하지만 나중에 꽃이 피면 꽃과 함께 튀겨 먹으면 별미이고 센 잎은 말려서 겨울잎차로 마셔도 좋다. 6~7월에 이르러 꽃이 피면 꽃을 따서 채반에 놓아 바람이 잘 통하는 그늘에 며칠 동안 뒤적거리며 말린다. 개망초의 꽃을 음지에 말려 꽃차를 만들어 음미하는 것도 좋다.
- 평담(平淡)한 기미를 가지고 위와 대장으로 귀경하여 체내 열독을 제거하고 소화를 도와주는 효능을 가지고 있다. 현대 연구에서는 소화불량, 장염 설사, 전염성 간염, 임파선염, 혈뇨를 치료하는 데 사용할 수 있다고 보고되어 있다.

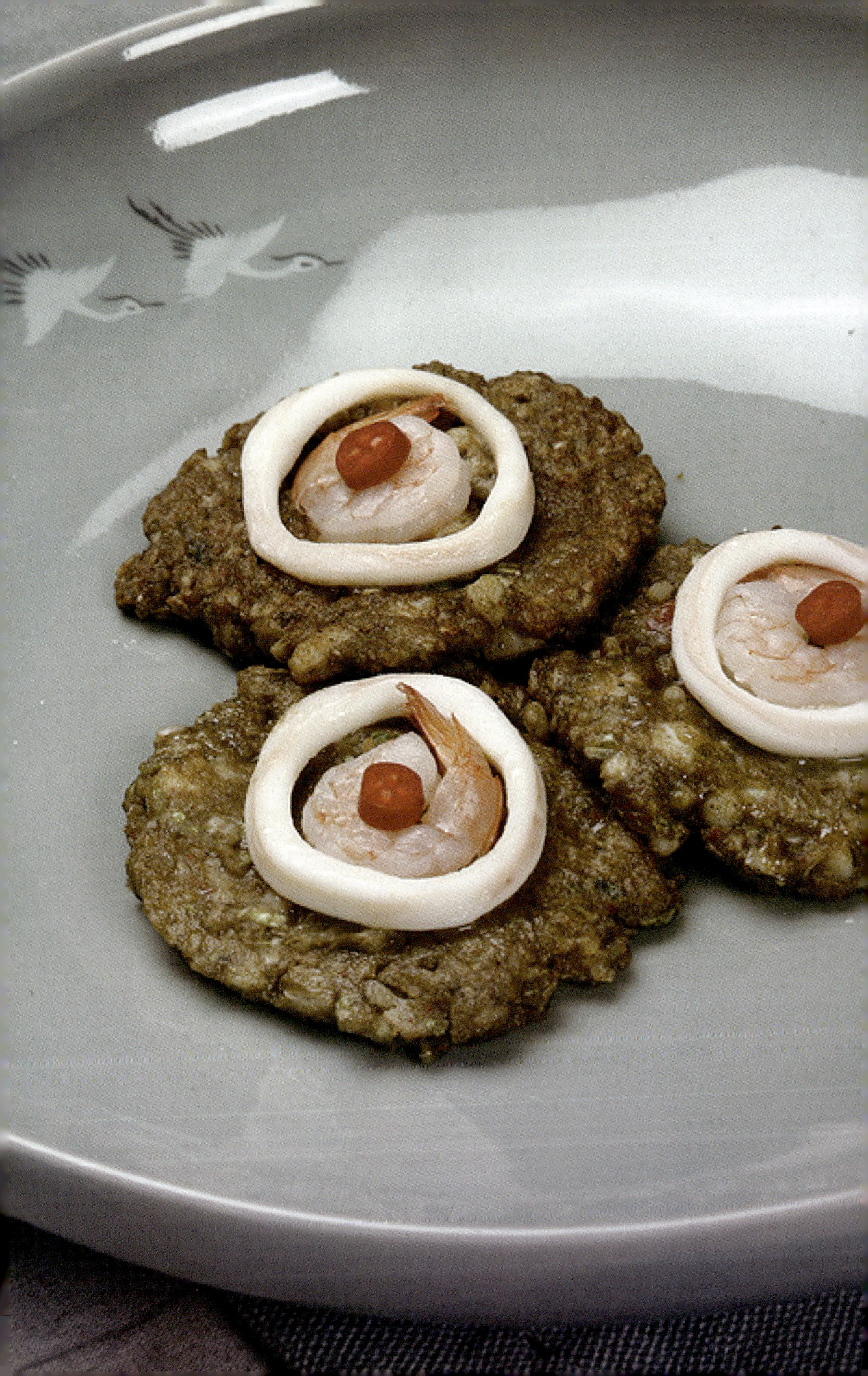

오징어 엉겅퀴부침

재료 및 분량

❖ 주재료 : 오징어 400g, 엉겅퀴(잎) 100g, 대하 8마리, 양파 50g
❖ 양념간장 : 간장 1큰술, 식초 1큰술, 설탕 1/2큰술, 맛술 1/2큰술
❖ 기타재료 : 소금, 참기름, 전분, 포도씨유 적당량

조리방법

① 오징어의 내장을 제거하고 소금으로 문질러 껍질을 벗기고 깨끗이 씻어 끓는 물에 데쳐 잘게 다진다.
② 전처리한 엉겅퀴는 삶아 찬물에 헹군 후 다져서 소금, 참기름에 무쳐 준비한다.
③ 대하는 데쳐서 잘게 다져 준비한다.
④ 양파는 잘게 다져 준비한다.
⑤ 오징어, 엉겅퀴, 대하, 양파를 잘 섞고 전분을 넣어 반죽하여 납작하게 모양을 만든다(필요하면 부침가루를 사용한다).
⑥ 포도씨유를 두르고 노릇노릇하게 지져 낸다.
⑦ 양념장을 만들어 함께 차려 낸다.

약선학적 특징 및 섭취효능

● 재료의 기미, 귀경과 효능

재료명	기(氣)	미(味)	귀경(歸經)	효능
오징어	평(平)	함(鹹)	간(肝), 신(腎)	양혈자음(養血滋陰), 보익간신(補益肝腎)
엉겅퀴	량(凉)	감(甘), 미고(微苦)	간(肝), 심(心)	양혈지혈(養血止血), 행어소종(行瘀消腫)
새우	온(溫)	감(甘), 함(鹹)	간(肝), 신(腎)	익기개위(益氣開胃), 보신장양(補腎壯陽)
양파	온(溫)	신(辛), 감(甘)	폐(肺)	건위소식(健胃消食), 이기화담(理氣化痰), 해독살충(解毒殺蟲)

● 약선학적 섭취효능

- 혈을 자양하는 효능의 오징어가 주재료, 담을 돌게 하여 제거하고 혈을 자양하는 효능을 가진 엉겅퀴가 오징어의 효능을 돕는 부재료, 새우, 양파가 보조재료로 구성되었다.
- 간혈의 기능을 원활히 해주는 섭취효능을 가지므로 봄철에 간혈을 보충하고 혈의 순환이 원활하고 간의 기능을 조절하는 데 적절한 음식이다.

약선 조리 팁

- 오징어의 풍미가 부드럽고 비리지 않게 느껴지고 유난히 고소한 느낌으로 먹을 수 있다.
- 엉겅퀴는 잎이 연하고 뿌리가 곧게 펴진 것이 좋다. 물에 불려 쓴맛을 제거한 후 조리하며 소금을 약간 넣어 절여서 사용하면 향기가 살아 있어 더욱 맛있게 먹을 수 있다. 말리고자 할 때는 잔뿌리는 정리하고 질긴 잎은 잘라서 깨끗이 씻어 말린다.

외강내유의 가시나물 엉겅퀴

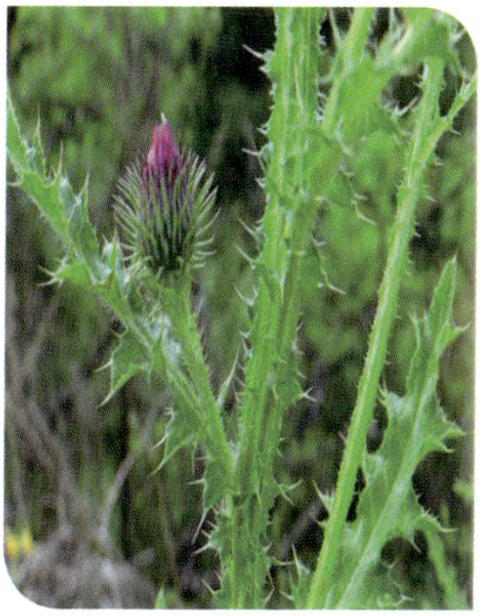

- 엉겅퀴는 쌍떡잎식물 국화과의 여러해살이 풀로 대계(大薊), 가시나물이라고도 하며 산이나 들에서 자라며 줄기는 곧게 서고 높이 50~100cm이고 전체에 흰털과 더불어 거미줄 같은 털이 있다.
- 엉겅퀴는 어린잎이나 부드러운 줄기와 뿌리를 식재료로 이용한다. 어린잎은 봄에 따서 싱싱한 상태로 데쳐서 무쳐 먹고 튀김으로 조리할 수도 있다. 튀김은 어린잎만이 아니라 꽃과 함께 줄기도 이용할 수 있다. 연한 잎을 삶아 나물로 먹거나 국을 끓여 먹고 데쳐서 무쳐 먹기도 하고 줄기는 장에 찍어 먹거나 장아찌로 먹는다. 줄기는 껍질을 벗기어 조리해야 부드럽다. 껍질을 벗겨낸 줄기를 잘라서 셀러드에 넣어서 먹으면 아삭하고 향긋한 특유의 향미가 혀끝을 즐겁게 해준다. 가시 때문에 엉겅퀴를 기피하는 경향도 있지만 실제 조리를 해놓으면 그 맛에 다시 엉겅퀴를 찾게 마련이다. 엉겅퀴의 잎으로 된장국을 끓여 먹어도 좋다. 튀김, 무침, 볶음, 데치기 등 어떤 방법으로 조리해도 맛있는 것이 엉겅퀴이다.
- 엉겅퀴의 기미는 량감미고(凉甘微苦), 간과 심으로 귀경하며 담과 부기를 제거하는 효능이 있어 창옹(滄癰)을 제거하는 데 사용해 왔고 현대 약리연구를 통해서도 엉겅퀴는 지혈, 항균 등의 작용이 있는 것으로 보고되어 있다.

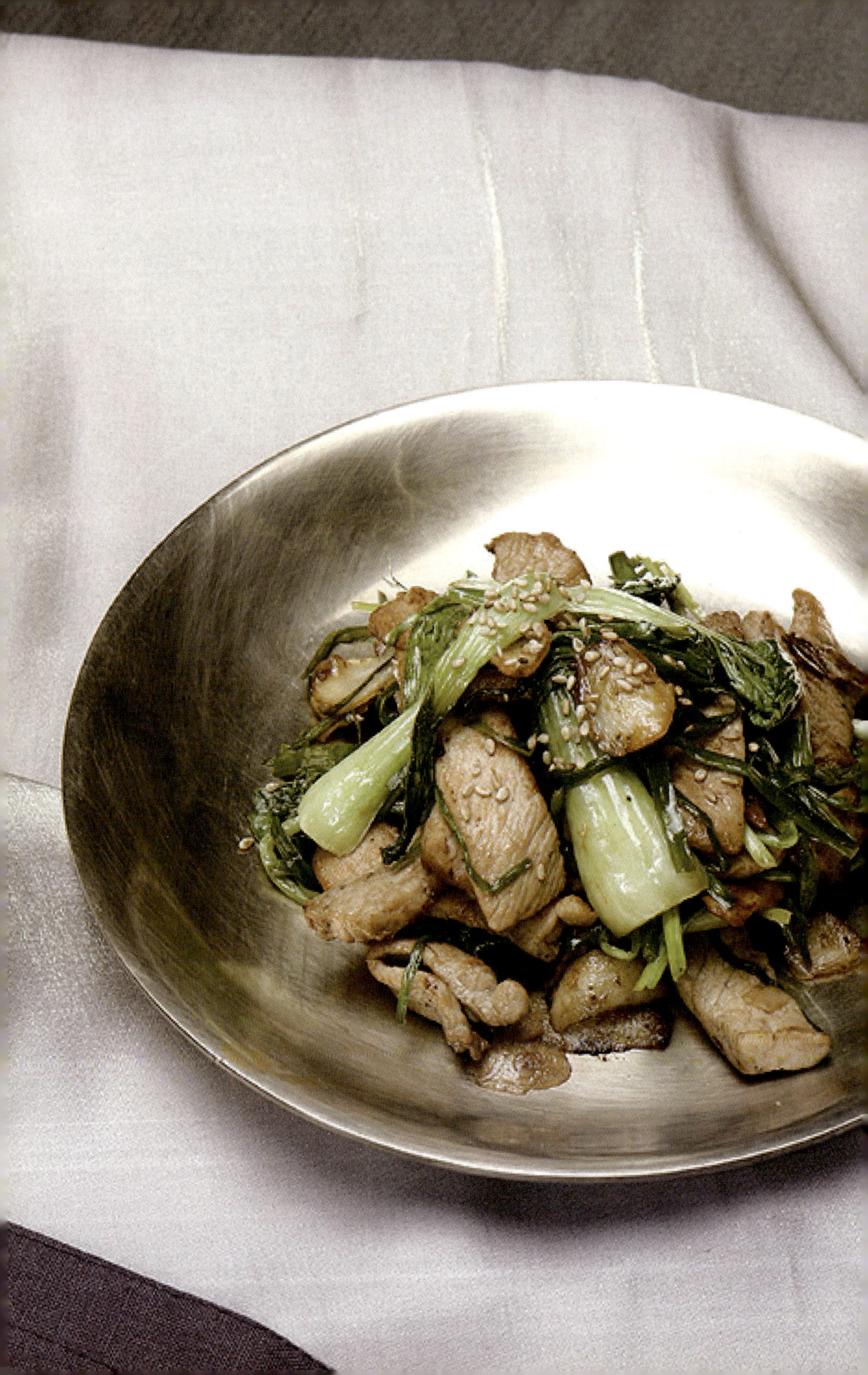

질경이 돼지고기볶음

재료 및 분량

❖ 주재료 : 돼지고기 200g, 질경이(잎) 100g, 청경채 50g

❖ 고기양념 : 간장 2큰술, 황설탕 1큰술, 다진 양파 1큰술, 후춧가루 1/2큰술

❖ 기타재료 : 소금, 맛간장, 참기름, 통깨 적당량

조리방법

① 돼지고기는 적당한 두께로 채를 썰어 양념에 무쳐 준비한다.

② 청경채는 적당한 크기로 잎을 잘라 데쳐서 맛간장에 조물조물 무쳐 간이 배도록 한다.

③ 질경이는 3시간 정도 찬물에 담갔다가 살짝 데쳐 찬물에 헹군 후 소금으로 밑간하여 준비한다.

④ 돼지고기, 질경이, 청경채를 잘 섞어 참기름으로 마무리한다.

약선학적 특징 및 섭취효능

● 재료의 기미, 귀경과 효능

재료명	기(氣)	미(味)	귀경(歸經)	효능
돼지고기	평(平)	감(甘), 함(鹹)	비(脾), 위(胃), 신(腎)	익기양혈(益氣養血), 보신자음(補腎滋陰), 윤조(潤燥)
질경이	한(寒)	감(甘)	간(肝), 소장(小腸), 대장(大腸)	청열이뇨(淸熱利尿), 명목(明目), 해독(解毒)
청경채	한(寒)	감(甘)	장(腸), 위(胃)	청열양혈(淸熱養血), 이습해독(利濕解毒)

● 약선학적 섭취효능

- 열을 제거하여 소변을 이롭게 하고 간혈을 자양하여 눈을 밝게 하는 효능의 질경이가 주재료, 혈을 자양하고 음을 자양하는 효능의 돼지고기, 열을 내려 혈을 자양하는 효능의 청경채가 질경이의 효능을 도와주는 부재료로 구성되었다.
- 간혈을 원활히 하는 섭취효능을 가지므로 오장육부와 피부를 자윤시켜 건조한 봄철에 도움이 되는 음식이다.

약선 조리 팁

- 일반적인 돼지고기와 야채를 섞어 간장, 설탕 등으로 볶은 것과 비슷한 맛이나 질경이잎의 가벼운 씹힙성과 달콤함이 좋은 궁합임을 느끼게 한다.
- 모든 재료를 다져서 만두소로 넣어 만두로 만들어 먹어도 맛이 좋다.

밟혀야 살아나는 질경이

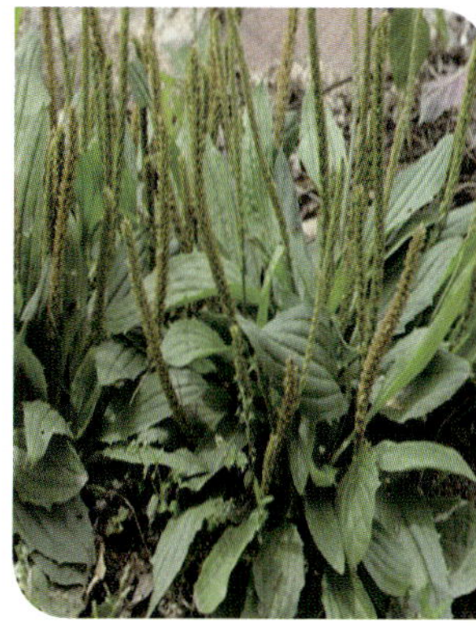

- 질경이과 여러살이해풀의 잎으로 차전엽(車前葉)이라고도 한다. 우리나라 산과 들에 자생하는 풀로 양지바른 길가나 들에서 흔히 자라는 잡초이지만 봄과 여름에는 어린순을 캐서 나물로 먹고, 가을에는 씨를 햇볕에 말려 이뇨제로 사용했다.
- 5월 연두빛 순이 오를 때 질경이 잎을 뜯어서 씹어 먹어보면 달짝지근하다. 하지만 6월이 지나면 생잎을 먹기엔 잎맥이 다소 질기므로 이때는 질경이로 된장국을 끓여 먹으면 그 맛이 가히 일품이다. 질경이로 김치를 담그면 그 맛이 각별하다. 된장 장아찌도 좋고, 살짝 쪄서 장아찌를 담그면 오래 먹을 수 있고, 숙성이 된 것이라 혀에 닿는 감촉도 아주 부드럽다. 씨앗으로 기름을 짜서 메밀국수를 반죽할 때 넣으면 국수가 잘 끊어지지 않는다. 8월에 한참 여물어 오르는 질경이 씨앗은 변비에 좋아 비만 치료를 위한 건강보조식품의 성분에 종종 차전초 씨앗이라고 명기된 것을 볼 수 있다.
- 한감(寒甘)의 기미, 간, 소장, 대장으로 귀경하는 질경이는 체내의 열을 제거하고 눈을 밝게 하며 소변을 원활히 하고 해독 효능이 있다. 특히 차전자는 열과 습을 제거하는 효능이 있다. 약리연구를 통하여 질경이의 씨에는 배석(排石) 작용이 있는 것으로 알려져 있으며, 현대 연구에서는 질경이는 이뇨, 진해(鎭咳), 거담(祛痰), 항염 등의 작용이 있는 것으로 알려져 있다.

2. 열정으로 커가는 기쁨이 가득찬 여름

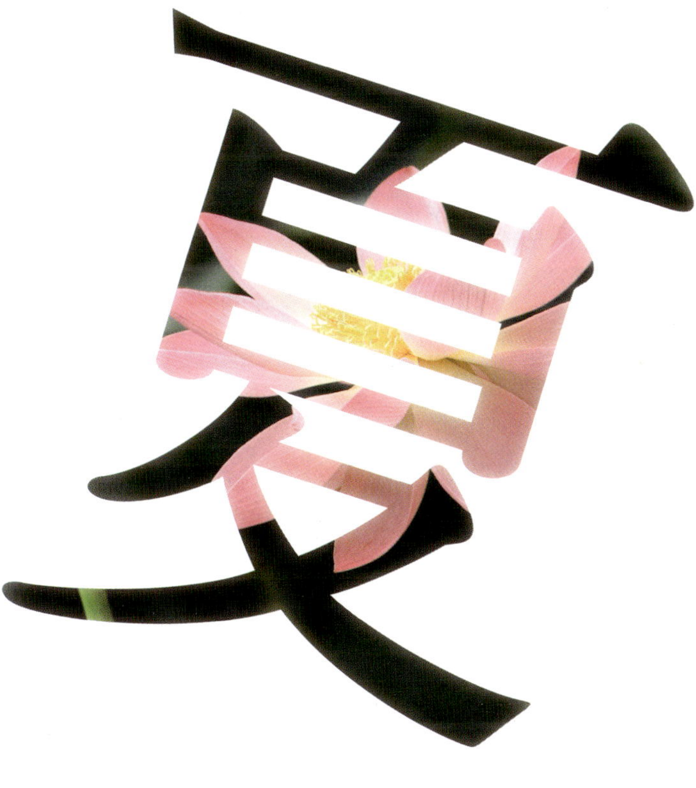

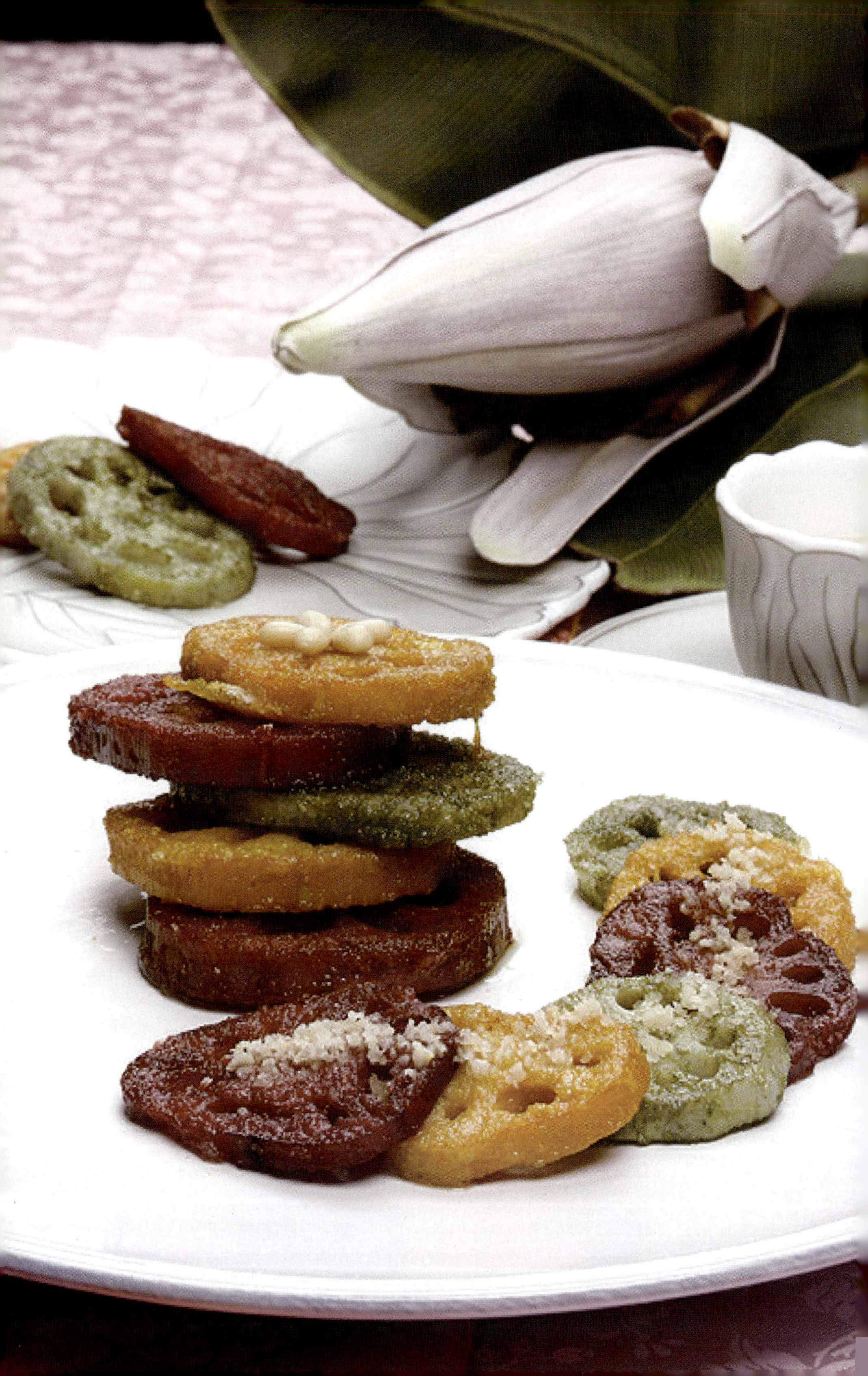

뽕잎 연근구이

재료 및 분량

❖ 주재료 : 연근 500g, 찹쌀가루 100g, 진피 100g, 뽕잎 100g

❖ 색 내기 재료 : 오디즙 1/2컵, 치자즙 1/2컵, 시금치즙 1/2컵

❖ 양념장 : 간장 2큰술, 물 1큰술, 배즙 1큰술, 다진 실파 1큰술, 식초 1작은술, 통깨 1작은술, 황설탕 1/3작은술, 생강즙 1/4작은술, 홍고추 1/2개

❖ 기타재료 : 소금, 포도씨유, 잣가루 적당량

조리방법

① 연근은 껍질 제거 후 0.8cm 두께로 통썰기한 후 소금물에 데친다.

② 진피를 미지근한 물에 불려 잘게 다진다.

③ 뽕잎은 소금물에 씻어 말린 후 갈아서 체에 걸러 부드러운 가루로 만든다(판매하는 뽕잎가루를 사용해도 된다).

④ 찹쌀가루와 진피, 뽕잎가루를 섞어 3등분하여 색 내기 즙을 각각 넣어 지짐용 반죽을 준비한다.

⑤ 물기를 제거한 연근을 반죽에 묻혀 포도씨유에 지져 낸다.

⑥ 잣가루를 고명으로 얹는다.

⑦ 먹을 때 양념장을 찍어서 먹는다.

약선학적 특징 및 섭취효능

● 재료의 기미, 귀경과 효능

재료명	기(氣)	미(味)	귀경(歸經)	효능
연근	한(寒)	감(甘)	심(心), 비(脾), 위(胃)	건비개위(健脾開胃), 지사고정(止瀉固精)
찹쌀가루	온(溫)	감(甘)	비(脾), 위(胃), 폐(肺)	보중익기(補中益氣), 건비지사(健脾止瀉)
진피	온(溫)	신(辛), 고(苦)	비(脾)	조습화담(燥濕化痰), 건비이기(健脾理氣)
뽕잎	한(寒)	고(苦), 감(甘)	폐(肺), 간(肝)	소산풍열(疏散風熱), 청폐윤조(淸肺潤燥) 청간명목(淸肝明目)

● 약선학적 섭취효능

- 풍열을 제거하고 간열을 제거하는 뽕잎이 주재료, 비위기능을 증진하고 설사를 멈추게 하는 연근이 부재료, 담을 제거해서 소화기능을 증진하는 진피와 비위를 보호하는 찹쌀가루가 보조재료로 구성되었다.
- 풍열제거와 담을 제거하여 소화기능을 증진하는 섭취효능을 가지므로 여름철 더위에 체내 열을 제거해 줄 수 있으며 소화기능을 북돋우는 데 좋은 음식이다.

약선 조리 팁

- 연근의 아삭한 맛이 진피와 뽕잎과 어우러져 바삭함까지 느낄 수 있다.
- 색 내기 재료인 오디, 치자, 시금치 등은 깨끗하게 씻어 믹서기에 갈아서 면포에 짜서 준비하면 된다.
- 입맛에 따라 꿀을 뿌려 후식으로 사용해도 좋다.

가슴까지 시원하게 해주는 뽕잎

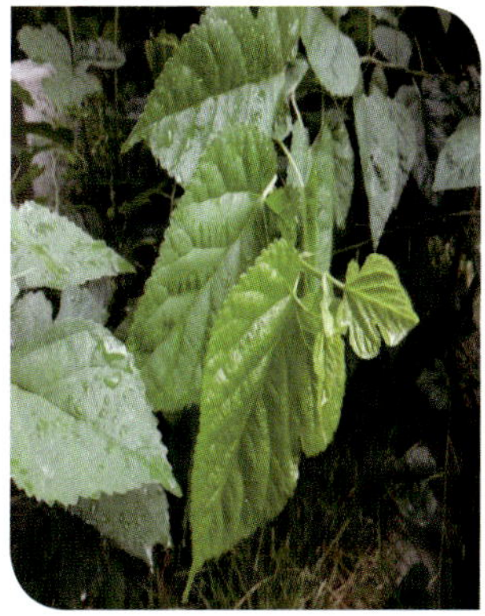

- 뽕나무과의 뽕나무 또는 동속 근연식물의 잎을 말린 것으로 상엽(桑葉)이라고도 한다. 즉, 뽕나무와 산뽕나무의 잎을 말린 것이다.
  가을에 서리가 내린 다음에 잎을 따거나 낙엽들을 모아 햇볕에 말려 사용하며 예로부터 약재로 많이 사용해 왔다. 생김새는 말라서 쭈그러졌으며 부스러지기 쉽다. 잎의 윗면은 황록색 혹은 엷은 황갈색이고 아랫면에는 엽맥이 돌출되어 있으며 작은 엽맥은 그물 모양으로 위에 털이 나 있다.
- 최근에는 뽕잎의 기능성이 연구되면서 뽕잎밥, 뽕잎나물, 뽕잎차, 뽕잎파스타, 뽕잎약밥 등으로 조리하여 활용하고 있다.
- 뽕나무는 한방에서 잎과 줄기부터 뿌리까지 모두 이용하였고 특히 뽕잎은 한감고(寒甘苦)의 기미를 가지며 폐, 간으로 귀경하고 풍열을 흩어트려 발산하고 폐를 촉촉하게 하는 효능이 있다. 따라서 풍열사를 없애고 혈열을 제거하며 출혈을 멎게 하고 눈병을 낫게 하는 데 활용해 왔다. 현대 약리 실험에서는 혈당 강하작용, 혈압 강하작용, 이뇨작용, 항균 작용 등이 밝혀졌다.

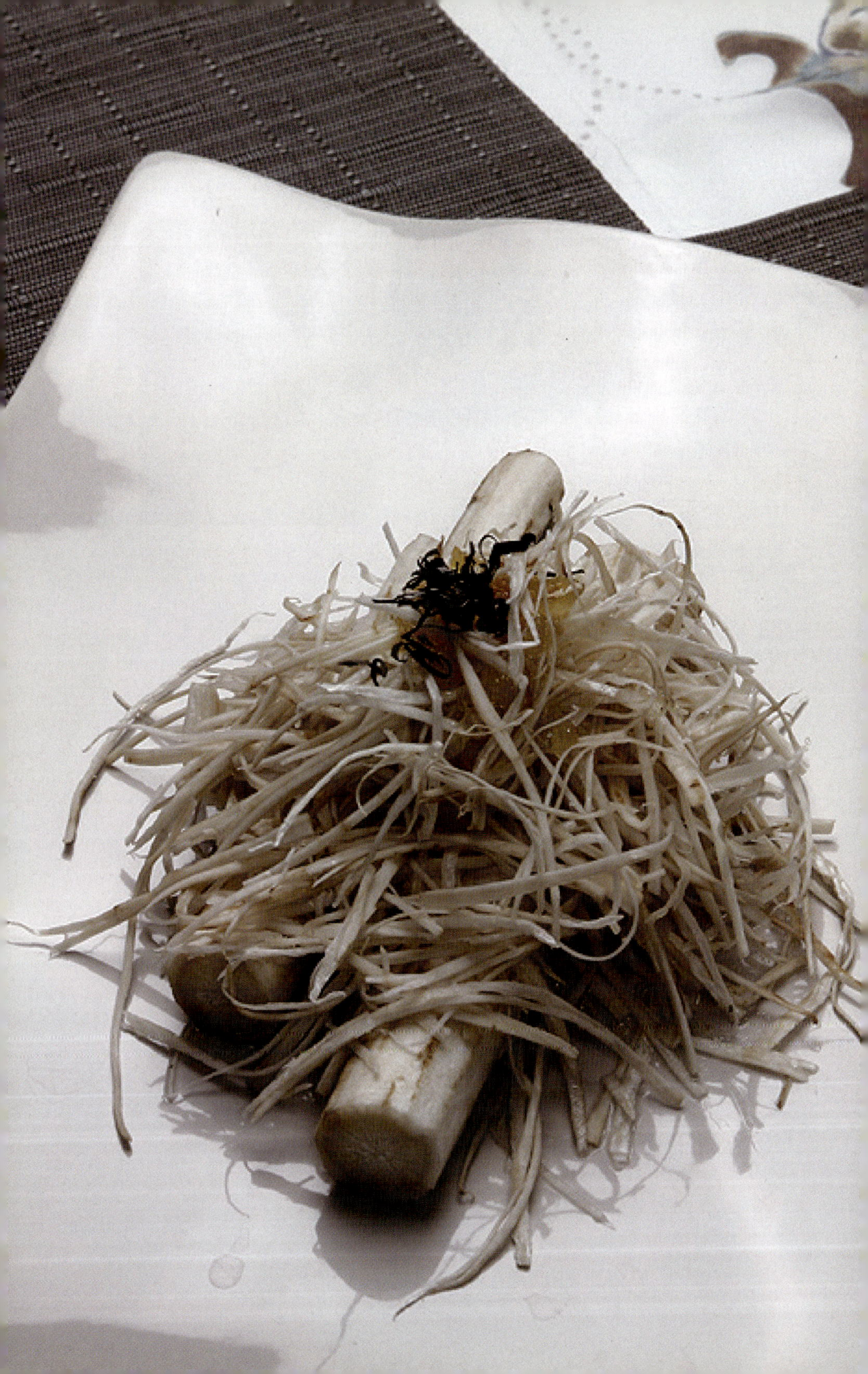

우엉 까마중무침

재료 및 분량

❖ 주재료 : 우엉 300g, 까마중(잎) 50g
❖ 소스 : 조청 2큰술, 까마중잎 끓인 액 1컵, 과실식초 2큰술
❖ 기타재료 : 석이버섯, 소금 적당량

조리방법

① 우엉은 껍질을 벗기고 가늘게 채를 썰어 물에 담가 아린 맛을 제거한다.
② 소금물에 채를 썰은 우엉을 데친다.
③ 전처리한 까마중잎에 1,000mL의 물을 넣고 끓여서 약 300mL 정도로 졸여 식힌다.
④ 까마중잎 끓인 액에 소스 재료를 넣고 소스를 만든다.
⑤ 석이버섯은 곱게 채를 썰어 기름 없이 살짝 볶는다.
⑥ 접시에 우엉을 깔고, 그 위에 까마중 소스를 얹은 후 석이버섯을 고명으로 올린다.

약선학적 특징 및 섭취효능

● 재료의 기미, 귀경과 효능

재료명	기(氣)	미(味)	귀경(歸經)	효능
우엉	량(凉)	고(苦)	폐(肺), 심(心)	산풍열(散風熱), 소종독(消腫毒)
까마중	한(寒)	고(苦)	간(肝), 심(心)	청열해독(淸熱解毒), 활혈소종(活血消腫)

● 약선학적 섭취효능

- 심장의 풍열을 제거해주는 우엉이 주재료, 열독, 부종을 제거해주는 까마중이 우엉의 효능을 도와주는 부재료로 구성되었다.
- 체내의 습열독을 제거해주는 섭취효능을 가지고 있어 특히 습기가 많은 여름 장마철에 습기와 열기를 제거해주므로 여름 건강을 유지하기 위해서 섭취하면 효율적인 음식이다.

약선 조리 팁

- 쌉싸름한 우엉이 새콤달콤한 소스와 어우러진 독특한 맛으로 바로 섞어 먹는 것이 좋다.
- 음식이 단조롭다고 느끼면 파프리카나 사과와 함께 셀러드로 만들어도 좋다.
- 까마중잎은 쓴맛이 나므로 데쳐서 충분히 우려내고 사용한다.

섹시한 입술을 만들어 주는 까마중

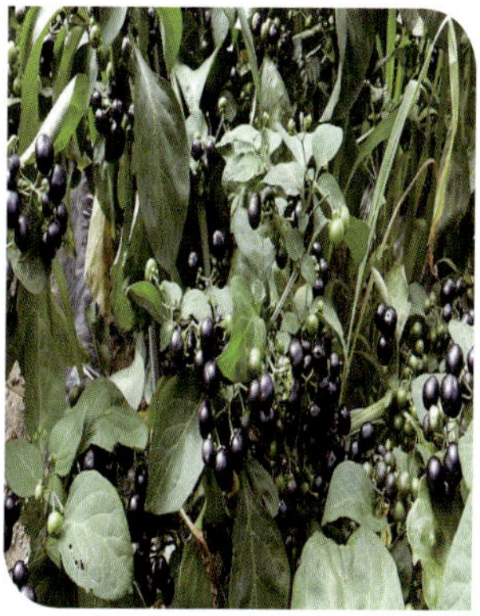

- 까마중은 쌍떡잎식물 가지과의 한해살이 풀로 용규(龍葵)라고도 하며 많은 가지를 치면서 70cm 안팎의 크기로 자란다. 잎이 가지의 잎과 비슷해서 '하늘가지'라고도 한다. 여름부터 가을 사이에 채취하여 햇볕에 말려 사용하기도 한다. 까마중은 우리나라 각처의 밭이나 길가에서 자라며 생육환경은 양지와 반그늘에서 자란다. 9~11월경에 둥글고 검게 열매가 달린다. 어린잎은 식용으로, 입이 부르트는 독성이 있는 열매는 약용으로도 쓰인다.
- 열매를 포함한 모든 부분을 사용하며 어린잎을 삶아서 우려내어 나물로 먹고 열매는 그대로 식용한다.
- 한고(寒苦)의 기미를 가지며 간, 심으로 귀경하는 까마중은 체내 열독을 제거하고 혈액순환을 도와 부기를 제거하는 효능이 있어 해열, 이뇨, 피로회복을 위해 사용해 왔고 생풀을 짓찧어 상처 난 곳에 붙이거나 달여서 환부를 닦아 독을 제거하는 데 활용하였다.

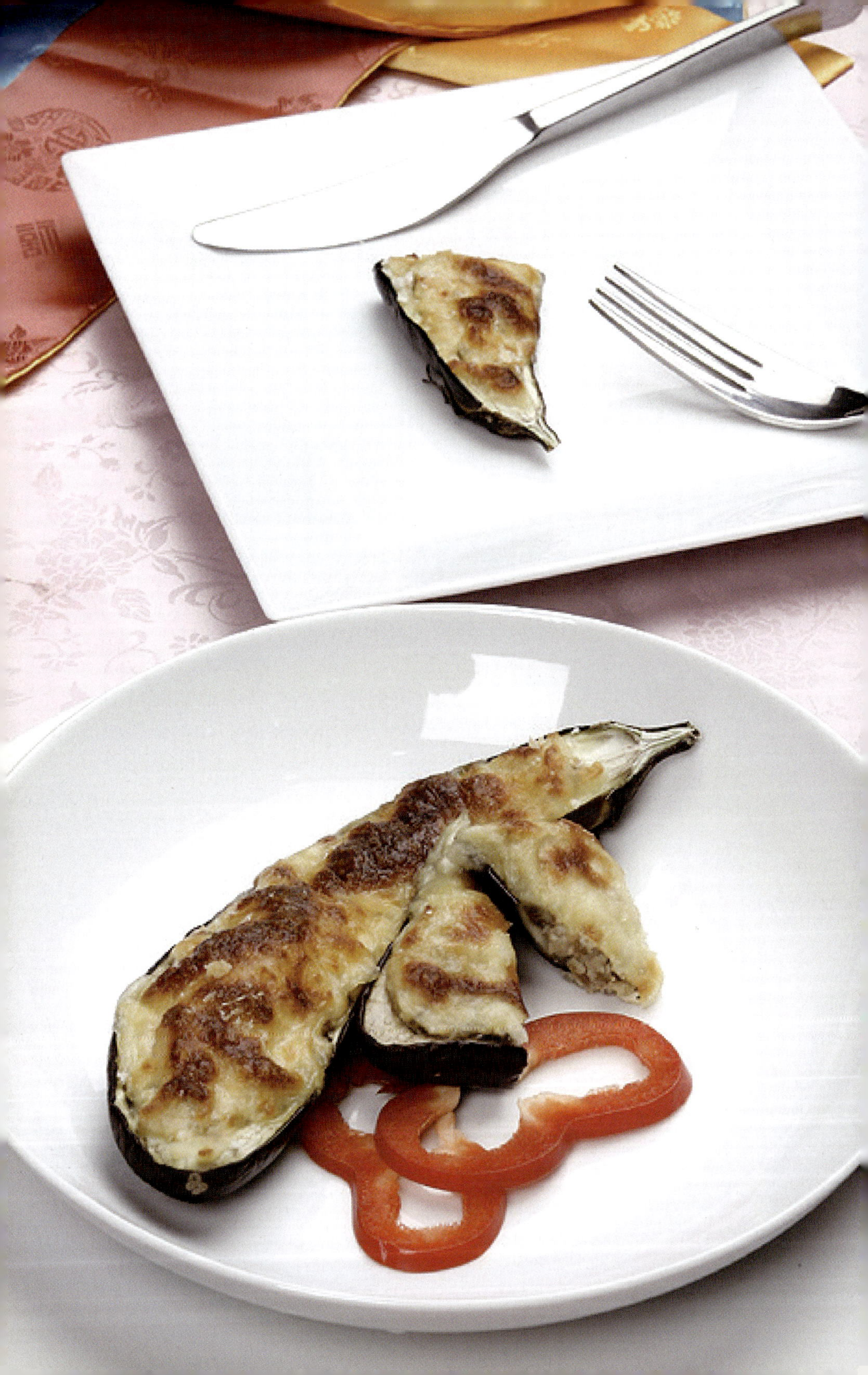

가지 수세미구이

재료 및 분량

- 주재료 : 가지 400g, 수세미(어린 열매) 10g, 양파 50g, 달걀 3개
- 소스 : 마요네즈 3큰술, 연겨자 2큰술
- 기타재료 : 다진 피클, 모차렐라치즈, 빵가루, 포도씨유, 소금, 후춧가루, 피망 적당량

조리방법

① 가지는 반을 갈라 속을 파내 겉껍질과 파낸 속을 따로 준비한다. 파낸 가지 속을 사방 1cm로 잘라 소금으로 10분간 절였다가 꼭 짜서 준비한다.

② 전처리한 수세미의 겉껍질을 살짝 깎아내고 사방 1cm로 잘라 소금에 절여 물기를 제거하여 준비한다.

③ 양파는 굵게 다져 소금에 절였다가 물에 헹군 뒤 꼭 짠다.

④ 달걀은 완숙으로 삶아 사방 1cm 정도로 잘라 준비한다.

⑤ 피클은 잘게 다진다.

⑥ 분량의 재료를 섞어 소스를 만든다.

⑦ 가지 속, 수세미, 양파, 달걀, 피클에 소스를 넣고 섞는다.

⑧ 가지 겉껍질에 포도씨유, 소금, 후춧가루를 뿌리고 ⑦을 담는다.

⑨ 모차렐라치즈, 빵가루를 올리고 200℃로 예열한 오븐에서 10분간 굽는다.

약선학적 특징 및 섭취효능

● 재료의 기미, 귀경과 효능

재료명	기(氣)	미(味)	귀경(歸經)	효능
가지	량(凉)	감(甘)	비(脾), 위(胃), 대장(大腸)	청열(淸熱), 이뇨소종(利尿消腫), 건비화위(健脾和胃), 활혈지통(活血止痛)
수세미	량(凉)	감(甘)	간(肝), 위(胃), 폐(肺)	청열해독(淸熱解毒), 거서(祛暑), 통락(通絡)
양파	온(溫)	신(辛), 감(甘)	폐(肺)	건위소식(健胃消食), 이기화담(理氣化痰), 해독살충(解毒殺蟲)
달걀	평(平)	감(甘)	비(脾), 위(胃), 심(心)	자음윤조(滋陰潤燥), 양심안신(養心安神), 양혈안태(養血安胎)

● 약선학적 섭취효능

- 열을 제거하고 소변을 이롭게 하며 혈액순환을 도와 통증을 멈추게 하는 효능의 가지가 주재료, 열독을 제거하고 경락을 통하게 하는 수세미가 가지의 효능을 도와주는 부재료, 양파, 달걀이 보조재료로 구성되었다.
- 체내의 열독을 제거하고 소변을 이롭게 하며 혈의 순환을 증진시키는 섭취효능을 가지고 있다. 따라서 여름철 더위를 물리치고 체내의 열독을 소변으로 배출시킴으로써 한 여름철의 더위를 물리치는 데 적절한 음식이다.

약선 조리 팁

- 지금까지 느껴보지 못한 묘한 느낌을 가질 수 있는 음식이다. 느끼하지 않은 피자 맛으로 피망을 곁들여 먹으면 맛의 배합이 좋다.
- 수세미는 너무 메마르지 않은 것을 고르며 눌러 보아 너무 부느럽게 눌리는 것은 피하는 것이 좋다. 속에 들어가는 수세미는 물에 소금으로 잘 문질러 씻은 후 흐르는 물에 여러 번 헹구어 사용한다.

보기만 해도 시원한 수세미

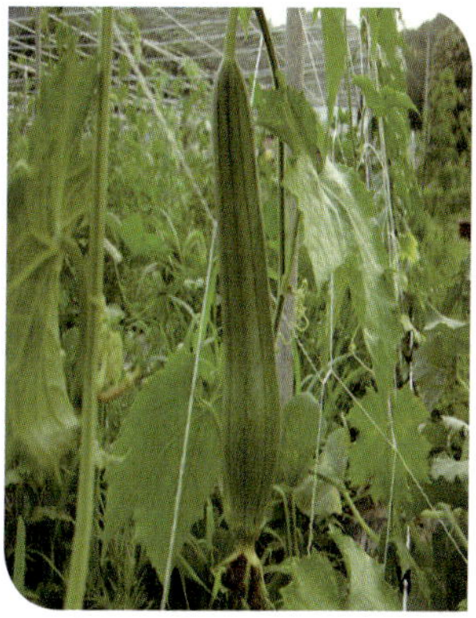

- 수세미는 쌍떡잎식물 박과의 한해살이 덩굴식물로 사과(絲瓜), 천락과(天絡瓜), 만과(蠻瓜)라고도 부르며 초여름에 파종하며 파종 후 2개월부터 어린 열매의 수확이 가능하고 성숙한 열매는 3개월 후 수확이 가능하다. 열매가 성숙하면 중과피와 내과피가 건조해지고, 끓는 물에 데쳐서 외과피를 제거하고 수세미를 쉽게 분리할 수 있다.
- 어린 열매는 즙으로 마시거나 무치거나 생으로 먹는다. 사과와 함께 먹으면 맛이 증진된다. 성숙한 열매에서 수세미를 추출하여 여과용, 청소용, 단열재, 포장재, 의류용 등 다양하게 활용한다.
- 량감(涼甘)의 기미를 가지고 간, 위, 폐로 귀경하여 더위와 열독을 제거하는 효능이 있어 몸에 열이 있을 때, 담과 해수가 있을 때, 장염, 옹종(癰腫) 등에 치료제로 사용해 왔다.

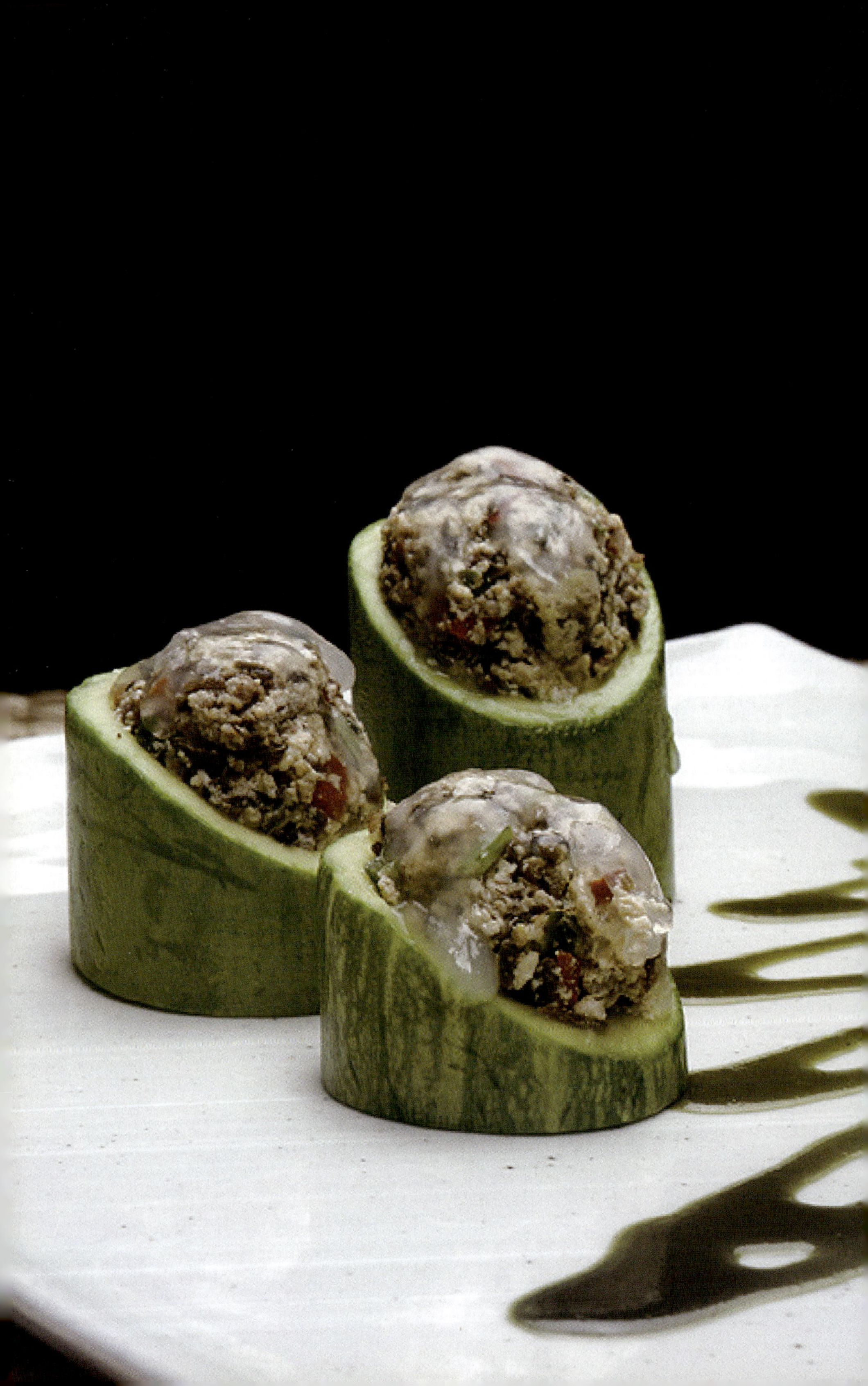

쇠비름 애호박찜

재료 및 분량

❖ 주재료 : 애호박 500g, 쇠비름(잎과 줄기) 100g, 두부 100g, 다진 쇠고기 100g

❖ 기타재료 : 참기름, 소금, 식초, 다진 마늘, 후춧가루, 간장, 전분, 달걀 적당량

조리방법

① 애호박은 4cm 길이로 잘라 윗부분은 둥글게 홈을 파서 준비한다.

② 쇠비름은 찬물에 2시간 동안 담갔다가 식초와 소금물을 넣은 물에 삶아 찬물로 헹군 후 곱게 다져 참기름, 소금에 무쳐 준비한다.

③ 두부는 면포에 싸서 물기를 꼭 짜서 으깨서 준비한다.

④ 쇠고기는 후춧가루, 간장, 다진 마늘로 밑간하여 준비한다.

⑤ 쇠비름, 쇠고기, 두부에 간장, 전분, 달걀, 소금, 후춧가루를 넣고 치대어 반죽한다.

⑥ 애호박을 둥글게 판 부분에 전분을 뿌린 다음 준비한 ⑤를 넣고 전분액을 조금 얹는다.

⑦ 김 오른 찜통에 ⑥을 넣고 10분 정도 쪄서 낸다.

약선학적 특징 및 섭취효능

● 재료의 기미, 귀경과 효능

재료명	기(氣)	미(味)	귀경(歸經)	효능
애호박	온(溫)	감(甘)	비(脾), 위(胃)	보중익기(補中益氣), 소염지통(消炎止痛), 해독소종(解毒消腫)
쇠비름	한(寒)	산(酸)	간(肝), 심(心), 대장(大腸)	청열해독(淸熱解毒), 이뇨통림(利尿通淋), 양혈(凉血)
두부	량(凉)	감(甘)	비(脾), 위(胃), 대장(大腸)	생진윤조(生津潤燥), 청열해독(淸熱解毒) 화중익기(和中益氣)
쇠고기	평(平)	감(甘)	비(脾), 위(胃)	보비위(補脾胃), 익기혈(益氣血), 강근골(强筋骨)

● 약선학적 섭취효능

- 열독을 제거하는 효능을 가진 쇠비름이 주재료, 체내 독과 부종을 제거해주는 애호박, 진액을 생성하는 두부가 쇠비름의 효능을 도와주는 부재료, 쇠고기가 보조재료로 구성된 음식이다.
- 여름철 체내 열독을 제거하고 찬 음식의 과다섭취에서 오는 저하된 비위기능을 원활하게 줄 수 있어 여름철 소화장애에 도움이 되는 음식이다.

약선 조리 팁

- 호박과 쇠비름의 배합이 특이한 맛을 느끼게 한다.
- 조리법이 번거롭다면 애호박 등 모든 재료들을 믹서에 갈아 메밀가루와 밀가루를 3:2 비율로 첨가하여 전병으로 부쳐서 먹어도 좋다.

생명력을 주는 최고의 잡초 쇠비름

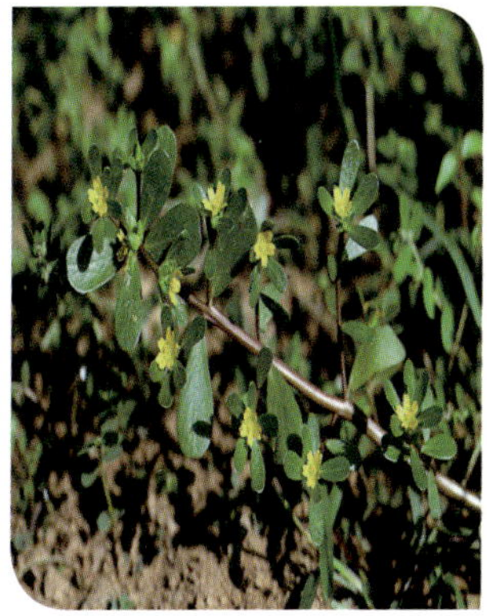

- 쇠비름은 쌍떡잎식물 쇠비름과의 한해살이풀로 오행초(五行草)라고도 한다. 낮은 산과 들에서 자라는 쇠비름은 그냥 먹으면 토끼와 돼지도 먹지 않을 정도로 맛이 없다고도 하는 풀이며 생명력이 매우 강한 쇠비름은 꾸준히 먹으면 오래 산다고 하여 일명 '장명채(長命菜)'라고도 한다. 쇠비름의 전초를 마치현이라 한다. 양지 혹은 반그늘의 언덕이나 편평한 곳에서 자란다.
- 초고추장에 쇠비름을 무치면 돌나물과 비슷하다. 초고추장 버무림은 입맛을 돌게 하는 데 좋다. 여기에 통밀 국수를 삶아서 비벼 먹으면 더 맛있다. 쇠비름을 삶아서 된장 약간과 마늘 으깬 것을 넣고 참기름을 조금 넣어 무치면 쇠비름의 시원한 맛이 살아나는 나물반찬이 된다. 쇠비름을 데쳐서 말려 두었다가 겨울에 나물로 먹을 수도 있다.
- 한산(寒酸)의 기미를 가지며 간, 심, 대장으로 귀경하여 열독을 제거하고 소변을 잘 나오게 하며 혈열을 제거하는 효능이 있어 요로감염, 습열설사 등에 사용해 왔고 현대 약리연구에서는 항균, 소염, 항바이러스, 면역증강, 콜레스테롤 저하, 항죽상동맥경화, 항노화 및 항골격근 이완 등의 작용이 보고되어 있다.

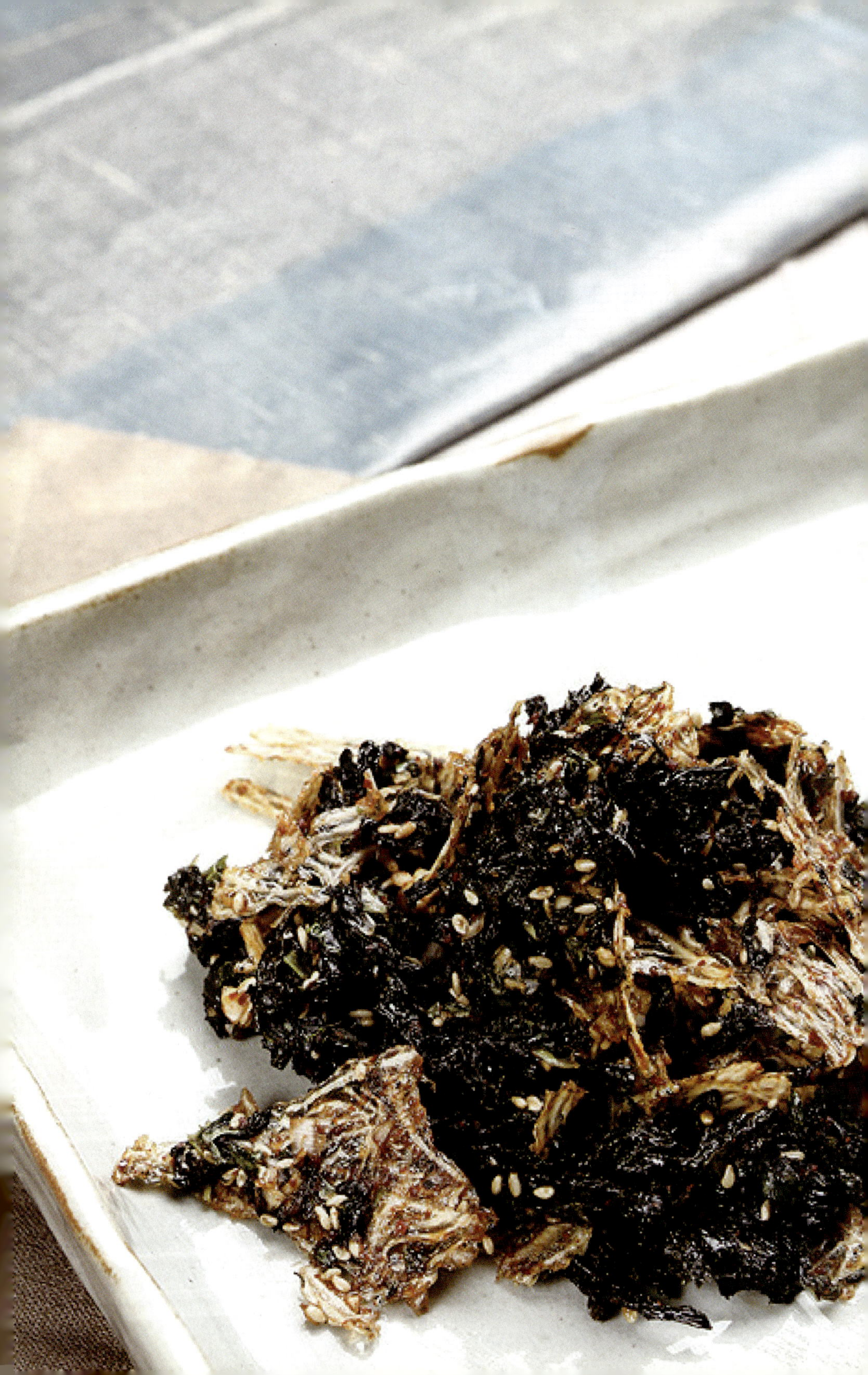

명아주 뱅어포무침

재료 및 분량

❖ 주재료 : 뱅어포 120g, 명아주(잎) 50g, 마른 파래 50g
❖ 양념장 : 간장 1큰술, 실파 1큰술, 참기름 1/2큰술, 깨소금 1/2큰술, 황설탕 2작은술, 다진 마늘 1작은술, 고춧가루 1/2작은술
❖ 기타재료 : 소금, 후춧가루, 포도씨유 적당량

조리방법

① 도톰한 뱅어포를 골라 앞뒤를 손바닥으로 문질러 뱅어포에 묻은 티를 모두 떼어 내고 포도씨유를 두른 프라이팬에 구워낸 후 한입 크기로 뜯어 준비한다.
② 전처리한 명아주는 소금물에 데쳐서 찬물에 헹군 후 물기를 짜서 살짝 볶아 2cm 길이로 썰어 소금으로 밑간하여 준비한다.
③ 마른 파래는 손으로 큼직하게 뜯어 포도씨유에 살짝 볶아 준비한다.
④ 분량대로 양념장을 만든다.
⑤ 뱅어포, 명아주, 파래를 담고 양념장을 넣어 골고루 버무린 후 담아 낸다.

약선학적 특징 및 섭취효능

● 재료의 기미, 귀경과 효능

재료명	기(氣)	미(味)	귀경(歸經)	효능
뱅어포	평(平)	감(甘)	위(胃), 폐(肺)	건위(健胃), 윤폐(潤肺)
명아주	량(凉)	감(甘)	비(脾), 심(心)	청열이습(淸熱利濕), 해열(解熱)
파래	한(寒)	함(鹹)	간(肝), 폐(肺)	청열화담(淸熱化痰), 이수해독(利水解毒), 연견산결(軟堅散結)

● 약선학적 섭취효능

- 습열을 제거해주는 명아주가 주재료, 열과 담을 제거하는 파래가 명아주 효능을 도와주는 부재료, 뱅어포가 보조재료로 구성되었다.
- 체내 습열을 제거하는 섭취효능을 가진다. 따라서 여름철 특히 장마철에 섭취하기에 적절한 음식이다.

약선 조리 팁

- 멸치볶음과 비슷한 맛을 가지나 씹히는 명아주와 뱅어포의 배합은 부드러움과 씹힘성의 조화를 이룬다.
- 명아주는 나물을 손질할 때에는 잎에 붙어 있는 하얀 분가루를 손으로 비벼서 털어 내어야 알레르기를 예방할 수 있다. 손질한 명아주는 찬물에 3시간 담갔다가 사용한다.

심장을 뛰게 하는 명아주

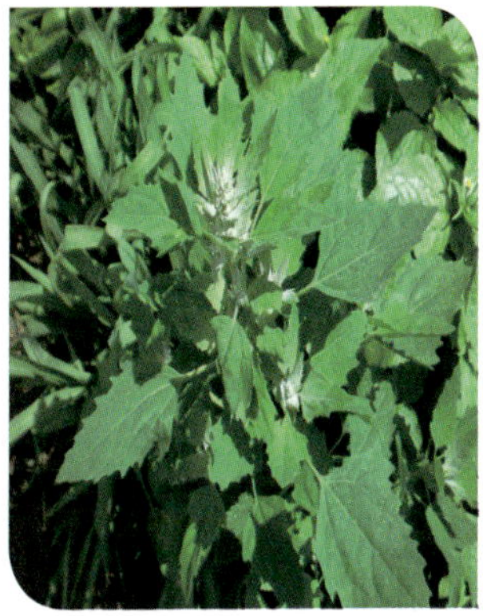

- 쌍떡잎식물 명아주과의 한해살이풀인 명아주는 굵은 줄기로 지팡이를 만들어서 노인들이 주로 사용하였고 지팡이 줄기만 만져도 심장마비와 고혈압 예방에 효과가 있어 '청려장(靑藜杖)'이라고 불렀다. 중국에서는 명아주를 '홍심리'라고 하는데, 가을 명아주잎이 붉은 심장처럼 생겼다고 해서 붙여진 이름이다.
- 연한 잎과 줄기를 뜯어서 쌈으로 먹거나 나물로 해서 먹는다. 명아주는 시금치 맛과 비슷하다. 어린 잎을 5~6월에 꽃술이 나기 전에 따서 햇빛에 말려 먹을 때마다 한 번씩 삶아서 먹거나 신선한 것은 그대로 사용하여 먹는다. 된장을 넣어 국을 끓여 먹거나 입맛이 없을 때 초고추장에 버무려 먹으면 어린 고춧잎을 먹는 맛과 같다. 깨소금을 살짝 뿌려서 먹으면 더욱 감미롭다. 여름에 잎이 좀 드세어지면 끓는 물에 데쳐서 무쳐 먹는다. 삶아서 무쳐 먹을 때는 마늘이 약간 넣어 풍미를 돋우면 좋다.
- 명아주는 량감(凉甘)한 기미, 비, 심으로 귀경하여 체내 열을 제거하고 과도한 습을 제거해주는 효능이 있어 해열, 이뇨의 목적으로 사용해 왔다. 명아주에는 미비한 독성이 있어 많이 먹으면 피부병을 일으킬 수 있으므로 한번에 너무 많이 섭취하지 않도록 한다.

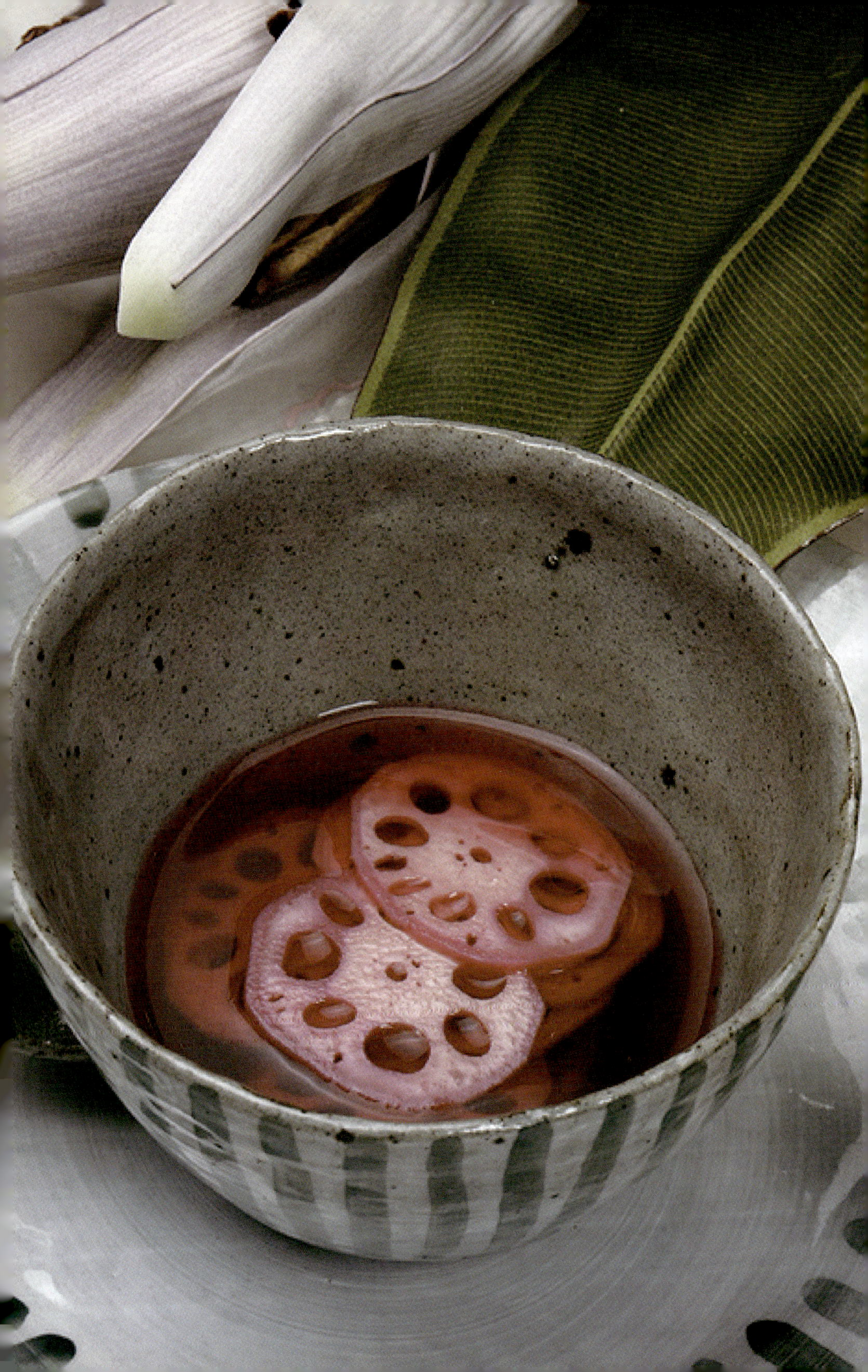

씀바귀 연근피클

재료 및 분량

❖ 주재료 : 연근 600g, 씀바귀(뿌리, 줄기와 잎) 50g

❖ 국물재료 : 씀바귀 끓인 액 500mL, 월계수 잎 3장, 홍고추 2개, 사과식초, 소금 적당량

❖ 국물색 내기 : 비트즙 적당량

❖ 기타재료 : 식초, 소금 적당량

조리방법

① 연근은 껍질을 벗긴 후 끓는 물에 약간의 식초와 소금을 넣고 살짝 데쳐 식혀 준비한다.

② 전처리한 씀바귀에 찬물 2,000mL를 넣고 중불에서 약 500mL가 되도록 끓여 면포에 걸러 준비한다.

③ 냄비에 씀바귀 끓인 액, 월계수 잎, 홍고추, 사과식초, 소금을 넣어 끓인 후 식힌다.

④ ③의 액에 연근을 담고 비트즙을 넣고 하루 동안 숙성시킨다.

⑤ 숙성한 연근 피클을 그릇에 담아 낸다.

약선학적 특징 및 섭취효능

● 재료의 기미, 귀경과 효능

재료명	기(氣)	미(味)	귀경(歸經)	효능
씀바귀	한(寒)	고(苦)	비(脾), 심(心), 위(胃)	청열해독(淸熱解毒)
연근	한(寒)	감(甘)	심(心), 비(脾), 위(胃)	건비개위(健脾開胃), 지사고정(止瀉固精)

● 약선학적 섭취효능

- 열독을 제거하는 효능을 가진 씀바귀가 주재료, 연근이 부재료로 구성되었다.
- 체내의 열독을 제거하고 소화기능을 증진시켜 주는 섭취효능이 있어 여름철 체내 더위를 식히고 소화기능을 증진하는 데 도움이 되는 음식이다.

약선 조리 팁

- 씀바귀 끓인 국물이 쌉싸름하여 시원한 느낌을 갖게 하는 음식으로 이 국물에 국수를 말아 먹어도 일품이다.
- 씀바귀는 잎이 밝은 연녹색이면서 시든 잎이 없이 생생해야 하며, 뿌리는 너무 굵지 않고 잔뿌리가 적은 것을 고른다. 뿌리를 먹는 식재료이기 때문에 뿌리에 묻은 흙을 잘 씻어 주어야 하며, 뿌리에 거뭇거뭇한 부분을 칼로 긁어 잔털을 제거해야 한다. 또한 쌀뜨물에 넣어 30분 정도 담가두면 씀바귀의 쓴맛이 많이 줄어든다. 씀바귀는 쓴맛이 강하기 때문에 데쳐서 찬물에 오래 우려낸 후 조리에 사용해야 하는데, 찬물 대신 쌀뜨물을 사용하면 효과적이다. 또한 씀바귀를 조리할 때 배즙을 넣으면 쓴맛을 어느 정도 줄일 수 있다.

노란 꽃이 귀여운 시원한 씀바귀

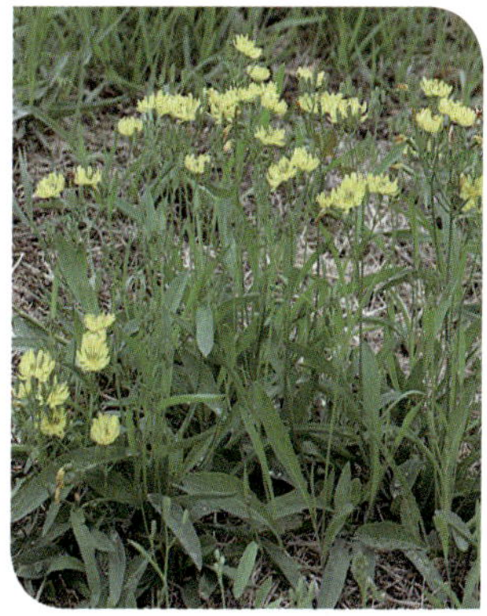

- 씀바귀는 전국 각지의 풀밭이나 밭 가장자리 등에 분포하는 국화과 여러살이해풀로 쓴맛을 가져 '고채(苦菜)'라고도 부른다. 가느다란 줄기는 곧게 30cm 정도의 높이로 자라며 뿌리에서부터 자라나는 잎과 줄기에서 생겨나는 잎이 있다. 특유의 쓴맛과 풍미로 뿌리와 잎, 줄기 모두 식재로 활용되고 있다. 씀바귀는 자생력이 강해서 인가와 도로 근처에서도 잘 자라는데, 여기서 채취한 씀바귀에는 중금속이 다량 함유되어 있을 가능성이 있어 주의해야 한다.
- 이른봄에 뿌리, 줄기를 캐서 나물로 무쳐 먹거나 지짐이로 해서 먹는다. 어린잎도 같은 방법으로 나물로 해 먹을 수 있다. 쌉쌀한 맛이 특징인 씀바귀는 어린잎은 나물로 만들어 먹고, 자란 것은 말려서 차나 설탕 절임액으로 만들어 먹는다. 특히 씀바귀로 만든 김치는 쌉쌀한 맛과 독특한 풍미가 있고 돼지고기와 함께 먹으면 돼지고기의 느끼한 맛을 중화시킬 수 있고, 돼지고기의 산성을 씀바귀가 중화시켜 균형을 맞춰준다.
- 한고(寒苦)한 기미를 가지며 비, 심, 위로 귀경하여 열독을 제거하는 효능을 가지므로 해독이나 해열의 목적으로 사용해 왔다.

  현대 연구에서는 씀바귀의 이눌린이란 성분이 쓴맛을 내며 항암효과를 가지고 있고 쓴맛을 내는 주요 성분인 이눌린은 천연 인슐린이라 불리며 체내의 혈당을 조절하는 효능을 가지고 있으며 체내의 활성산소를 제거하고 암을 예방하는 항산화 효과를 가진다고 보고되어 있다.

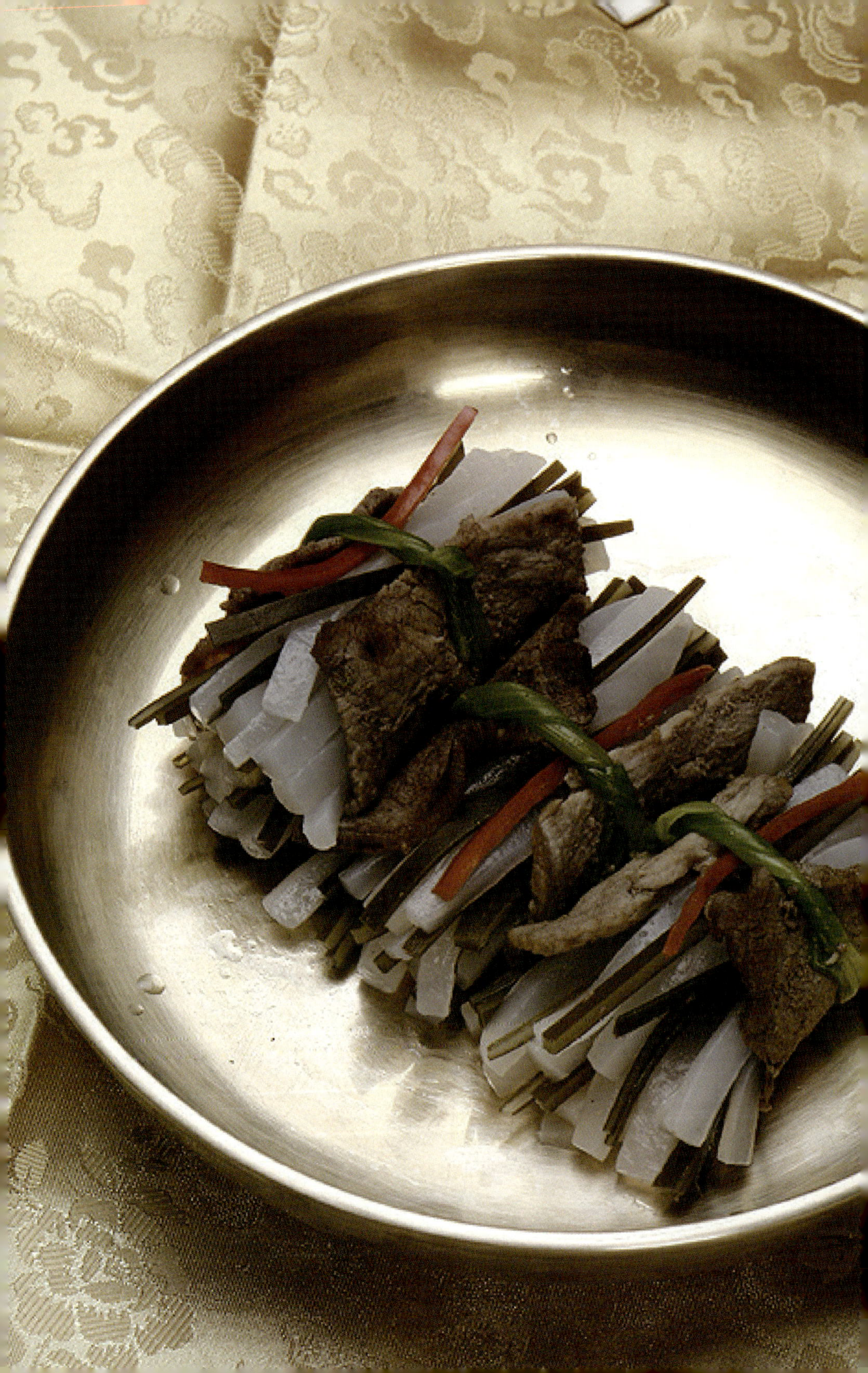

청포묵 환삼덩굴말이

재료 및 분량

❖ 주재료 : 청포묵 400g, 편육용 쇠고기 300g, 환산덩굴(잎) 50g, 불린 다시마 50g, 파프리카 50g
❖ 편육 삶는 물 : 마늘 5쪽, 파뿌리 2개, 통후추 10g
❖ 묶음재료 : 미나리 적당량
❖ 기타재료 : 참기름, 소금, 포도씨유 적당량

조리방법

① 청포묵은 두께 0.5cm, 길이 6cm 정도로 채를 썰어 참기름과 소금으로 버무려 준비한다.
② 쇠고기는 편육 삶는 물에 삶아 식힌 후 두께 1cm, 가로, 세로 각각 4cm, 6cm 길이로 썰어 준비한다.
③ 전처리한 환삼덩굴은 소금물에 데쳐 찬물로 헹군 후 가로, 세로 각각 2cm로 잘라 펴서 준비한다.
④ 불린 다시마는 길이 6cm 정도로 채를 썰어 포도씨유 살짝 볶아 소금, 참기름으로 양념하여 준비한다.
⑤ 파프리카는 길이 6cm 정도로 채를 썰어 포도씨유에 살짝 볶아 준비한다.
⑥ 미나리는 삶아 길게 정리하여 묶음용으로 준비한다.
⑦ 쇠고기 위에 환삼덩굴, 다시마, 청포묵, 피망을 얹어 미나리로 묶는다.

약선학적 특징 및 섭취효능

● 재료의 기미, 귀경과 효능

재료명	기(氣)	미(味)	귀경(歸經)	효능
청포묵	량(凉)	감(甘)	심(心), 위(胃)	청열해독(淸熱解毒), 청서이수(淸署利水)
쇠고기	평(平)	감(甘)	비(脾), 위(胃)	보비위(補脾胃), 익기혈(益氣血), 강근골(强筋骨)
환삼덩굴	한(寒)	감(甘), 고(苦)	심(心), 간(肝)	청열해독(淸熱解毒), 이뇨(利尿)
다시마	한(寒)	함(鹹)	간(肝), 신(腎), 위(胃)	연결화담(軟堅化痰), 이수소종(利水消腫), 청열(淸熱)
파프리카	온(溫)	신(辛)	간(肝)	거풍습(祛風濕)

● 약선학적 섭취효능

- 더위와 열독을 풀어주고 소변이 잘 나오도록 하는 효능을 가진 청포묵이 주재료, 열독제거 및 소변을 원활히 하는 환삼덩굴, 소변을 원활히 해서 부종을 제거하는 다시마가 주재료의 효능을 도와주는 부재료, 쇠고기, 파프리카가 보조재료로 구성되었다.
- 소변을 통해 열독을 제거해주는 섭취효능이 있어 여름철 무더위를 이길 수 있으며 몸을 가볍게 해주는 데 적절한 음식이다.

약선 조리 팁

- 일반적인 고기말이와 비슷하나 다시마와 청포묵의 싱그러움으로 느끼하지 않고 담백하다.
- 환삼덩굴은 3시간 정도 찬물에 담가 쓴맛을 제거하여 사용한다. 환삼덩굴잎의 크기가 작으면 그저 말이 안에 들어가도록 적당한 크기로 썰어서 준비하면 된다.

무성하게 퍼져가는 환삼덩굴

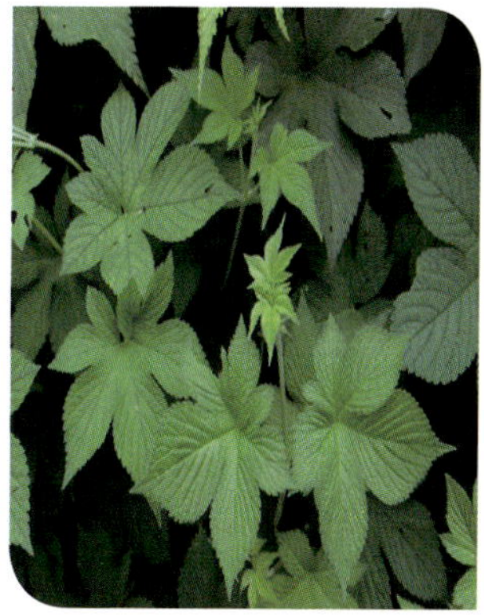

- 환삼덩굴은 쌍떡잎식물 삼과의 덩굴성 한해살이풀로 들에서 흔히 자라며 율초(葎草)라고도 부른다. 꽃은 7~10월에 피고 열매는 9~11월에 익는다. 열매와 전체를 사용한다. 번식력이 매우 왕성한 잡초는 대체로 외래종으로 낯선 땅에 적응하고 살아남기 위해 번식에 사력을 다한다. 여름철 잎이 무성할 때 베어서 말린다. 열매와 잎, 줄기를 약용으로 쓰며 말린 잎은 가루로 만들어 복용하는데, 질긴 생명력만큼 효능도 다양하다. 줄기의 껍질은 섬유로, 열매는 건위제, 열매가 달린 전초는 이뇨제로 사용해 왔다.
- 이른봄에 싹튼 어린순을 나물로 먹는다. 쓴맛이 있으므로 데쳐서 찬물에 우려낸 다음 무쳐야 한다.
- 한감고(寒甘苦)한 기미, 심, 간으로 귀경하여 열독을 제거하고 소변을 잘 나오게 하는 효능이 있어 해열, 이뇨, 소종의 치료에 효과적이며 이질, 설사, 방광염, 임파선염, 소변이 잘 나오지 않는 증세 등에도 사용해 왔다.

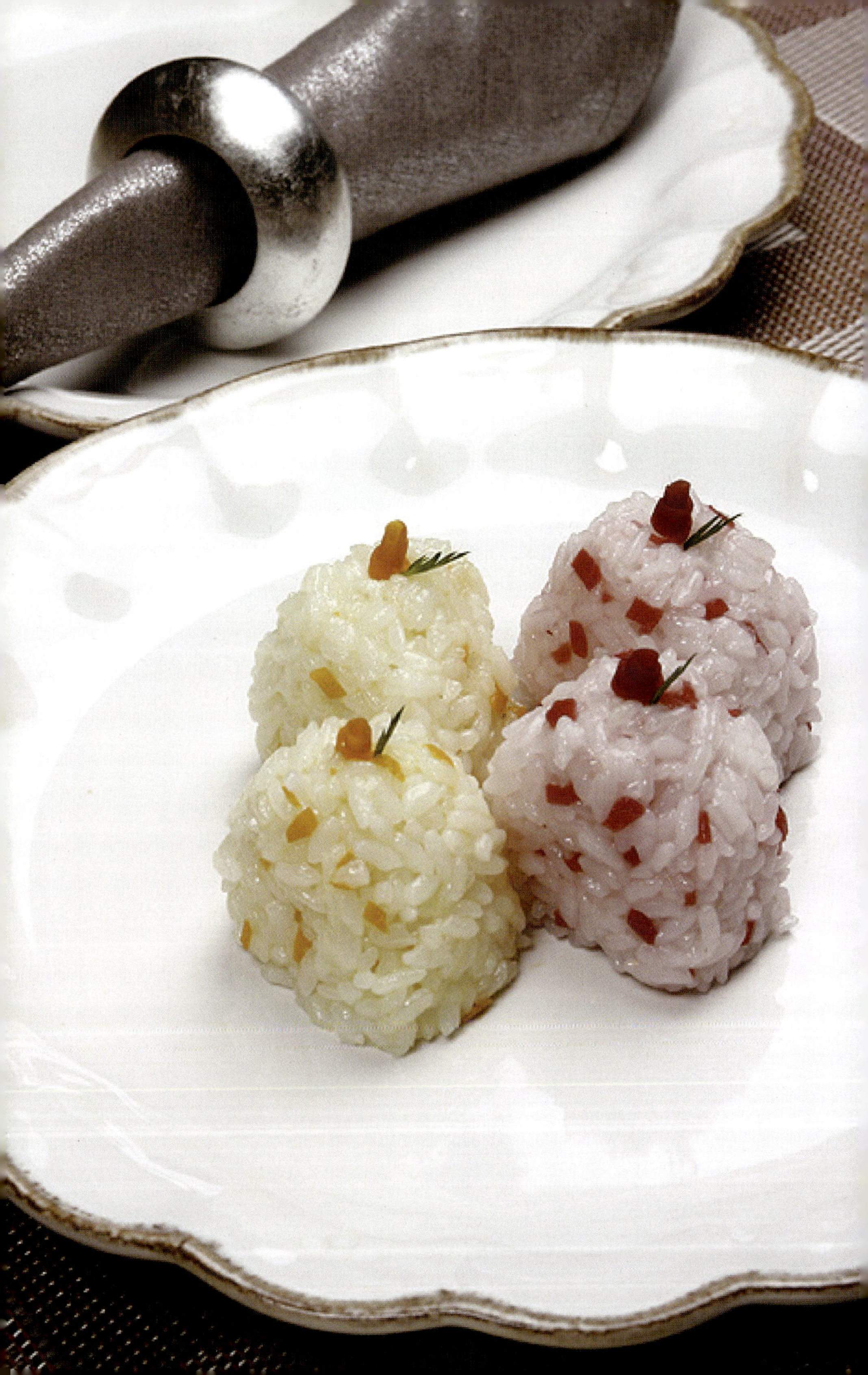

연잎 주먹밥

재료 및 분량

❖ 주재료 : 쌀 300g, 생강 60g, 연잎 50g, 산사 20g
❖ 노란 생강촛물 : 생강 30g, 물 2큰술, 식초 2큰술, 설탕 1큰술
❖ 붉은 생강촛물 : 생강 30g, 물 2큰술, 식초 2큰술, 설탕 1큰술, 비트 5g

조리방법

① 산사는 흐르는 물에 살짝 씻어 물 500mL를 붓고 중불에서 끓여 약 200mL 정도가 되도록 끓여서 걸러 액을 준비한다.
② 전처리한 연잎은 잘게 썰어 물 500mL를 넣고 끓여서 반으로 졸여 식힌다.
③ 쌀을 불린 후 산사물과 연잎 물 및 적당량의 물을 섞어 밥을 짓는다.
④ 생강은 얇게 편으로 썰어 노란 생강초와 붉은 생강촛물에 반반씩 나누어 담가서 색을 낸다
⑤ 노란 생강초와 붉은 생강초는 각각 곱게 다져 준비한다.
⑥ 지어 놓은 밥에 각각 생강초를 넣고 주먹밥을 만든다.

약선학적 특징 및 섭취효능

● 재료의 기미, 귀경과 효능

재료명	기(氣)	미(味)	귀경(歸經)	효능
멥쌀	평(平)	감(甘)	비(脾), 위(胃)	보중익기(補中益氣), 건비화위(健脾和胃)
생강	온(溫)	신(辛)	비(脾), 위(胃), 폐(肺)	건비지구(健脾止嘔), 발표산한(發表散寒)
연잎	한(寒)	감(甘)	심(心), 비(脾), 위(胃)	청서(淸暑), 해열(解熱)
산사	미온(微溫)	산(酸), 감(甘)	비(脾), 위(胃), 간(肝)	활혈지통(活血止痛), 건위지사(健胃止瀉),

● 약선학적 섭취효능

- 더위와 열을 제거해주는 연잎이 주재료, 산사가 부재료, 멥쌀과 생강이 보조재료로 구성되었다.
- 비위를 편안하게 하면서 체내의 열을 제거하여 더위를 식힐 수 있는 섭취효능을 가지고 있어 여름철 더위가 심할 때, 여름철 소화기능이 저하되었을 때 효과적인 음식이다.

약선 조리 팁

- 연잎에서 느껴지는 향이 다소 쌉싸름하기도 하지만 산사와 생강이 어우러져서 전체적으로 밥과 조화를 이루어 부드러운 목 넘김을 느낄 수 있다.
- 맛을 더하기 위해 김치 볶은 것과 멸치 볶은 것을 넣고 주먹밥을 만들어도 좋다.
- 연잎은 잎이 넓고 푸른 것이 좋고 흐르는 물에 깨끗이 씻어 사용한다.

넓은 마음으로 시원한 연잎

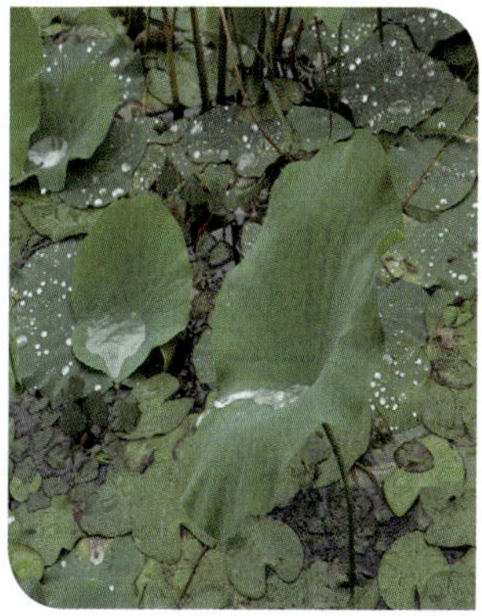

- 쌍떡잎식물 연꽃과의 여러해살이 수초의 잎으로 얕은 연못이나 깊은 논을 이용하여 재배하며 식용으로 한다. 연잎은 '하엽(荷葉)'이라고 하는데, 연잎 중에서 둥글고 큰 잎을 '부용(芙蓉)'이라고 하는데, 부용은 미녀를 상징하는 것으로 잎이 깨끗하기도 하지만 피부 미용에도 좋기 때문이다
- 웰빙 바람을 타고 사찰 음식이 유행하면서 연잎이 은은한 향으로 요리에 즐거움을 더해주는 식재료로 부각되면서 연잎밥, 연잎전, 연잎차, 연잎오리구이 등 많은 레시피의 연잎음식이 개발되고 있다.
- 한감(寒甘)한 기미, 심, 비, 위로 귀경하여 더위를 물리쳐 주고 열을 풀어 제거하는 효능을 가지므로 더위와 습기를 물리치고 출혈을 멎게 하고 어혈을 풀어 주고 머리와 눈에 쌓인 풍과 열을 맑게 하여 어지럼증을 치료하고 각혈, 코피, 뇨혈, 자궁출혈 등에 사용해 왔다. 현대 연구에서 연잎은 항균작용과 혈압강하 작용을 하며 위장을 튼튼하게 하고 미용과 정력에도 도움을 준다는 보고가 있다.

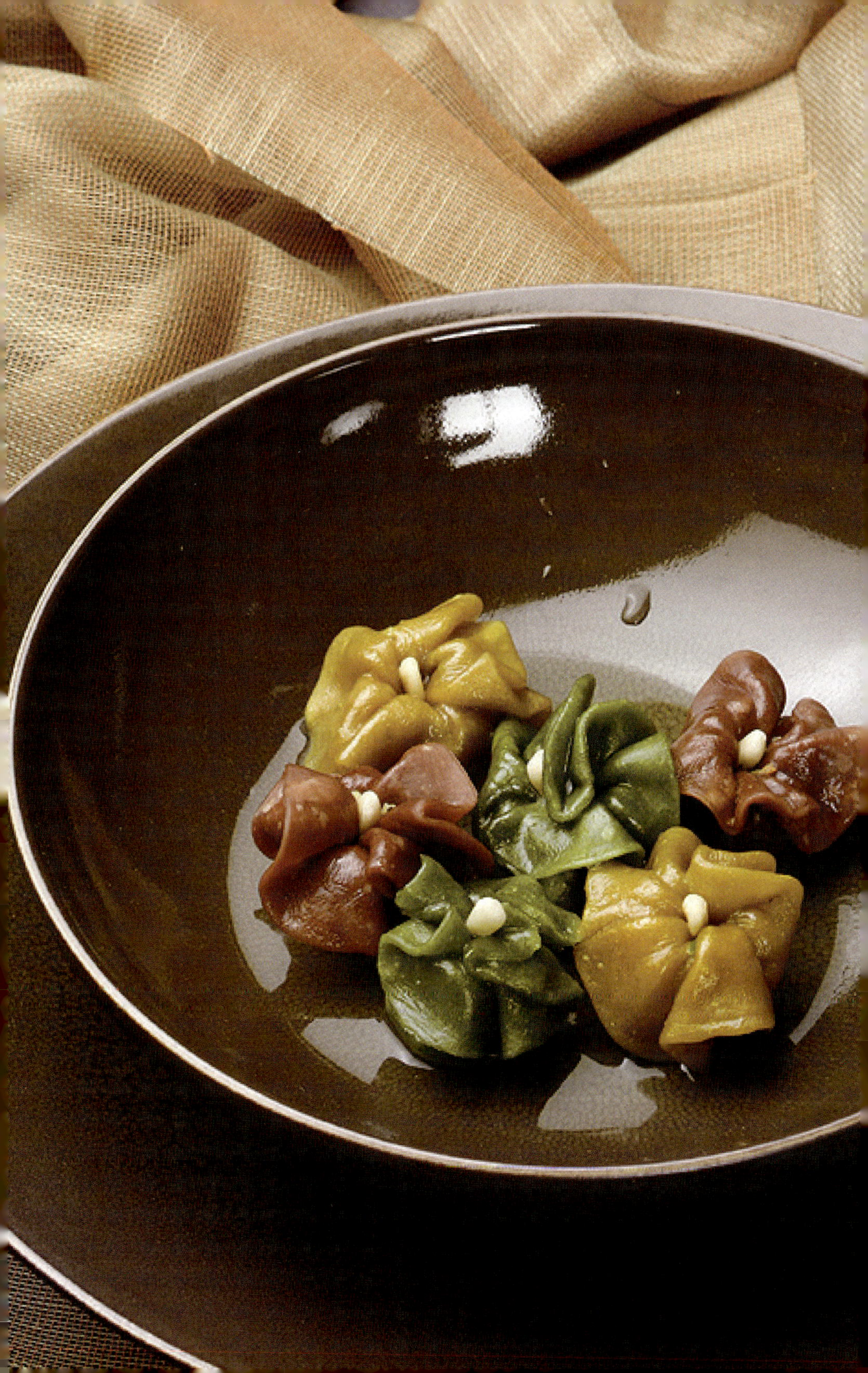

민들레 애호박편수

재료 및 분량

❖ 주재료 : 밀가루 300g, 오이 150g, 애호박 150g, 표고버섯 100g, 다진 쇠고기 100g, 민들레(잎) 60g

❖ 만두피 색 내기 : 비트즙, 치자액, 시금치즙 적당량

❖ 기타재료 : 소금, 포도씨유, 참기름, 다진 마늘, 간장, 후춧가루, 잣 적당량

조리방법

① 밀가루에 각각 비트즙, 치자액, 시금치액을 넣어 반죽하여 정사각형으로 만두피를 만든다.

② 오이는 채를 썰어 소금에 절여 물기를 빼고 포도씨유에 살짝 볶는다.

③ 애호박은 채를 썰어 소금에 절여 물기를 짠 후 포도씨유에 볶는다.

④ 표고버섯은 곱게 채를 썰어 참기름으로 무친 뒤 센 불에서 2~3분간 볶는다.

⑤ 쇠고기를 다져 다진 마늘, 간장, 후춧가루를 넣고 포도씨유에 볶는다.

⑥ 전처리한 민들레에 물 1,000mL를 넣고 끓여 여과하여 소금으로 간하여 시원하게 준비한다.

⑦ 준비한 오이, 애호박, 표고버섯, 쇠고기를 잘 섞어 소를 준비한다.

⑧ 정사각형 만두피에 소를 넉넉하게 넣고 만두피 모서리 4개를 가운데로 모아 붙여 빚는다.

⑨ 김이 오른 찜통에 만두를 넣고 10분 정도 찐다.

⑩ 만두를 담고 ⑥의 액을 부어 시원하게 담고 잣을 고명으로 얹어 낸다.

약선학적 특징 및 섭취효능

● 재료의 기미, 귀경과 효능

재료명	기(氣)	미(味)	귀경(歸經)	효능
민들레	한(寒)	고(苦), 감(甘)	간(肝), 위(胃)	이뇨통림(利尿通淋), 소종산결(消腫散結)
오이	량(凉)	감(甘)	비(脾), 위(胃), 대장(大腸)	청열해서(淸熱解暑), 생진지갈(生津止渴), 이수해독(利水解毒)
애호박	온(溫)	감(甘)	비(脾), 위(胃)	보중익기(補中益氣), 소염지통(消炎止痛), 해독소종(解毒消腫)
표고버섯	평(平)	감(甘)	간(肝), 위(胃)	부정보허(扶正補虛), 익기개위(益氣開胃)
쇠고기	평(平)	감(甘)	비(脾), 위(胃)	보비위(補脾胃), 익기혈(益氣血), 강근골(强筋骨)
밀가루	온(溫)	감(甘)	심(心), 비(脾), 신(腎)	양심(養心), 익신(益腎), 제습(除熱)

● 약선학적 섭취효능

- 소변을 잘 나오게 하여 열독으로 인한 부종을 제거하는 효능을 가진 민들레가 주재료, 열을 제거하는 효능의 오이, 부종을 제거하는 효능의 애호박이 민들레의 효능을 도와주는 부재료, 표고버섯, 쇠고기, 밀가루가 보조재료로 구성되었다.
- 소변의 배설을 촉진하여 열을 제거해주는 효능이 있어 여름철 특히 장마철에 체내열과 습을 제거하는 데 도움이 되는 음식이다.

약선 조리 팁

- 규아상과 비슷한 맛을 느낄 수 있으나 민들레가 배합되어서 상큼한 맛이 더 강하게 느껴진다.
- 사각 모양으로 만들기 어려우면 일반 만두 모양으로 빚어도 된다.
- 민들레는 잘 다듬어서 소금물에 3시간 동안 담가서 쓴맛을 어느 정도 제거하고 사용한다.

잡초의 대명사 민들레

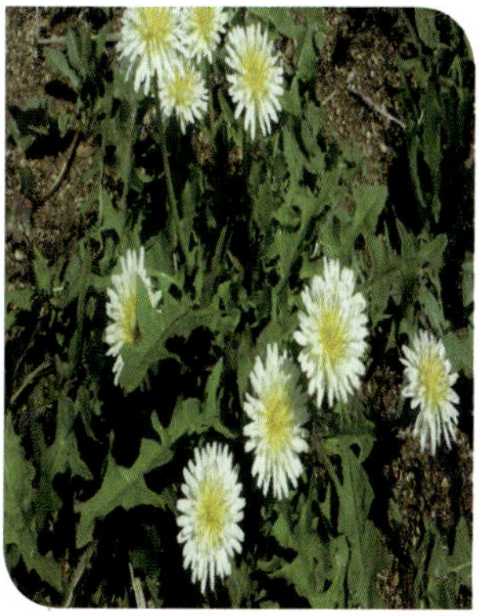

- 쌍떡잎식물 국화과의 여러해살이풀로 앉은뱅이라는 별명을 가진 민들레는 포공영(浦公英)이라고도 하며 겨울에 꽃줄기와 잎이 죽지만 이듬해 다시 살아나는 강한 생명력을 지니고 있어 이것이 마치 밟아도 다시 꿋꿋하게 일어나는 백성과 같다 하여 민초로 비유되기도 한다. 들판에서 볕이 잘 드는 곳에서 자라며 줄기는 없고, 뿌리에서 잎이 뭉쳐나며 옆으로 퍼진다. 어린 잎은 식용, 뿌리를 포함한 전초는 약용으로 쓰인다.
- 민들레순으로 나물을 해 먹고, 유럽에서는 잎은 셀러드로, 뿌리는 커피 대용으로 쓰며, 세계적으로 한때 구황식물로 사용하기도 했다. 부드러운 잎으로 쌈이나 무침을 하고, 장아찌와 김치도 담그고 데쳐서 무치기도 한다. 뿌리째 캐서 즙을 마시거나, 튀김을 해도 좋다. 꽃은 식초를 넣은 물에 데쳐서 새콤달콤하게 무치거나, 매실 진액에 무쳐도 맛있다. 어린순은 나물이나 국거리, 뿌리로는 술을 담그기도 하며 김치를 담가 먹기도 하고 꽃과 뿌리를 말려서 민들레차로 마시기도 한다.
- 한고감(寒苦甘)의 기미를 가지고 간, 위로 귀경하여 소변을 잘 통하게 하고 부종을 제거하고 뭉친 것을 풀어주는 효능이 있다. 따라서 열로 인한 종창, 유방염, 인후염, 맹장염, 복막염, 급성간염, 황달에 효과가 있으며, 열로 인해 소변이 안나오는 증세에도 사용해 왔다. 또한 잎을 자르면 하얀 유즙이 나와 옛날에는 젖이 잘 나오지 않는 여자가 먹으면 젖이 잘 나온다고도 하여 산모에게 먹였다고 한다.

  현대 연구에서는 필수아미노산, 무기질의 함량이 높아 면역력 증진, 항암효과, 소화기능 증진, 간기능 개선, 염증 치료 및 피부미용에 효과가 있다는 논문들이 보고되어 있다.

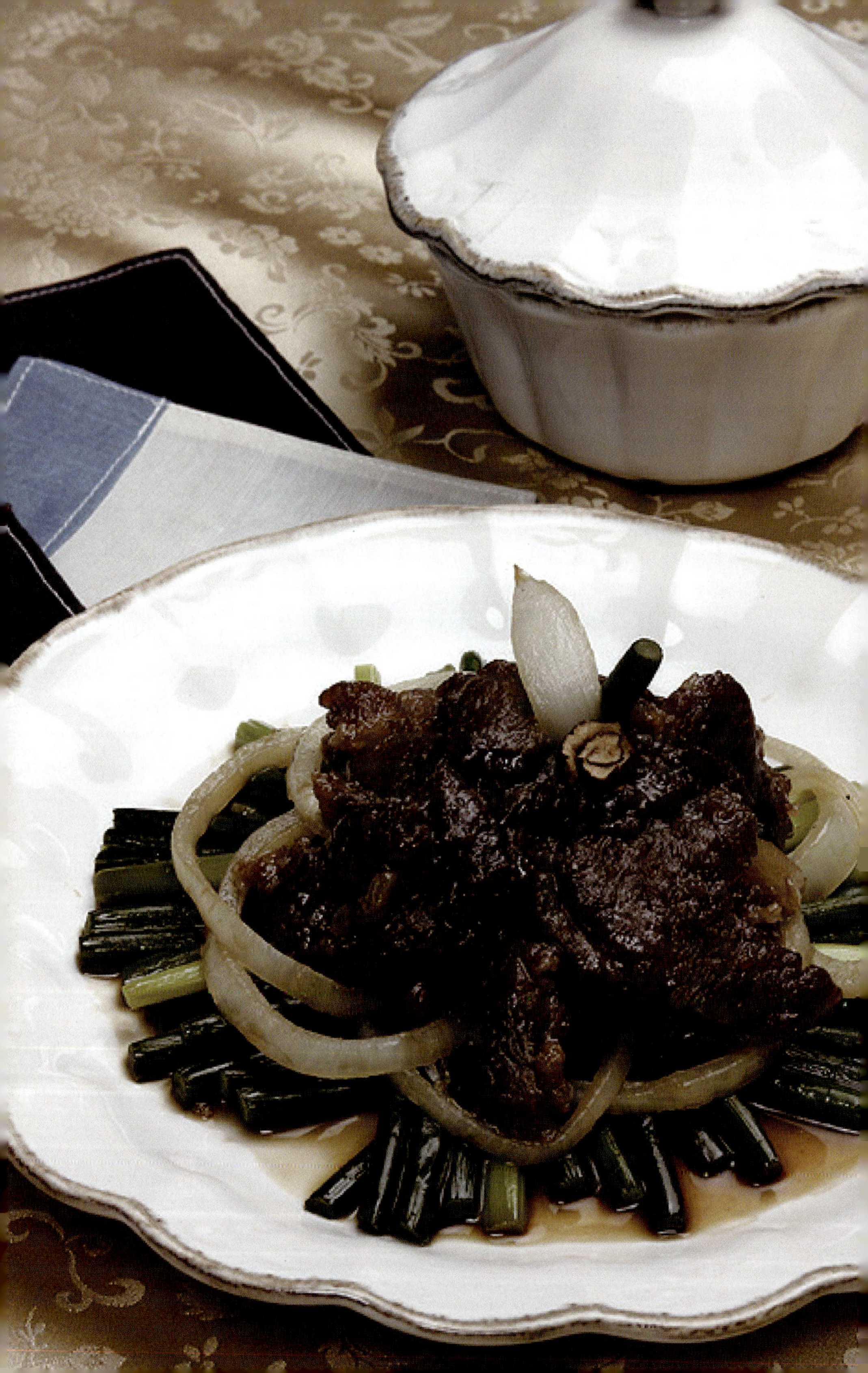

고들빼기 돼지고기조림

재료 및 분량

❖ 주재료 : 돼지고기(목살) 400g, 마늘종 100g, 양파 100g, 고들빼기(뿌리, 잎) 100g

❖ 조림장 : 고들빼기 끓인 액 1컵, 간장 3큰술, 다진 파 1큰술, 다진 마늘 1큰술, 참기름 2작은술, 깨소금 1작은술, 황설탕, 청주, 후춧가루, 생강즙, 물 적당량

❖ 기타재료 : 소금, 후춧가루, 청주 적당량

조리방법

① 돼지고기는 1cm 두께, 가로 10cm, 세로 5cm 크기로 잘라 소금, 후춧가루로 밑간하여 준비한다.

② 마늘종은 5cm 길이로 썰어 준비한다.

③ 양파는 링 모양으로 썰어 준비한다.

④ 전처리한 고들빼기에 물 500mL를 넣고 중불에서 반으로 줄 정도로 끓여 액을 만든다.

⑤ 조림장을 만든다.

⑥ 조림장에 돼지고기를 넣고 졸이다가 고기가 익으면 마늘종과 양파를 넣고 살짝 익힌다.

⑦ 마늘종을 깔고 그 위에 양파를 얹은 후 고기를 올려 담아 낸다.

약선학적 특징 및 섭취효능

● 재료의 기미, 귀경과 효능

재료명	기(氣)	미(味)	귀경(歸經)	효능
돼지고기	평(平)	감(甘), 함(鹹)	비(脾), 위(胃), 신(腎)	익기양혈(益氣養血), 보신자음(補腎滋陰), 윤조(潤燥)
마늘종	온(溫)	신(辛)	비(脾), 위(胃), 폐(肺)	거풍습(祛風濕)
양파	온(溫)	신(辛), 감(甘)	폐(肺)	건위소식(健胃消食), 이기화담(理氣化痰), 해독살충(解毒殺蟲)
고들빼기	량(凉)	미산(微酸), 고(苦)	간(肝)	청열해독(淸熱解毒), 이뇨소종(利尿消腫)

● 약선학적 섭취효능

- 열과 습을 제거하는 고들빼기가 주재료, 소변을 원활히 하는 마늘종이 고들빼기의 효능을 도와주는 부재료, 양파와 돼지고기가 보조재료로 구성되었다.
- 더위와 체내 습을 제거해주는 섭취효능을 가지고 있어 여름 특히 장마철 습기가 높을 때 섭취하면 도움이 되는 음식이다.

약선 조리 팁

- 돼지고기 양념구이와 같은 맛이나 부드러운 마늘종의 배합, 달콤한 양념으로 젊은이들이 좋아하는 맛을 가진다.
- 고들빼기는 뿌리가 매끈하면서 조직은 연한 것이 좋다. 잔뿌리는 적으면서 잎이 연하고 약간 보랏빛을 띠는 것이 좋다. 고들빼기는 잔뿌리를 제거하고, 잎과 뿌리 연결 부위의 묵은 때를 긁어낸 후 깨끗하게 씻어주어야 한다. 쓴맛을 제거하기 위해서는 소금물에 담가두었다가 사용하면 된다.

쓴맛으로 사랑받는 고들빼기

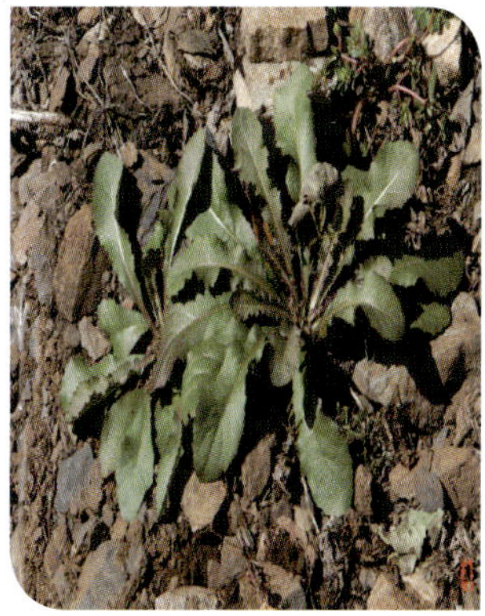

- 고들빼기는 쌍떡잎식물 국화과의 여러해살이풀로 쓴맛이 있으나 이른봄에 뿌리와 어린잎을 나물로 먹고 성숙한 것은 진정제로 사용한다.
  고들빼기는 우리나라 나물 문화의 중심에 있다. 만주지역으로부터 한반도에 이르기까지 현재 한민족이 살고 있는 유라시안대륙 동부 영역이 주된 분포지이며 일본 열도에는 분포하지 않는다.
- 특유의 쓴맛이 입맛을 돋우어 주고 더위를 잊게 만들어주는 재료이다. 고들빼기로 나물이나 김치(지)를 만들어 먹는데, 쓴맛을 덜기 위해 한참 물에 담가두지만 여전히 고들고들한 특징이 있다. 고들빼기는 특유의 쌉싸름한 맛으로 인해 육류와도 잘 어울린다. 연한 고들빼기를 무쳐 삼겹살과 함께 곁들여 먹을 수 있게 하거나 쌉쌀한 맛을 약화시켜 셀러드로도 활용할 수 있다. 고들빼기 김치는 쌉쌀하면서도 멸치젓의 감칠맛이 어울려서 밥맛을 돋우게 하는 음식으로, "고들빼기 김치는 양반이 아니면 못 먹는다."는 말이 전해 내려올 만큼 재료 준비에도 일반김치와는 달리 정성이 많이 들고 손이 많이 가는 고급 김치라고 할 수 있다.
- 량미산고(凉微酸苦)의 기미를 가지며 간으로 귀경하여 열독을 제거하고 소변을 이롭게 하여 부종을 제거하는 효능이 있어 각종 염증, 부종이 있을 때 사용해 왔다. 현대 연구에서는 쌉쌀하지만 중독성 있는 맛을 가진 고들빼기는 신경을 안정시켜주고, 콜레스테롤을 낮춰주는 효능이 보고되어 있다. 쓴맛을 내는 주요 성분인 이눌린은 천연 인슐린이라 불리며 체내의 혈당을 조절하는 효능을 가지고 있고 또한 사포닌과 다량의 베타카로틴이 함유되어 있어 발암성 물질의 성장을 억제하고 위장과 소화기능을 좋게 한다고 알려져 있다.

3. 거두어 행복을 나누는 가을

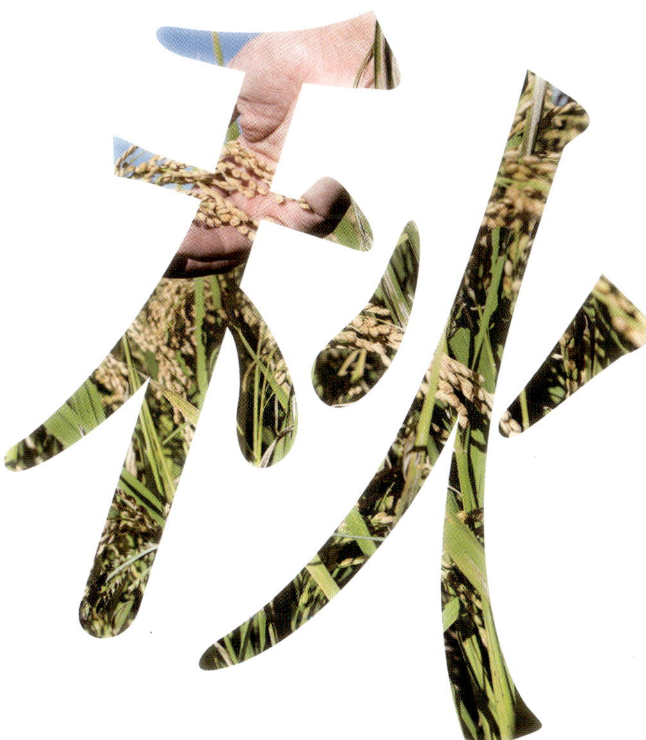

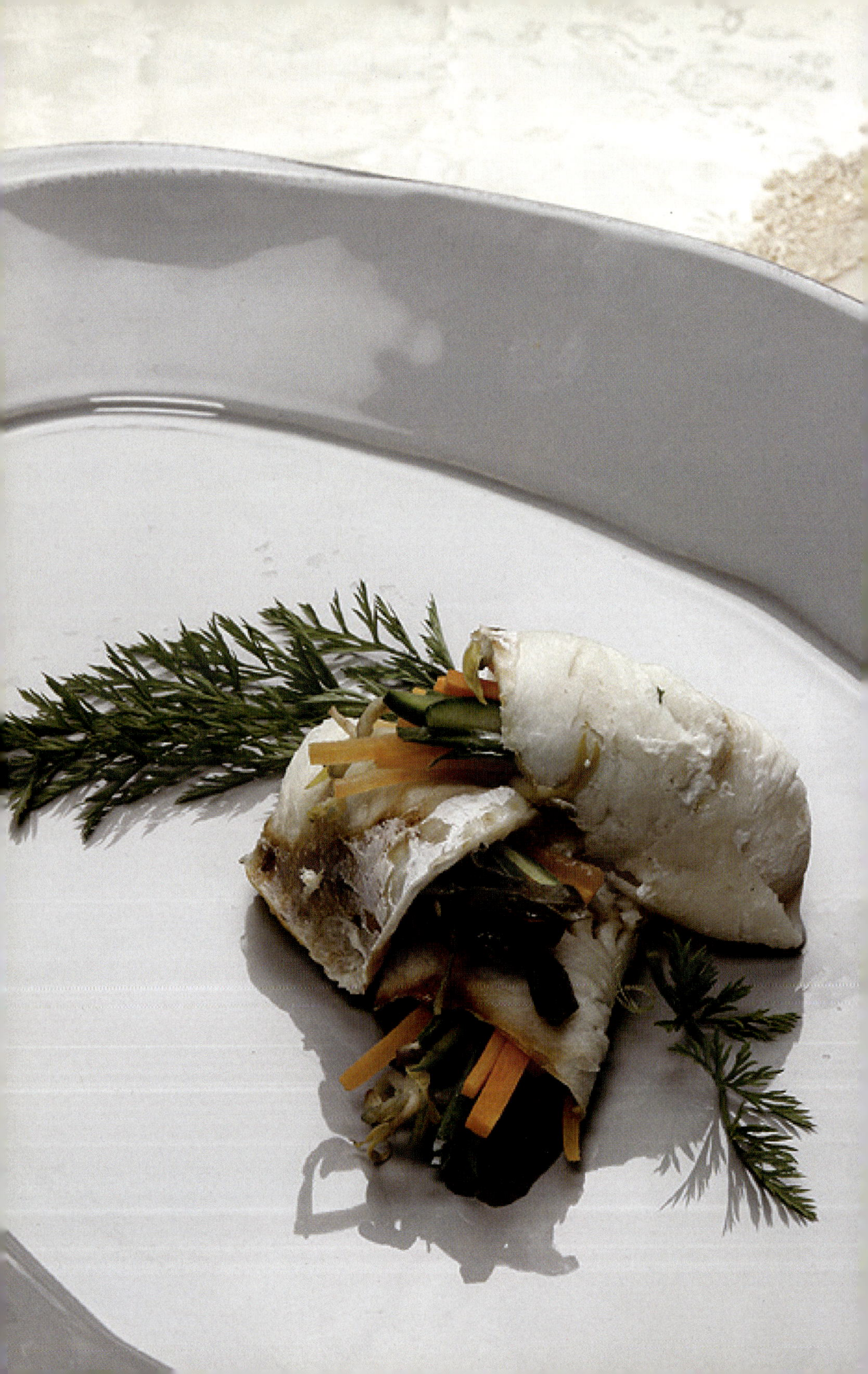

토끼풀 명태말이

재료 및 분량

❖ 주재료 : 명태살 500g, 토끼풀(잎)100g, 더덕 100g, 느타리버섯 100g, 쇠고기 100g, 당근 100g

❖ 무침양념 : 간장 2큰술, 황설탕 2큰술, 다진 파 1큰술, 다진 마늘 1/2큰술, 후춧가루 적당량

❖ 소스 : 간장 1큰술, 식초 1큰술, 복숭아 설탕절임액 1큰술, 겨자 1/2큰술

❖ 기타재료 : 참기름, 포도씨유, 소금, 후춧가루, 황설탕, 전분 적당량

조리방법

① 명태살은 칼을 눕혀서 폭과 길이가 7cm 정도로 얇게 저민 후 소금, 후춧가루로 밑간하여 준비한다.

② 토끼풀은 소금물에 2시간 담갔다가 살짝 데쳐 찬물에 헹군 후 참기름에 무쳐 준비한다.

③ 전처리한 더덕은 소금물에 담갔다가 방망이로 바순 후 길이로 얇게 찢어 준비한다.

④ 느타리버섯, 쇠고기, 당근은 모두 곱게 채를 썰어서 무침 양념으로 무친 후 포도씨유를 두르고 볶아낸 다음 식혀 준비한다.

⑤ 포를 뜬 생선의 물기를 제거한 뒤 전분을 고루 묻힌다.

⑥ 준비한 생선살을 펴놓고 토끼풀, 더덕, 버섯, 쇠고기, 당근을 가지런히 얹고 돌돌 만다

⑦ 겉에도 전분을 가볍게 묻혀서 김이 오른 찜통에 넣어 7~8분간 찐다.

⑧ 표면에 묻은 전분이 투명해지고 생선살이 단단하면서 하얗게 될 때까지 찐다.

⑨ 접시에 담고 소스를 뿌려 낸다.

약선학적 특징 및 섭취효능

● 재료의 기미, 귀경과 효능

재료명	기(氣)	미(味)	귀경(歸經)	효능
명태	평(平)	감(甘)	간(肝)	활혈이수(活血利水)
토끼풀	량(凉)	고(苦)	간(肝)	강화(降火), 명목(明目)
더덕	미한(微寒)	감(甘), 신(辛)	폐(肺), 위(胃)	양음윤폐(養陰潤肺), 익위생진(益胃生津)
느타리버섯	온(溫)	감(甘), 신(辛)	위(胃), 간(肝)	거풍습(祛風濕), 서근활락(舒筋活絡)
쇠고기	평(平)	감(甘)	비(脾), 위(胃)	보비위(補脾胃), 익기혈(益氣血), 강근골(强筋骨)
당근	평(平)	감(甘)	폐(肺), 간(肝), 비(脾)	건비화체(健脾化滯), 양혈명목(養血明目)

● 약선학적 섭취효능

- 음을 자양해서 진액을 생성하여 폐를 촉촉하게 해주는 더덕이 주재료, 열을 내려주는 효능을 가진 토끼풀이 더덕의 효능을 도와주는 부재료, 명태, 느타리버섯, 쇠고기, 당근이 보조재료로 구성되었다.
- 진액을 생성하고 잔열을 제거하여 폐를 윤조시키는 섭취효능을 가지고 있으므로 늦여름부터 잔열이 남아 있는 초가을에 아침, 저녁의 기온 차이를 극복하면서 건조한 가을철 절기에 적응하는 데 적당한 음식이다.

약선 조리 팁

- 생선야채말이의 맛이다. 초간장을 더하여 먹으면 담백함을 느낄 수 있다.
- 말이로 만드는 조리법이 번거로우면 명태살과 모든 재료들을 잘게 썰어 부침의 형태로 만들어도 좋다.
- 더덕은 뿌리가 희고 굵으며 몸 전체가 곧게 쭉 뻗은 것을 골라야 한다. 또한 표면 주름이 깊지 않고 잔가지가 많지 않은 것이 좋다. 흙을 깨끗이 씻은 후 칼집을 내어 외피를 벗겨낸다. 더덕의 섬유질은 유난히 강한 특징이 있으므로 밀대로 두드리거나 밀면 섬유질이 연해져 부드럽게 섭취할 수 있다.

행운을 부르는 토끼풀

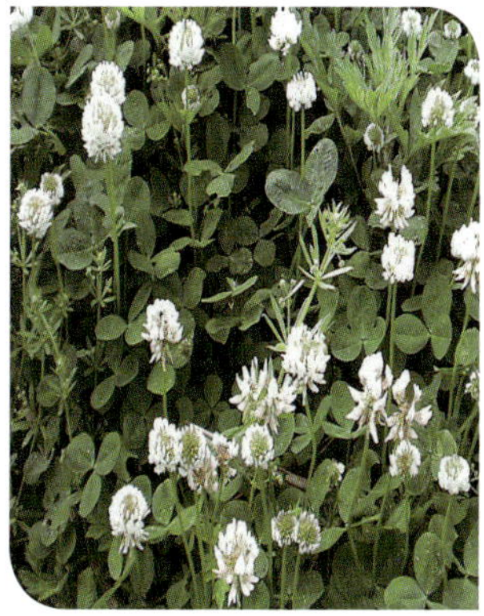

- 토끼들이 잘 먹어서 붙여진 이름의 토끼풀은 쌍떡잎식물 콩과의 여러해살이풀인 클로버를 일컫는다. 꽃은 6~7월에 핀다. 작은 잎이 4개 달린 것은 희망, 신앙, 애정, 행복을 나타내며 이것을 찾은 사람에게 행운이 깃들인다는 전설이 있다. 식물 전체의 높이 20~30cm이며 포기 전체에 털이 없고, 땅 위로 벋어가는 줄기 마디에서 뿌리가 내리고 잎이 드문드문 달린다. 3장의 작은잎이 나오며 잎자루는 길이 5~15cm로서 길다. 작은 잎은 3개지만 4개 달린 것도 있으며 거꾸로 된 심장 모양이고 끝은 둥글거나 오목하며 가장자리에 잔 톱니가 있다.
- 모양이 예쁜 토끼풀은 생으로 먹으면 쓴맛이 없지만 살짝 데쳐서 나물로 무쳐서 먹으면 쓴맛이 강해진다. 토끼풀은 보기에도 좋은 만큼 한여름 입맛을 돋우는 데 이용하면 아주 좋은 잡초다. 달짝지근하고 상큼한 셀러드로 만들어서 입맛을 돋우는 데 좋고 녹즙으로 이용해도 좋다. 번식이 왕성한 6~7월에 잎을 따서 데쳐 냉동실에 보관하였다가 초가을에 자주 섭취하면 좋다. 토끼풀꽃은 튀겨서 아이들 간식으로 먹거나 잎과 함께 셀러드로 먹어도 좋다.
- 토끼풀의 기미는 량고(涼苦)한 기미, 간으로 귀경하여 화를 내리고 눈을 밝게 하는 효능을 가지고 있다. 민간에서는 잎 또는 꽃의 추출물을 기침과 폐결핵, 천식에 쓴다. 전초와 씨를 진해약, 이뇨약으로, 전초를 황달, 부기, 위장병에 사용해 왔다. 전초와 꽃을 산전산후의 부인병, 유행성이하선염에 소염제로 쓰거나 신선한 잎을 찧어 거즈에 싸서 뜨겁게 한 후 지혈, 염증약으로 상처와 생손앓이, 치핵, 부스럼, 화상, 유선암 등에 찜질을 하면 효과가 있다. 현대 연구에서는 고지혈과 당뇨로 고생하는 사람이 한 달 이상 생으로 섭취했더니 당뇨와 고지혈 상태가 회복되었다는 보고가 있다.

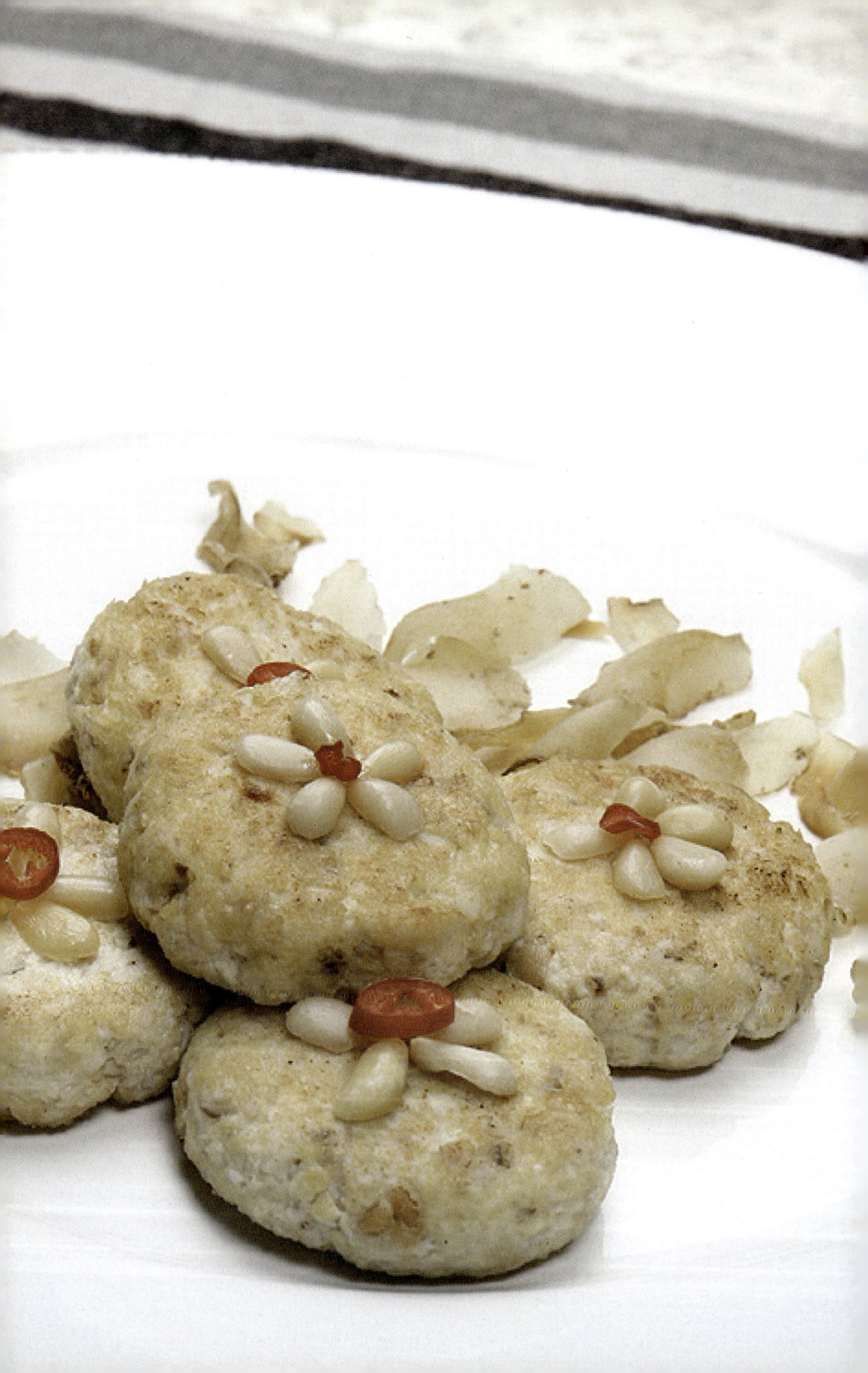

돌미나리 두부찜

재료 및 분량

❖ 주재료 : 두부 500g, 돌미나리 100g, 달걀 4개

❖ 양념장 : 다진 파 1큰술, 다진 마늘 1/2큰술, 황설탕 1작은술, 참기름 1작은 술, 깨소금 1작은술, 소금 1/2작은술, 후춧가루 적당량

❖ 기타재료 : 홍고추, 잣 적당량

조리방법

① 두부는 뜨거운 물에 살짝 데쳐 곱게 으깬 후 면보에 싸서 물기를 제거하여 준비한다.

② 전처리한 돌미나리는 소금물에 잘 씻어 잘게 다져서 준비한다.

③ 두부, 돌미나리에 양념장을 넣고 고루 무쳐 간이 배도록 한다.

④ ③에 달걀을 넣고 반죽하듯이 치대어 섞은 후 적당한 크기로 동글납작하게 모양을 만들어 빚는다(필요하면 소량의 전분을 사용한다).

⑤ 잣은 고깔을 떼어 내고 길이로 반을 잘라 비늘 모양으로 썰고 홍고추는 동글동글 얄팍하게 썰어 준비한다.

⑥ 모양으로 빚은 재료에 잣을 돌려 박고 가운데 홍고추 썬 것을 박아 김이 오른 찜통에 넣어 10분 정도 쪄서 잣을 뿌려 담아 낸다.

약선학적 특징 및 섭취효능

● 재료의 기미, 귀경과 효능

재료명	기(氣)	미(味)	귀경(歸經)	효능
두부	량(凉)	감(甘)	비(脾), 위(胃), 대장(大腸)	생진윤조(生津潤燥), 청열해독(淸熱解毒), 화중익기(和中益氣)
돌미나리	량(凉)	감(甘), 신(辛)	폐(肺), 위(胃)	청열이수(淸熱利水), 해독(解毒)
달걀	평(平)	감(甘)	비(脾), 위(胃), 심(心)	자음윤조(滋陰潤燥), 양심안신(養心安神) 양혈안태(養血安胎)

● 약선학적 섭취효능

- 열독을 제거하고 진액을 생성하는 두부가 주재료, 체내 열독을 빼주는 돌미나리, 음을 자양하는 효능의 달걀이 두부의 효능을 도와주는 부재료로 구성되었다.
- 열독제거 및 진액 생성의 섭취효능을 가진다. 초가을 여름철의 잔열을 제거하거나 건조해지는 피부가 느껴질 때 또는 병리적 상태에서 열독을 제거해야 할 때 섭취하면 좋은 음식이다.

약선 조리 팁

- 두부찜의 텁텁함보다는 신선함이 느껴지는 음식이다
- 돌미나리는 잎이 싱싱하고 줄기가 굵지 않으며 깨끗한 것으로 고르고 시든 잎을 정리하고 물에 담갔다가 이용한다.

가볍고 늘씬한 자태의 돌미나리

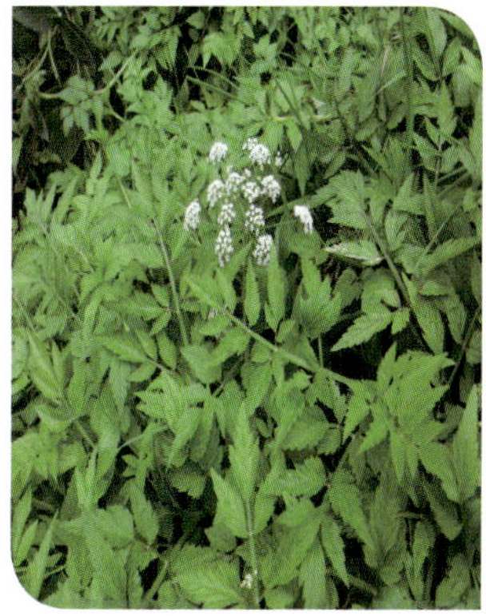

- 미나리과에 속하는 여러해살이 쌍떡잎식물로 수근(水芹)이라고도 한다. 미나리는 크게 물미나리와 돌미나리로 구분된다. 물미나리는 논에서 재배되어 논미나리라고도 하는데, 줄기가 길고 상품성이 좋다. 보통 미나리라고 칭하는 것은 논미나리를 가리킨다. 돌미나리는 본래 계곡의 샘터나 들의 습지 또는 물가에서 야생하는 것으로, 물미나리에 비하여 줄기가 짧고 잎사귀가 많다. 논미나리보다 향이 강하고 줄기 속이 차 있어 씹는 질감이 좋은 야생의 돌미나리를 채취하는 일은 흔하지 않고 밭에서 재배하여 상품화한다.
- 김치를 담글 때 양념으로 쓰이고 전골이나 생선 종류의 탕을 끓일 때 빠지지 않는 재료 가운데 하나이다. 또 나물로 무쳐서 먹기도 하고 데쳐서 제육이나 편육에 감아 강회로 먹기도 한다. 근래에는 셀러드에도 이용되고 녹즙을 만들어 먹기도 한다.
- 량감신(凉甘辛)의 기미, 폐와 위로 귀경하여 열독을 제거하고 소변을 이롭게 하는 효능을 가지고 있다. 이뇨, 해열의 목적으로 쓰이고 황달이나 대하증의 치료에도 효과가 있어 민간에서 사용해 왔다. 『동의보감』에 의하면 미나리는 황달과 부인병, 음주 뒤의 두통과 구토에 효능이 있고 해독작용이 뛰어나 한방에서 예로부터 약재로 사용되어 왔다고 기록되어 있다.

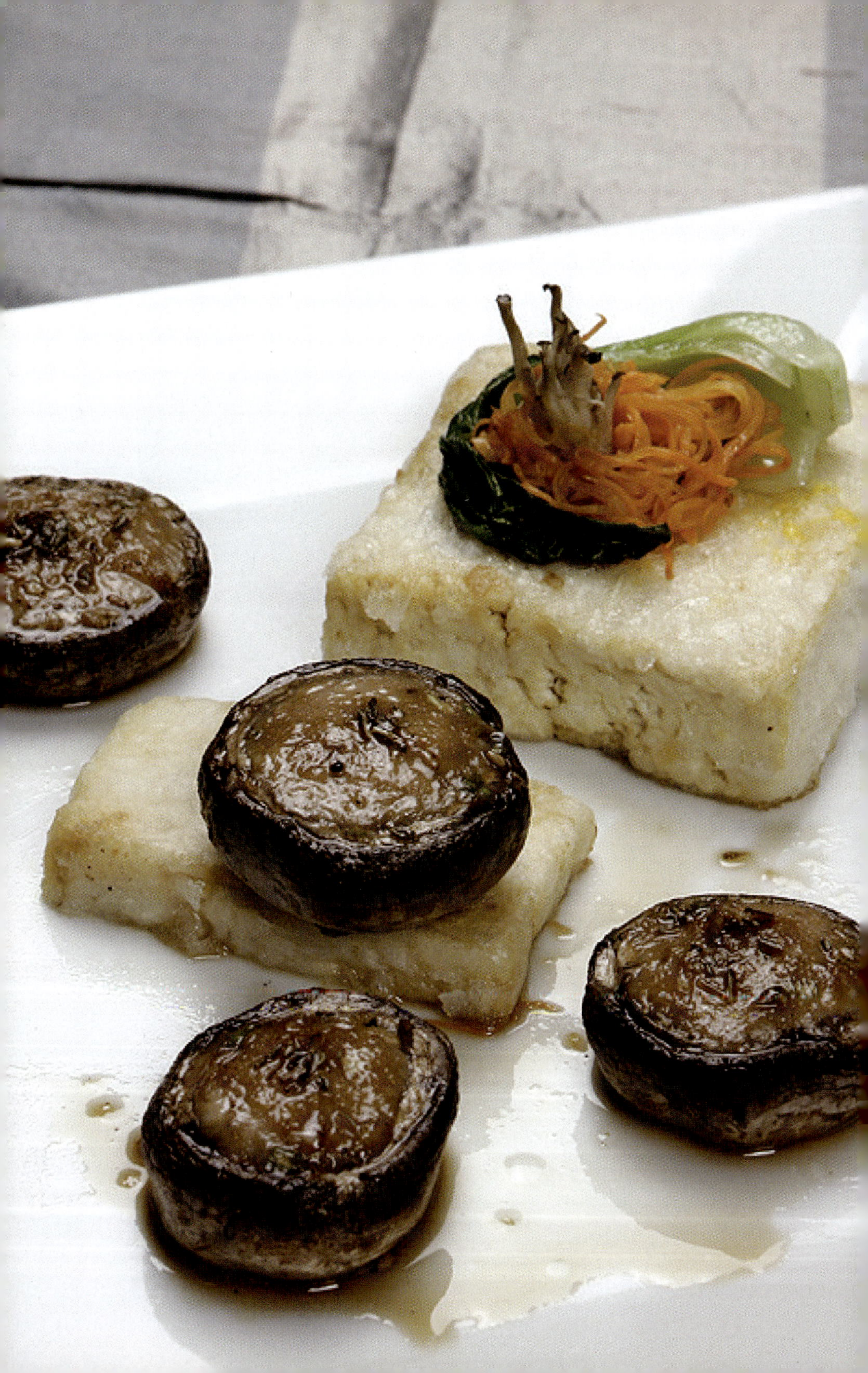

짚신나물 표고조림

재료 및 분량

❖ 재료 : 두부 400g, 짚신나물(줄기, 잎) 100g, 표고버섯 100g, 느타리버섯 50g, 팽이버섯 50g, 당근 50g
❖ 양념장 : 황설탕 2큰술, 간장 2큰술, 다진 파 1큰술, 참기름 1큰술, 깨소금 1/2큰술
❖ 조림양념 : 조림용 간장 5큰술, 황설탕 3큰술, 후춧가루, 물 적당량
❖ 기타재료 : 소금, 참기름, 달걀 적당량

조리방법

① 두부는 뜨거운 물에 살짝 데쳐 곱게 으깨어 면보에 싸서 물기를 제거하여 준비한다.
② 짚신나물은 찬물에 3시간 정도 담갔다가 소금물에서 삶아서 찬물에 헹군 후 잘게 다져 소금, 참기름으로 밑간하여 준비한다.
③ 표고버섯은 가운데를 깨끗하게 파내어 준비한다.
④ 팽이버섯, 느타리버섯과 당근은 곱게 다져 준비한다.
⑤ 두부, 짚신나물, 팽이버섯, 느타리버섯, 당근은 양념장에 고루 버무려 간이 배도록 한다.
⑥ 표고버섯 안에 ⑤를 적당량 넣고 그 위에 달걀을 풀어 살짝 바른다.
⑦ 조림용 냄비에 ⑥을 넣고 조림양념을 붓고 중간 온도에서 뭉근하게 조려낸다.
⑧ 접시에 담아 낸다.

약선학적 특징 및 섭취효능

● 재료의 기미, 귀경과 효능

재료명	기(氣)	미(味)	귀경(歸經)	효능
두부	량(凉)	감(甘)	비(脾), 위(胃), 대장(大腸)	생진윤조(生津潤燥), 청열해독(淸熱解毒) 화중익기(和中益氣)
짚신나물	평(平)	고(苦)	간(肝), 비(脾), 폐(肺)	수렴지혈(收斂止血), 해독소종(解毒消腫)
표고버섯	평(平)	감(甘)	간(肝), 위(胃)	부정보허(扶正補虛), 익기개위(益氣開胃)
느타리버섯	온(溫)	감(甘), 신(辛)	위(胃), 간(肝)	거풍습(祛風濕), 서근활락(舒筋活絡)
팽이버섯	한(寒)	함(鹹), 미고(微苦)	간(肝), 위(胃)	이간장(利肝臟), 익장위(益腸胃)
당근	평(平)	감(甘)	폐(肺), 간(肝), 비(脾)	건비화체(健脾化滯), 양혈명목(養血明目)

● 약선학적 섭취효능

- 열독을 제거하고 진액을 생성하여 여름철 체내 잔열을 제거할 수 있는 효능이 있는 두부가 주재료, 두부의 효능을 도와 열독을 제거해주는 효능을 가진 짚신나물이 두부의 효능을 돕는 부재료, 세 가지 버섯과 당근이 보조재료로 구성되었다.
- 체내 열을 제거, 진액 생성 및 소화기를 편하게 하는 섭취효능을 가지고 있다. 따라서 초가을 여름철 잔열을 제거하고 진액 생성으로 피부를 촉촉하게 해주며 소화기능이 저하되고 입맛이 없을 때 섭취하면 가을철 환경에 잘 적응할 수 있도록 해주는 음식이다.

약선 조리 팁

- 표고버섯을 간장에 조린 맛으로 젊은이들이 좋아하는 맛이다. 두부와 씹히는 짚신나물의 배합이 달고 짠맛을 조화시켜 준다.
- 모든 속 재료를 표고버섯 안에 넣고 조릴 때 속 재료가 빠지지 않도록 하기 위해 달걀을 바르는 것은 단백질 응고원리를 이용한 것인데, 달걀을

사용하고 싶지 않으면 소를 넣고 표면을 팬에 살짝 익혀서 조리면 개운하고 담백한 맛을 가지게 된다.

– 팽이버섯은 순백색이나 크림색으로 갓이 적고 가지런히 있는 것이 좋으며, 뿌리 부분이 짙은 다갈색으로 변해 있거나 줄기가 가느다란 것은 신선도가 낮은 것이다. 비닐봉지로 포장되어 있는 상태에서 누르스름한 밑동을 잘라내고 소쿠리에 담아 결결이 뜯어 가며 씻어서 사용한다.

동글동글 귀여운 팽이버섯

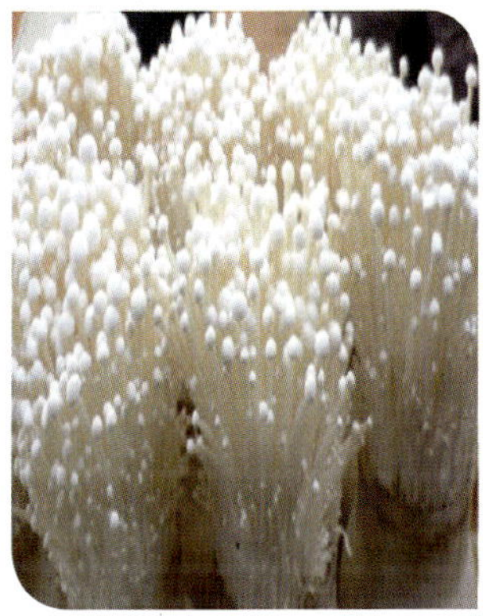

- 버섯은 진균문의 담자균아문 및 자낭균아문에 속하는 균류의 자실체를 말한다. 국내에서 산출되는 버섯은 800여 종이라고 하지만, 많은 것이 담자균에 속해 있다. 국내에서 산출하는 버섯 중 약 100종이 식용으로 이용되고 있는데, 일반적으로 대량 소비되고 있는 것은 인공 재배되고 있는 10수 종이다. 독성을 가지는 버섯의 수는 확실하지 않지만, 알려져 있는 것은 약 20종 정도이다.
- 보통 생으로 셀러드에 넣어 먹는데, 눈에 띄는 모양 때문에 보기에 좋다. 일본에서는 팽나무(에노키)에서 자란다고 하여 에노키타케라는 이름이 붙었으며, 스키야키나 나베모노(일본의 전골 요리)에 많이 들어간다. 팽이버섯은 매우 순하고 상큼하며 아삭아삭하고 쫄깃하다. 팽이버섯고기말이, 팽이버섯초무침, 팽이버섯죽 등 다양한 조리법이 소개되고 있다.
- 한함미고(寒鹹微苦)의 기미를 가지며 간, 위로 귀경하여 간 기능을 증진하고 장과 위를 자양하는 효능을 가진다. 팽이버섯은 찬 기운을 가지고 있어 몸을 차게 하는 음성 식품이므로 생으로 먹지 말고 굽거나 끓이거나 열을 가하여 먹으면 좋다.

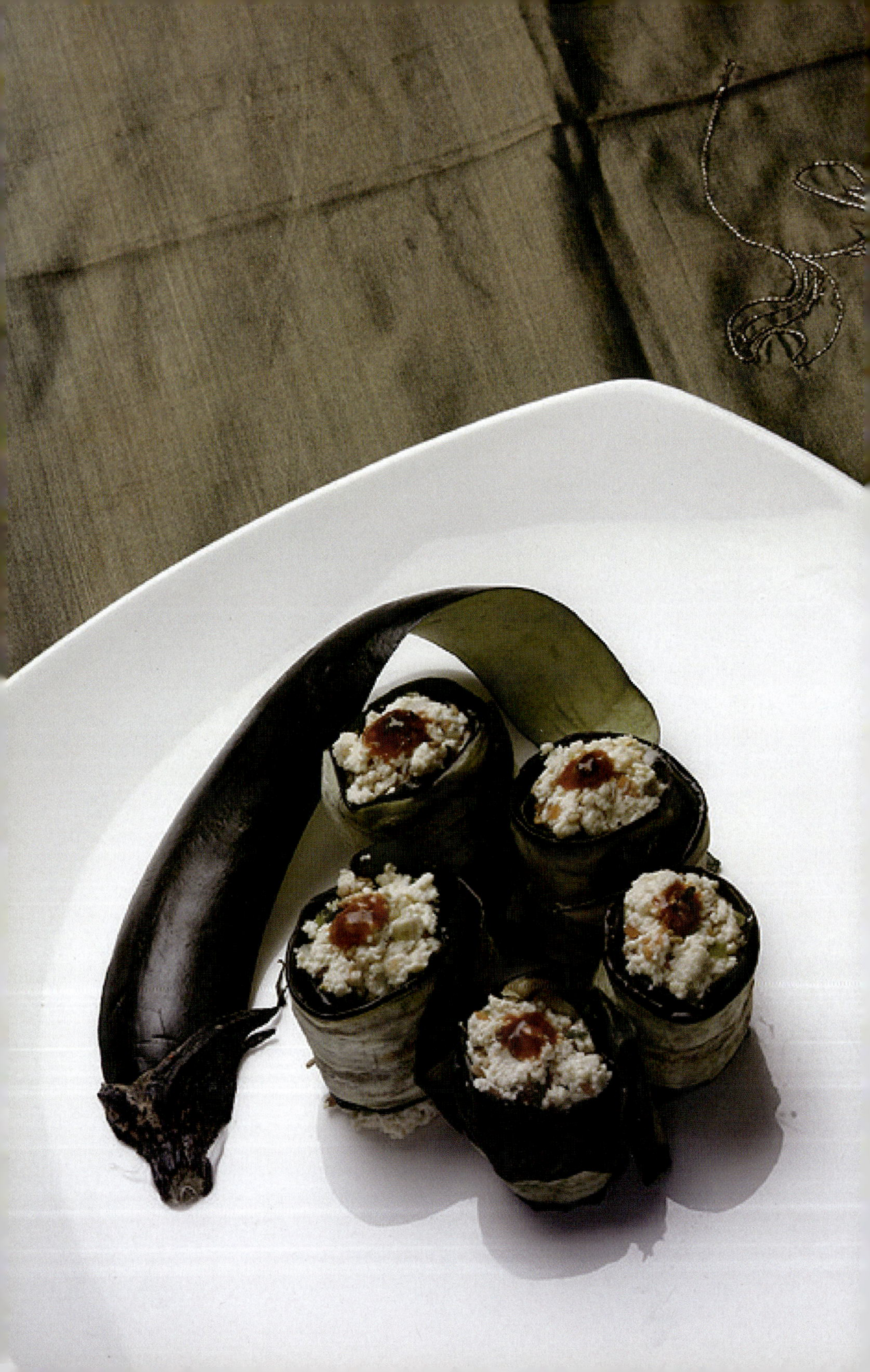

맥문동 두부 가지말이

재료 및 분량

❖ 주재료 : 가지 400g, 두부 300g, 물미역 10g, 당근 50g, 맥문동(잎) 50g
❖ 두부양념 : 소금, 참기름, 깨소금, 다진 파 각각 1작은술, 후춧가루 적당량
❖ 소스 : 맥문동잎 끓인 액 100mL, 고추장 1큰술, 설탕 1큰술, 식초 1큰술, 생강즙 1/2작은술
❖ 기타재료 : 소금, 포도씨유 적당량

조리방법

① 가지는 모양대로 얇게 썰어 소금물에 데쳐 익힌다.
② 두부는 뜨거운 물에 데쳐 곱게 으깬 후 면보에 싸서 물기를 제거한다.
③ 두부에 양념을 넣고 고루 버무린다.
④ 물미역을 가지보다 약간 작은 크기로 썰어 준비한다.
⑤ 당근은 곱게 다져 포도씨유에 볶아 준비한다.
⑥ 두부에 준비한 당근을 넣어 다시 반죽하여 두부소를 만든다
⑦ 흐르는 물에 잘 씻은 맥문동잎에 물 500mL를 넣고 중불에서 끓여 약 100mL가 되도록 졸인다.
⑧ 가지 위에 손질한 미역을 깔아 그 위에 두부소를 얇게 펴서 바른 후 돌돌 만다.
⑨ 분량대로 맥문동 소스를 만든다.
⑩ 접시에 담아 소스를 뿌려 낸다.

약선학적 특징 및 섭취효능

● 재료의 기미, 귀경과 효능

재료명	기(氣)	미(味)	귀경(歸經)	효능
가지	량(凉)	감(甘)	비(脾), 위(胃), 대장(大腸)	청열(淸熱), 이뇨소종(利尿消腫), 건비화위(健脾和胃), 활혈지통(活血止痛)
미역	한(寒)	함(鹹)	간(肝), 신(腎), 위(胃)	연견화담(軟堅化痰), 이수소종(利水消腫)
두부	량(凉)	감(甘)	비(脾), 위(胃), 대장(大腸)	생진윤조(生津潤燥), 청열해독(淸熱解毒) 화중익기(和中益氣)
당근	평(平)	감(甘)	폐(肺), 간(肝), 비(脾)	건비화체(健脾化滯), 양혈명목(養血明目)
맥문동	미한(微寒)	감(甘), 미고(微苦)	폐(肺), 위(胃), 심(心)	양음윤폐(養陰潤肺), 익위생진(益胃生津)

● 약선학적 섭취효능

- 음을 자양해서 폐를 촉촉하게 해주는 맥문동이 주재료, 열을 제거하는 효능의 가지, 진액을 자양하는 두부, 소변을 이롭게 하여 수종을 제거하는 미역이 주재료의 효능을 돕는 부재료, 당근이 보조재료로 구성되었다.
- 음을 자양해서 폐를 촉촉하게 해주는 섭취효능을 가지므로 가을철에 건조한 폐를 촉촉하게 해서 기운을 북돋우어 계절의 질병을 예방하는 데 도움이 되는 음식이다.

약선 조리 팁

- 질김과 부드러움의 조화가 느껴지는 음식이다. 가지나 미역을 질기지 않도록 전처리하는 것이 중요하다.
- 모양을 내기 위해 가지를 길게 사용하였으나 통으로 길이를 5cm 정도로 잘라 칼집을 내고, 다른 재료들을 잘게 다져 소를 만들어 가지 사이에 소를 넣고 달걀에 묻혀 지지면 먹기에 편하다.

우아한 자태 맥문동

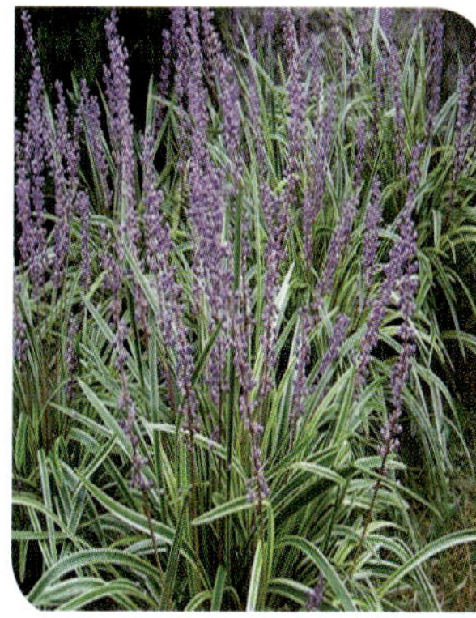

- 맥문동은 외떡잎식물 백합과의 여러해살이풀로 작은 꽃들이 꽃대에 총총히 달려서 피어나고 겨울에는 시들지 않고 보라색을 유지하기 때문에 정원화초로 인기가 높아 아파트 정원이나 빌딩 주변에 많이 심는 식물로 각광을 받고 있다. 군락을 이루면서 자라는데 참으로 소박하면서 우아하고 예쁘다.
- 맥문동은 음식재료로 활용되기보다는 한방에서 약재로 더 많이 사용되었다. 잎보다는 말린 뿌리를 이용했다. 음식으로 이용된 것으로 맥문동정과, 맥문동주가 있다. 맥문동정과는 맥문동 뿌리의 심을 뺀 뒤 꿀을 넣어 중탕하여 만든 것으로 심장을 튼튼하게 만드는 데 도움이 된다고 한다. 또한 맥문동주는 맥문동으로 담근 약용주로 술은 약간 쓴맛이 있으나 부드럽고 자극성이 없어 마시기에 좋은데 사이다나 소다수 등 탄산음료와 섞으면 더욱 좋다. 맥문동 잎을 흐르는 물에 깨끗이 씻어 물기를 제거한 뒤 햇볕에 잘 말려 저장하여 사용해도 좋다. 국물을 내서 죽을 쑤거나 덩이뿌리와 함께 끓여서 국물로 사용하면 좋다. 약 재료로도 쓰이고 또 음식재료로도 쓰이는 것을 볼 때 우리 선조들의 약식동원의 식생활을 알 수 있다.
- 미한감미모(微寒甘微酸)의 기미를 가지고 폐, 위, 심으로 귀경하여 음을 자양하여 폐를 촉촉하게 해주고 진액을 생성하고 위의 기능을 돋우는 효과를 가지고 있다. 덩이뿌리는 말려서 가을철에 진액을 생성하는 효능을 가진 약재로 사용해 왔다. 허로에 열이 나고 입이 마르며 갈증이 나는 것과 폐위로 피고름을 뱉는 것, 열독으로 몸이 검고 눈동자가 누런 것을 치료하며 심을 보하고 폐를 맑게 하며 정신을 진정시키고 맥을 안정시키는 목적으로 널리 사용해 왔다.

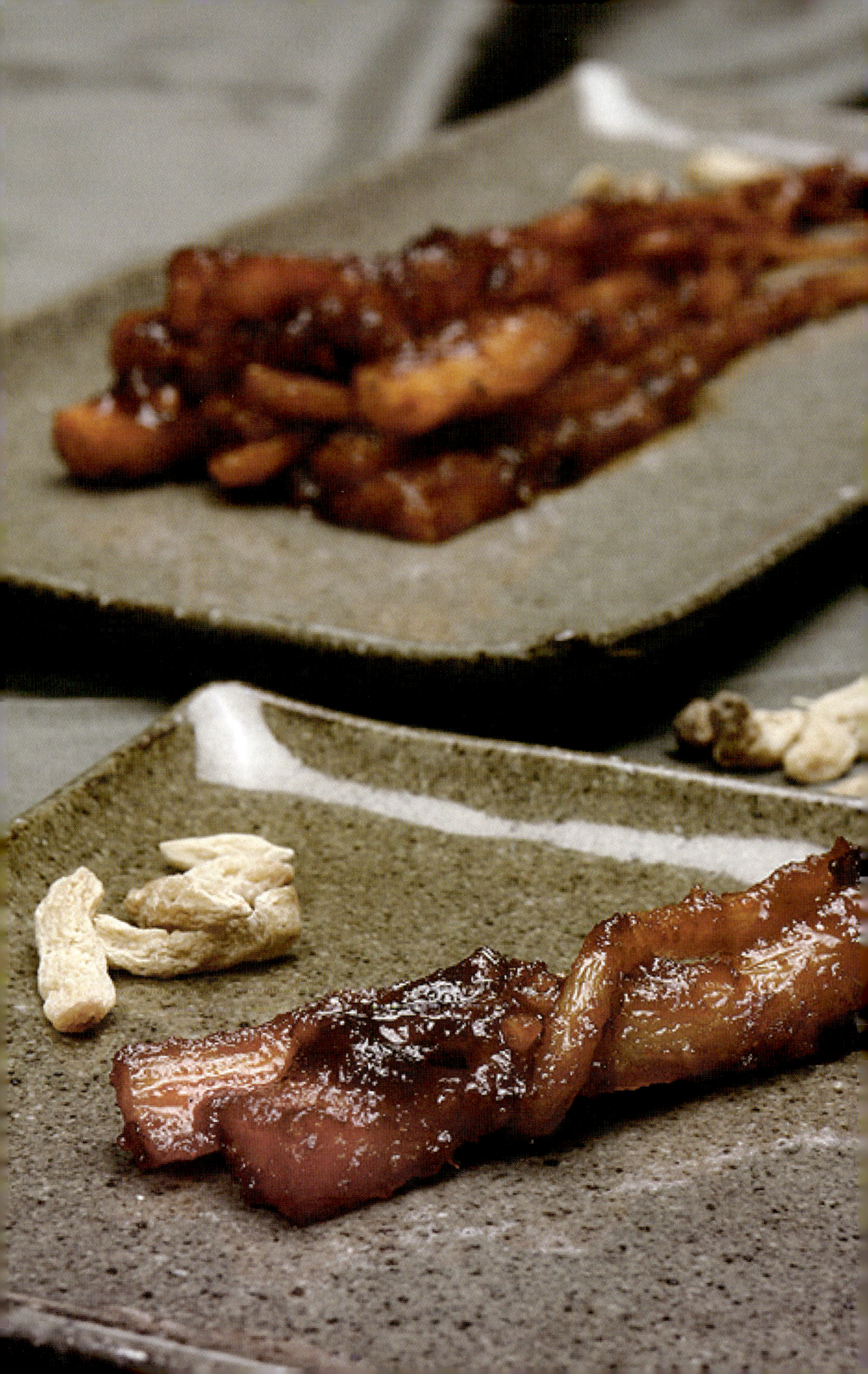

더덕 국화조림

재료 및 분량

❖ 주재료 : 더덕 200g, 국화 30g, 맥문동 10g

❖ 조림액 : 국화 끓인 액 300mL, 고추장 5큰술, 황설탕 2큰술, 참기름 1/2큰술, 물 적당량

조리방법

① 더덕은 반으로 갈라 나무방망이로 바순 후 손질하여 준비한다.

② 흐르는 물에 깨끗하게 씻은 국화와 맥문동에 물 500mL를 넣고 중불에서 끓여 약 300mL 정도로 졸인다.

③ 조림액을 만든다.

④ 조림액을 한소끔 끓인 후 준비한 더덕을 넣고 윤이 나게 졸인다.

⑤ 접시에 담아 낸다.

약선학적 특징 및 섭취효능

● 재료의 기미, 귀경과 효능

재료명	기(氣)	미(味)	귀경(歸經)	효능
더덕	미한(微寒)	감(甘)	폐(肺), 위(胃)	양음윤폐(養陰潤肺), 익위생진(益胃生津)
국화	량(凉)	감(甘)	폐(肺), 간(肝)	소풍청열(疏風淸熱), 평간명목(平肝明目)
맥문동	미한(微寒)	감(甘), 미고(微苦)	폐(肺), 위(胃), 심(心)	양음윤폐(養陰潤肺), 익위생진(益胃生津)

● 약선학적 섭취효능

- 음을 자양하여 체내의 건조한 증상을 완화시켜 줄 수 있는 더덕과 음을 자양하는 효능의 맥문동이 주재료, 열을 제거하는 효능의 국화가 주재료의 효능을 돕는 부재료로 구성되었다.
- 음을 자양하여 건조함을 제거해주는 섭취효능을 가지고 있다. 매운맛의 고추장이 발산 기능을 가지므로 가을철 코, 목 등이 건조하고 답답할 때 섭취하면 좋은 음식이다.

약선 조리 팁

- 국화와 더덕의 쌉싸름한 맛이 매콤하고 달콤한 양념과 잘 어우러져 개운한 느낌이 든다.
- 국화꽃은 통째로 깨끗이 씻어 바람이 잘 통하는 곳에서 햇볕에 말렸다가 사용하면 좋다. 국화의 쓴맛이 강하면 맥문동과 따로 끓여서 희석해서 사용해도 좋다.
- 더덕 전처리는 「토끼풀 명태말이」 참조

눈물나고 잔잔하게 아름다운 국화

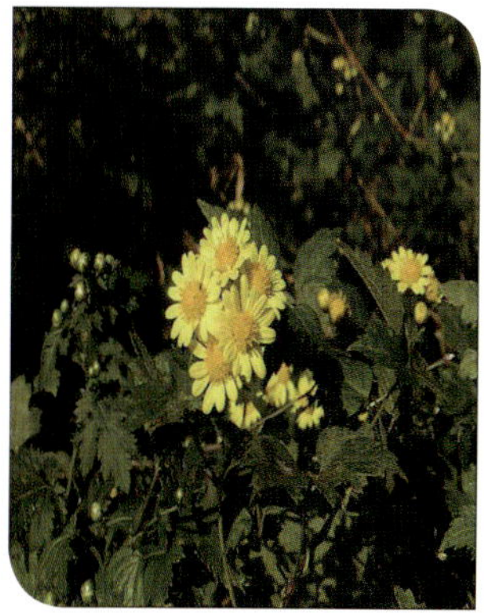

- 쌍떡잎식물 국화과의 여러해살이풀인 국화는 매화, 난초, 대나무와 함께 사군자의 하나로 지칭되어 왔다. 뭇꽃들이 다투어 피는 봄, 여름에 피지 않고 날씨가 차가워진 가을에 서리를 맞으면서 홀로 피는 국화의 모습에서 우리의 선인들은 고고한 기품과 절개를 지키는 군자의 모습을 발견하였던 것이다. 꽃은 노란색, 흰색, 빨간색, 보라색 등 품종에 따라 다양하고 크기나 모양도 품종에 따라 다르다.
- 국화꽃으로 만든 국화전이 인기 있는 음식이었다. 늦가을 국화를 채취하여 꽃받침과 꽃술을 제거한 다음, 물을 뿌려 축축하게 하고 쌀가루를 묻혀 전을 부쳐 먹어 왔다. 이때 꽃잎이 뭉치지 않도록 해야 모양이 곱다. 『도문대작』에는 꿀에 담갔다 꺼내어 말려두었다가 겨울이나 봄, 여름까지도 먹을 수 있다고 하였다. 봄에는 두견화전과 이화전을, 여름에는 장미전, 가을에는 국화병을 먹었다 하니, 멋과 맛을 지닌 국화인 듯하다. 삼짇날의 쑥국과 중양절의 국화전은 가장 인기 있는 별미였던 것이다.
- 량감(凉甘)의 기미를 가지고 폐, 간으로 귀경하여 풍열을 흩어트리며 간기를 조절해서 눈을 밝게 하는 효능을 가진다. 국화의 효능에 대해서 『본초강목』에서는 "혈기에 좋고 몸을 가볍게 하며 위장을 평안케 한다. 감기, 두통, 현기증에 유효하다."고 되어 있고 민간에서는 말린 꽃을 베개 속으로 하면 두통에 좋다고 전해지고 있다. 민간에서는 두통으로 인한 어지러움증이나 귀울림 증세가 있을 때 또는 눈이 침침하여 잘 안 보일 때에 국화꽃을 달여 먹으면 눈을 맑게 하고 혈맥을 이롭게 하며 장과 위를 안정시켜 효과적이라고 알려져 있다. 최근 연구에서는 국화가 혈압강하, 항균작용, 소염작용, 이뇨작용, 항진 균작용 등의 여러 약리 작용이 보고되고 있다.

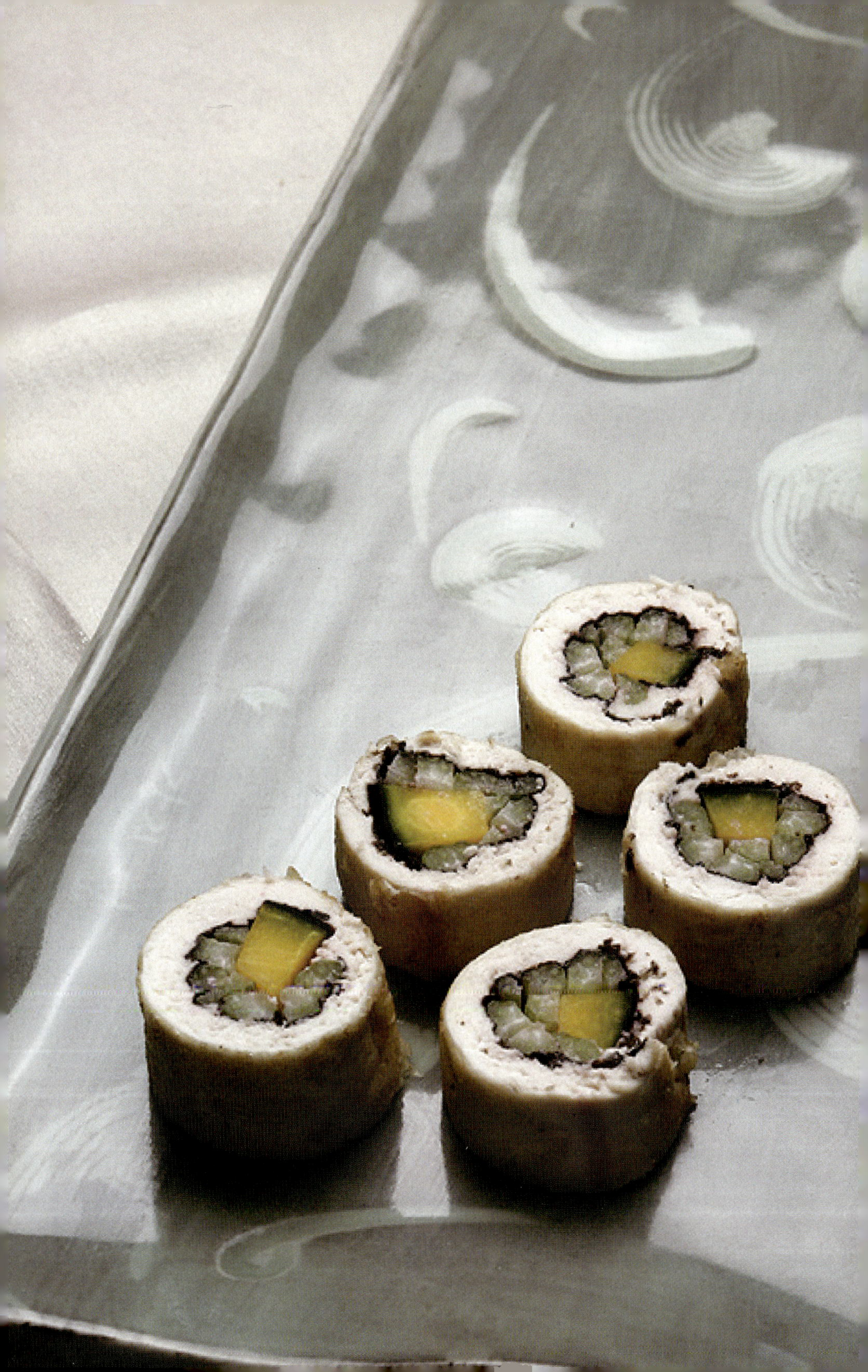

토란대 닭가슴살찜

재료 및 분량

❖ 주재료 : 닭가슴살 500g, 토란대 200g, 고구마 200g, 셀러리 100g

❖ 소스 : 간장 1큰술, 잣가루 1큰술, 매실 설탕절임액 1/2큰술, 식초 1/2큰술

❖ 기타재료 : 소금, 후춧가루, 들깻가루 적당량

조리방법

① 닭가슴살은 말이에 적당한 두께로 약 7~8cm 정도의 길이로 손질하여 소금, 후춧가루로 밑간하여 준비한다.

② 전처리한 토란대는 물에 담갔다가 삶아서 약 7~8cm 정도의 길이로 잘라 준비한다.

③ 고구마는 1cm 정도의 두께, 약 7~8cm 정도의 길이로 잘라 준비한다.

④ 겉껍질을 벗긴 셀러리는 1cm 정도의 두께, 약 7~8cm 정도의 길이로 잘라 준비한다.

⑤ 랩 위에 닭고기를 잘 펴고 그 위에 토란대, 고구마, 셀러리를 놓고 들깻가루를 뿌리고 단단하게 말아준다.

⑥ 김이 오른 찜통에 넣어 15분 정도 쪄내어 식힌 후 적당한 두께로 썬다.

⑦ 접시에 담고 소스를 얹어 낸다.

약선학적 특징 및 섭취효능

● 재료의 기미, 귀경과 효능

재료명	기(氣)	미(味)	귀경(歸經)	효능
닭고기	온(溫)	감(甘)	비(脾), 위(胃)	온중익기(溫中益氣), 보정첨수(補精添髓)
토란대	평(平)	감(甘), 신(辛)	비(脾), 위(胃)	건비보허(健脾補虛), 산결해독(散結解毒)
고구마	평(平)	감(甘)	비(脾), 신(腎)	건비익기(健脾益氣), 보중화혈(補中和血), 익기생진(益氣生津)
셀러리	량(凉)	감(甘), 고(苦)	간(肝)	평간청열(平肝淸熱), 거풍(祛風), 해독(解毒)

● 약선학적 섭취효능

- 비위를 편안하게 하고 해독 및 뭉친 것을 풀어주는 토란대가 주재료, 비위를 보하고 혈을 조화롭게 하며 진액을 생성하는 고구마, 비위를 따뜻하게 해주는 닭고기가 주재료의 효능을 도와주는 부재료, 셀러리가 보조재료로 구성되었다.
- 소화기능을 촉진하여 입맛을 증진시키는 섭취효능을 가지므로 건조한 가을철 입맛이 없고 소화기능이 저하되었을 때 섭취하면 효과적인 음식이다.

약선 조리 팁

- 느끼하지 않은 고기말이의 느낌이다.
- 토란대는 너무 굵지 않고 단단하지 않은 것을 고른다. 표면이 깨끗한 것으로 고르는 것이 좋다. 겉의 섬유질을 벗기고 칼로 토란대를 잘라 손질한다. 토란대는 삶은 후 물에 담가 아린 맛을 제거하여 사용해야 한다.
  토란과 토란대에는 모두 수산석회와 호모젠티스산이란 성분이 들어 있어 아린 맛이 나는데 이 성분들은 충분히 삶으면 제거된다. 토란을 조리할 때 다시마를 함께 넣으면 다시마의 알긴 성분이 토란 속 유해 성분과 떫은 맛을 잡아주고, 감칠맛을 더해 주어 토란 고유의 맛을 배가시킬 수 있다. 토란탕에 다시마를 넣는 이유가 이 원리이다.

무뚝뚝하지만 부드러운 토란

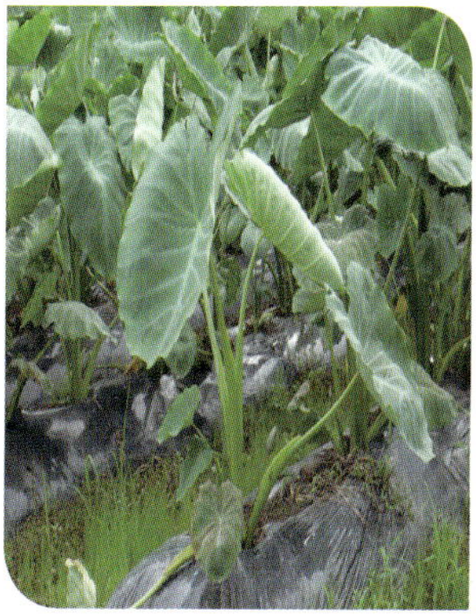

- 토란은 외떡잎식물 천남성과의 여러해살이풀로 토련(土蓮)이라고도 한다. 알줄기는 타원형이며 겉은 섬유로 덮이고 옆에 작은 알줄기가 달린다. 땅에서 자라는 알(卵)이라 하여 토란(土卵)이라고 불린다. 예로부터 올차고 매끈한 것을 '알토란 같다'고 표현한 것처럼 영양이 옹골차게 차 있는 토란은 토양을 가리지 않고 병충해에 강해 어디서나 쉽게 잘 자라는 것이 특징이다.
- 모양은 감자와 비슷하지만 쫄깃하고 부드러운 식감을 갖고 있다. 토란은 알줄기 외에도 줄기와 잎까지 모두 먹을 수 있는데, 줄기는 무더위가 꺾인 8월 이후에, 뿌리는 서리가 내리기 전에 수확한다. 저장성이 좋아 오래 두고 즐길 수 있으며, 줄기인 토란대는 나물로 말려 1년 내내 활용할 수 있다. 토란은 주로 조림이나 탕, 찜 등 감자와 유사한 용도로 사용되며 토란대는 나물 무침이나 육개장의 재료로 이용된다.
- 평감신(平甘辛)한 기미를 가지며 비, 위로 귀경하고 비의 기능을 증진하여 몸을 보하고 뭉친 것을 풀어주고 해독의 효능이 있다. 비위 기능이 저하되어 중기(中氣)가 부족한 것을 치료하고 소변이 잘 나오도록 하는 데 사용해 왔다.

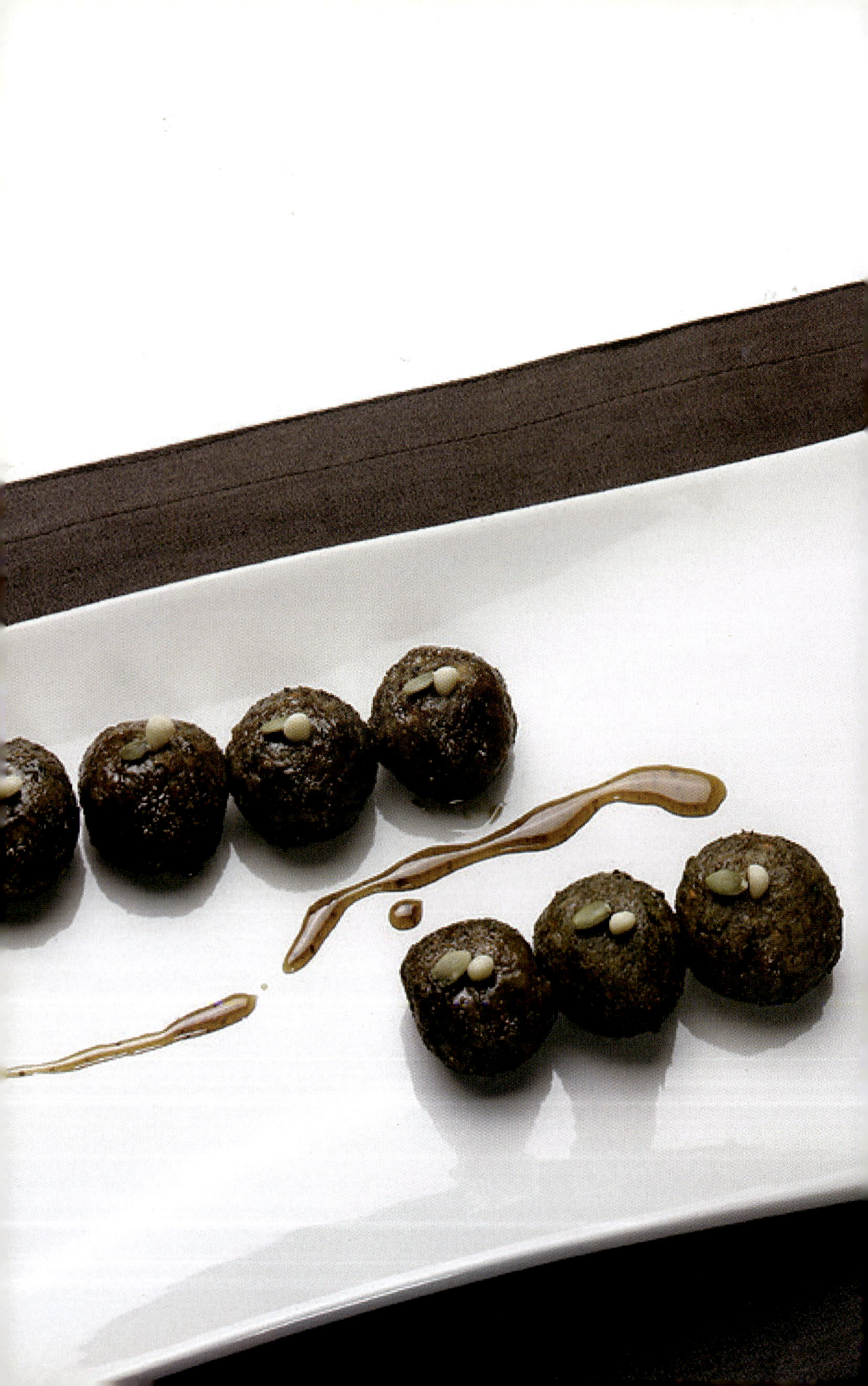

전복 은이조림

재료 및 분량

❖ 주재료 : 전복살 400g, 양파 150g, 흰목이버섯 150g, 신이 50g
❖ 소스 : 신이 끓인 액 200mL, 간장 2큰술, 설탕 2큰술, 맛술 2큰술, 들깨 1큰술, 적포도주 1/2컵, 물 적당량
❖ 기타재료 : 소금, 다진 파, 다진 마늘, 후춧가루, 포도씨유, 빵가루, 달걀, 전분 적당량

조리방법

① 전복은 손질하여 곱게 다진 후 소금, 후춧가루, 파, 마늘을 넣고 양념하여 준비한다.
② 양파는 곱게 다지고 소금을 뿌려 살짝 절인 후 꼭 짠다.
③ 흰목이버섯은 부드럽게 하여 손으로 찢고 잘게 다진다.
④ 전처리한 신이는 흐르는 물에 씻어 물 1,000mL를 넣고 끓여 졸인다.
⑤ 전복, 양파, 흰목이버섯을 고루 섞고 빵가루, 달걀, 소금, 후춧가루, 전분을 넣어 치대어 반죽한다.
⑥ 반죽은 지름 2cm 완자를 빚은 다음 팬에 살짝 굴리면서 익힌다.
⑦ 소스재료를 섞어 소스를 만든다.
⑧ 소스에 익힌 완자를 넣어서 윤이 나도록 조린다.

약선학적 특징 및 섭취효능

● 재료의 기미, 귀경과 효능

재료명	기(氣)	미(味)	귀경(歸經)	효능
전복	온(溫)	함(鹹)	간(肝)	자음청열(滋陰淸熱), 익정명목(益精明目)
양파	온(溫)	신(辛), 감(甘)	폐(肺)	건위소식(健胃消食), 이기화담(理氣化痰), 해독살충(解毒殺蟲)
흰목이버섯	평(平)	감(甘), 담(淡)	폐(肺), 위(胃), 신(腎)	자음윤폐(滋陰潤肺), 익위생진(益胃生津)
신이	온(溫)	신(辛)	폐(肺), 위(胃)	거풍사(祛風邪), 통규(通竅)

● 약선학적 섭취효능

- 체내 열을 제거하고 음을 자양하는 전복이 주재료, 풍사를 제거하고 막힌 곳을 뚫어주는 신이와 폐를 촉촉하게 하는 흰목이버섯이 전복의 효능을 도와주는 부재료, 양파가 보조재료로 구성되었다.
- 열을 제거하고 음을 자양하며 눈을 밝게 하는 효능이 있어 잔열이 남아 있는 초가을부터 건조해지는 가을철 내내 섭취하면 폐의 기능도 증진되어 코 막힘에도 좋은 음식이다.

약선 조리 팁

- 양파가 전복에서 나오는 약간 비릿한 냄새를 잡아주고 흰목이버섯의 보드라운 촉감과 양파의 아삭함이 조화된 맛을 느낄 수 있다.
- 전분, 빵가루, 달걀 등을 혼합할 때 각 재료들의 수분을 최대한 제거해야 반죽하기가 좋다.
- 신이는 식초물에 1시간 동안 담갔다가 찬물로 깨끗하게 잘 헹군 후 조금 말려서 사용한다.
- 흰목이버섯은 밑동을 자르고 칼로 자르는 것보다 부드러운 부분만 손으로 찢어서 사용하는 것이 좋다.

뻥 뚫어 시원하게 해 주는 신이

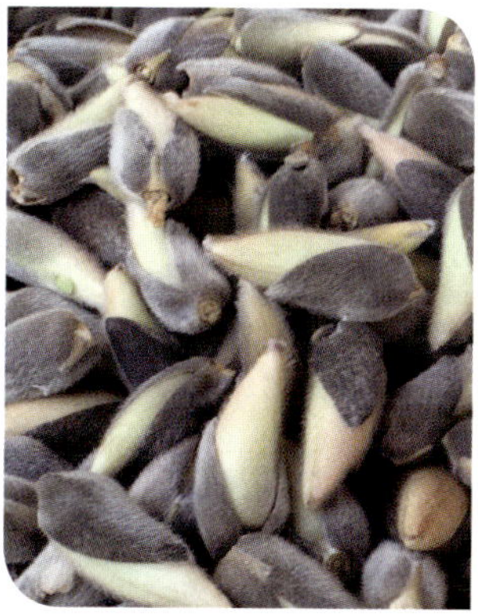

- 쌍떡잎식물 목련과의 백목련 또는 동속 식물의 꽃봉오리를 말린 것이다. 신이라는 이름의 이(夷)는 어린싹을 뜻하는 제(荑)에 왔다고 하는데 봉오리가 처음 생길 때 띠의 어린싹과 비슷하기 때문이며 맛이 매워 생긴 이름이라고 전해진다. 또한 꽃이 아직 피기 전 꽃봉오리가 작은 복숭아처럼 털이 있어 후도(侯桃)라고 불리기도 한다. 또는 꽃봉오리가 처음 생길 때 붓의 끝 부분처럼 생겨서 목필(木筆)이라고 하기도 하며 꽃이 가장 일찍 피기 때문에 영춘(迎春)이라 부르기도 한다. 우리나라에서 주로 재배하고 중국이 원산지인 신이는 목련의 꽃봉오리를 건조한 것으로 꽃이 피기 전에 채집하여 상품화한다. 국산은 중국산에 비하여 크기가 작으며 단단한 편이다. 녹색이 진하고 방향이 강하며 꽃대 및 꽃받침이 없는 것이 좋은 품질이다.
- 신이는 가을철 차로 끓여 먹는 것이 가장 널리 활용되는 음식이며 달리 음식으로 활용하지는 않지만 물을 넣고 우려서 각종 국물이나 조림용 소스 등의 베이스로 사용하면 좋다.
- 온신(溫辛)의 기미를 가지며 폐, 위로 귀경하여 풍사를 제거하고 막힌 곳을 뚫어 주는 효능을 가지고 있다. 몸 안에 있는 차가운 기운과 풍으로 오는 코막힘, 축농증, 콧물이 흐르며 냄새를 맡지 못하는 증상, 두통이나 집중력이 떨어지는 증상, 오한, 발열, 전신통, 가래가 많이 나오는 기침 등에 사용해 왔다. 현대 약리연구에서는 수렴작용, 모세혈관 확장작용, 항염증작용, 혈압 강하작용, 진통·진정작용, 피부진균과 포도상구균 억제작용이 보고되었다.

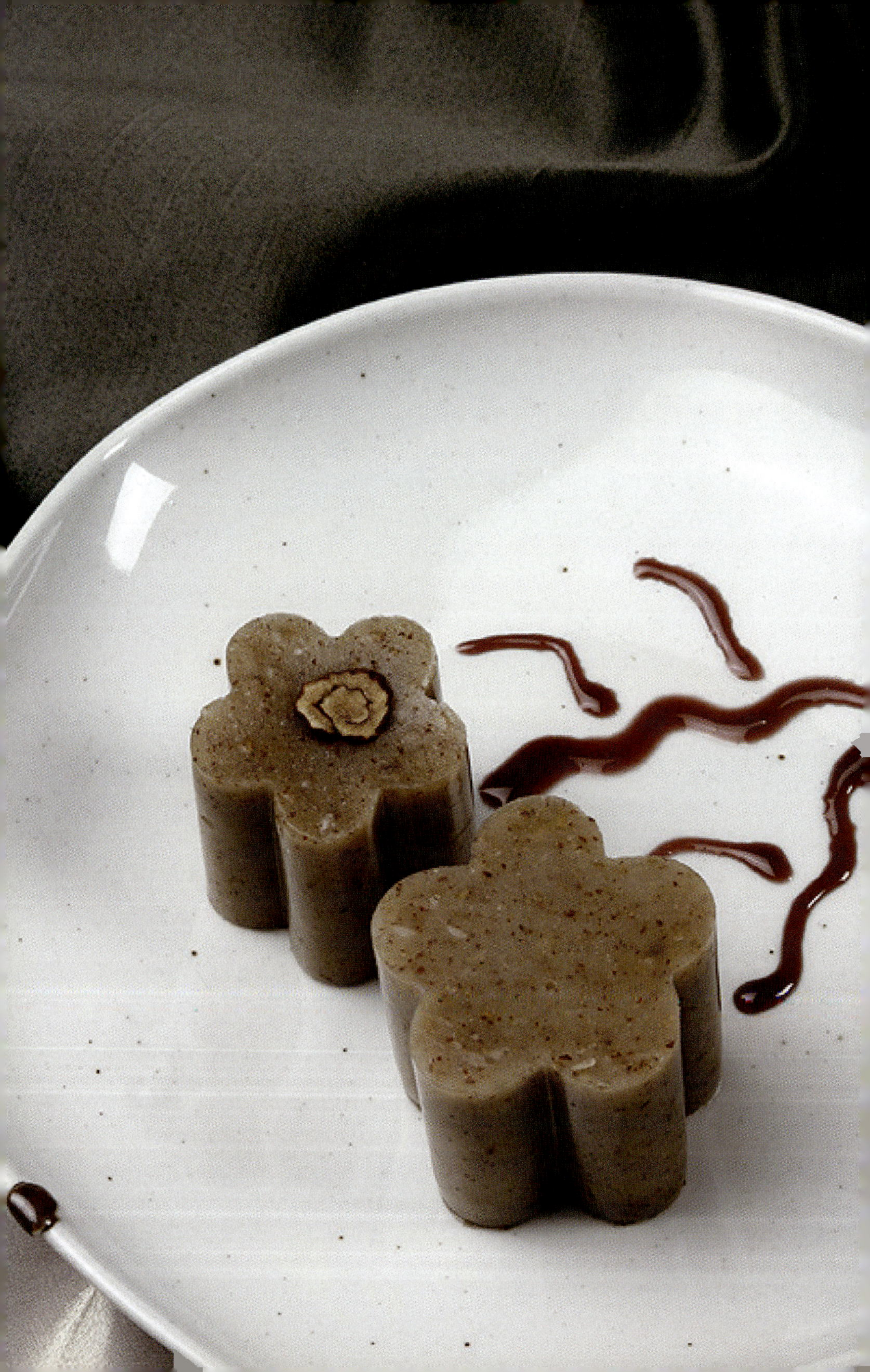

두부 돼지감자양갱

재료 및 분량

❖ 주재료 : 두부 400g, 돼지감자 200g, 호박 가루 30g
❖ 기타재료 : 한천 가루, 물, 황설탕, 대추, 꿀 적당량

조리방법

① 두부는 끓는 물에 살짝 데친 후 곱게 으깬 후 면보에 싸서 물기를 꼭 짜서 준비한다.
② 전처리한 돼지감자는 껍질을 벗겨 쪄서 으깨어 꿀을 넣어 부드럽게 반죽한다.
③ 두부와 돼지감자를 잘 섞는다.
④ 한천 가루에 물을 잘 풀어 섞은 후 30분간 잘 분산되도록 한다.
⑤ 한천 녹인 액을 약한 불에서 저어가면서 설탕과 호박 가루를 넣고 풀어 잘 섞는다.
⑥ ⑤가 완전히 겔화가 되면 열기를 식힌 후 ③과 잘 섞는다.
⑦ 모양틀에 ⑥을 붓고 실온 또는 냉장고에서 굳힌다.
⑧ 대추를 고명으로 올리고 예쁘게 담아낸다.

약선학적 특징 및 섭취효능

● 재료의 기미, 귀경과 효능

재료명	기(氣)	미(味)	귀경(歸經)	효능
두부	량(凉)	감(甘)	비(脾), 위(胃), 대장(大腸)	생진윤조(生津潤燥), 청열해독(淸熱解毒) 화중익기(和中益氣)
돼지감자	량(凉)	감(甘), 미고(微苦)	간(肝)	청열(淸熱), 활혈(活血)
호박	온(溫)	감(甘)	비(脾), 위(胃)	보중익기(補中益氣), 소염지통(消炎止痛), 해독소종(解毒消腫)

● 약선학적 섭취효능

- 열독을 없애고 진액 생성의 효능을 가진 두부가 주재료, 열을 제거하는 효능의 돼지감자와 열독을 제거하여 부기를 빼주는 효능의 호박이 두부의 효능을 도와주는 부재료로 구성된 음식이다.
- 체내 잔열을 없애고 진액을 생성하여 건조함을 제거해주는 섭취효능을 가지고 있어 여름의 열기가 아직 남아 있는 초가을에 섭취하기에 좋은 음식이다.

약선 조리 팁

- 입에 넣고 씹을 때 특별한 맛이 느껴지지 않으나 돼지감자로 인해 일반 양갱보다 다소 묵직한 느낌이 든다.
- 표면이 옅은 갈색빛을 띠며 주름 없이 매끄럽고 흠집이나 상처가 없고 만져 보았을 때 알이 단단한 느낌이 드는 것이 신선한 돼지감자이다. 땅속에서 자라는 돼지감자는 흙이 많이 묻어 있으므로 물에 깨끗이 씻어 용도에 맞게 활용한다. 돼지감자 껍질은 필러나 칼을 이용해 벗겨주면 되지만, 껍질에도 영양성분이 많이 들어 있기 때문에 가능하면 깨끗이 씻어 껍질째 먹는 것도 좋다.

묵직함이 있는 뚱딴지 돼지감자

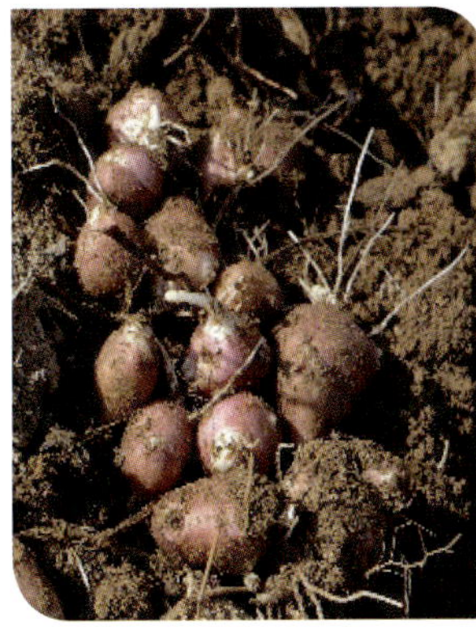

- 돼지감자는 쌍떡잎식물 국화과의 여러해살이풀의 덩이뿌리로 식물의 뿌리가 양분을 저장하기 위해 크고 뚱뚱해진 괴근(塊根)이다. 다량의 녹말이나 당분을 저장하는 것이 보통이지만 이눌린을 다량 함유하고 있다. 아삭하고 시원한 식감을 갖고 있으며 졸이면 단맛이 강해진다. 가을에 작은 해바라기처럼 생긴 노란 꽃이 피는데 꽃은 관상용이고 감자와 같이 땅속에서 자라는 덩이줄기를 식용으로 사용한다. 돼지감자가 주목받기 시작한 것은 돼지감자에 '이눌린'이라는 성분이 많이 함유되어 있어 자연으로부터 오는 '천연 인슐린'이라고 알려지면서부터이다.
- 돼지감자는 특유의 아삭하고 시원한 식감 때문에 생으로 먹어도 좋고, 졸이면 단맛이 강해지는 특징이 있어 졸임이나 볶음, 또는 말려서 차로 마셔도 좋다. 죽, 볶음이나 조림, 튀김 등으로 활용하면 된다. 돼지감자 어린순은 나물로도 먹는다. 돼지감자는 감자를 씹는 맛과 우엉 맛을 동시에 가졌다. 조리면 특유의 단맛이 나고 끓인 물을 마시면 둥굴레차와 비슷한 맛이 난다.
- 량감미고(凉甘微苦)한 기미를 가지며, 간으로 귀경하여 열을 제거하고 혈액순환을 증진시키는 효능이 있어 신경통의 치료약으로 사용해 왔다. 현대 연구에서는 이눌린은 칼로리가 낮은 다당류로 위액에 소화되지 않고 분해되어도 과당으로만 변화되어 혈당치를 상승시키지 않으면서 천연인슐린의 역할을 하며 게다가 뛰어난 식이섬유 효과 때문에 다이어트 식품으로 알려져 있다. 이눌린 장내 유산균을 5~10배까지 증가시키고 동시에 유해세균을 감소시켜 유익한 비피도박테리아의 대사를 촉진하고 활동성을 증가시켜 장내 환경을 건강하게 만든다. 체질개선, 변비, 비만증에 매우 효과적이라고 알려져 있다.

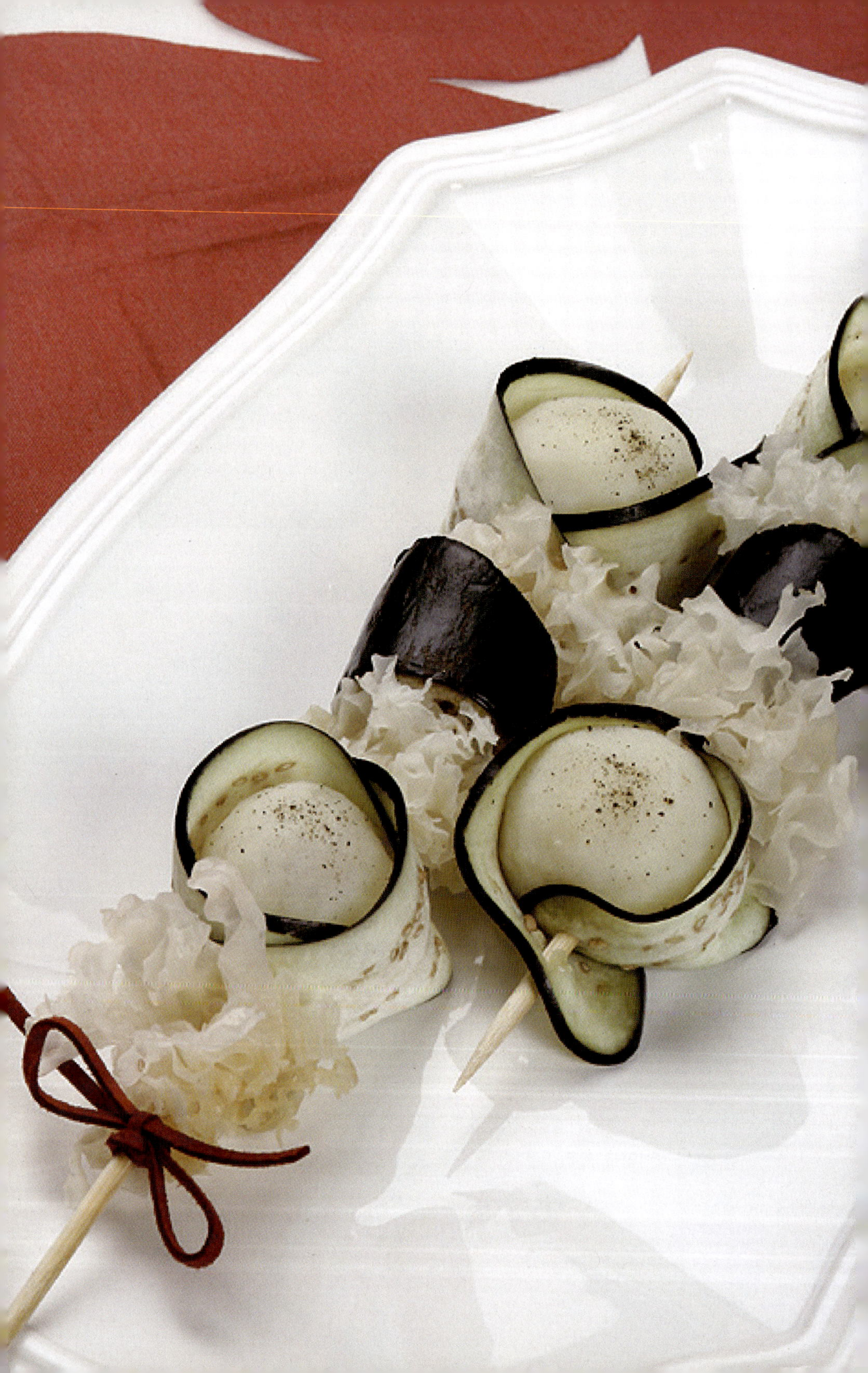

감자 은이구이

재료 및 분량

❖ 주재료 : 알감자 200g, 흰목이버섯 200g, 가지 100g
❖ 소스 : 사우어크림(또는 마요네즈) 6큰술, 생크림 3큰술, 라임주스(또는 식초) 1/2큰술, 황설탕, 후춧가루 적당량
❖ 기타재료 : 나무꼬치, 버터, 소금, 후춧가루, 황설탕 적당량

조리방법

① 껍질을 벗긴 알감자는 김이 오른 찜통에 넣어 푹 찐다.
② 가지는 길게 잘라 소금을 뿌려 물기가 나오면 거즈로 닦아 준비한다.
③ 전처리한 흰목이버섯은 한 번 데쳐 적당한 크기로 찢어 준비한다.
④ 버터를 두른 팬에 가지를 구워서 준비한다.
⑤ 가지로 찐 감자를 둥글게 감싼 뒤 소금, 후춧가루로 간하여 다시 한 번 굽고 설탕을 뿌린다.
⑥ 흰목이버섯과 가지로 감싼 감자를 꽂이에 꽂아 준비한다.
⑦ 분량의 재료를 섞어 소스를 만들어서 꼬치와 함께 곁들인다.

약선학적 특징 및 섭취효능

● 재료의 기미, 귀경과 효능

재료명	기(氣)	미(味)	귀경(歸經)	효능
감자	평(平)	감(甘)	위(胃), 대장(大腸)	익기건비(益氣健脾), 조중화위(調中和胃)
가지	량(凉)	감(甘)	비(脾), 위(胃), 대장(大腸)	청열(淸熱), 이뇨소종(利尿消腫), 건비화위(健脾和胃), 활혈지통(活血止痛)
흰목이버섯	평(平)	감(甘), 담(淡)	폐(肺), 위(胃), 신(腎)	자음윤폐(滋陰潤肺), 익위생진(益胃生津)

● 약선학적 섭취효능

- 흰목이버섯이 음을 자양하여 폐를 건조하지 않도록 해주는 주재료이며, 열을 제거하는 효능의 가지가 주재료의 효능을 증진시키는 부재료, 감자가 보조재료로 구성되었다.
- 음을 자양하여 폐를 촉촉하게 하고 소화기능을 증진시키는 섭취효능을 가지므로 가을철 특히 잔열이 남아 있을 때 섭취하면 좋은 음식이다.

약선 조리 팁

- 감자, 흰목이버섯과 가지, 세 가지 재료의 배합으로 함께 입에 넣고 씹어야 맛을 잘 느낄 수 있다. 가지, 감자, 흰목이버섯을 모두 다져 으깨어 혼합하여 모양을 만들어 구워도 좋다.
- 흰목이버섯의 전처리는 「전복 은이조림」 참조

부드러운 속삭임 흰목이버섯

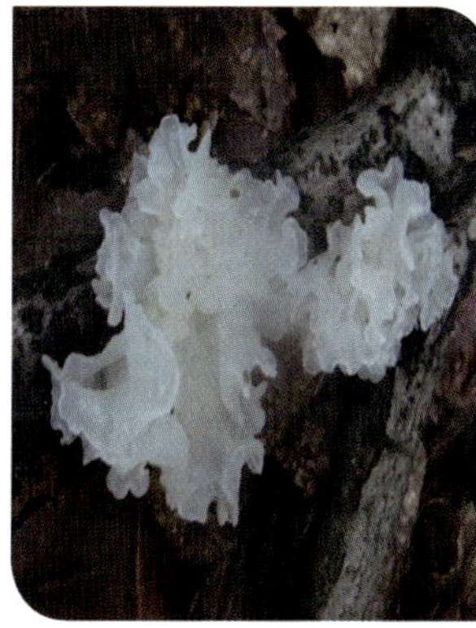

- 담자균류 흰목이과의 자실체로 은이(銀耳)라고도 한다. 여름과 가을에 각종 활엽수의 죽은 나무 또는 나뭇가지에서 자란다. 순백색이고 반투명한 젤리 질이며 닭볏 모양 또는 구불구불한 꽃잎 집단 같이 보인다. 전 세계에 약 60여 종이 있으며, 세계 각지에 널리 분포한다. 중국에서는 32종이 생산되는데, 각지에 고르게 분포하며, 약으로 사용되는 것은 약 3종이다. '은이'의 약명은 청나라 때『본초재신(本草再新)』에 처음 수록되었으며, 약효도 함께 기록되어 있다.
- 흰목이버섯은 고기와 함께 배합하면 맛도 영양도 증진되니 구이, 볶음 등에 사용하면 좋다. 흰목이버섯을 푹 끓여서 완전히 갈아서 황설탕을 넣고 수프나 음료로 만들어 먹으면 맛도 좋다. 이 수프를 얼려 아이스크림으로 만들어 먹어도 좋다. 흰목이의 원료가공을 통한 완제품 시장도 매우 크다.
- 평감담(平甘淡)의 기미를 가지며 폐, 위, 신으로 귀경하여 음을 자양하여 폐를 촉촉하게 하고 위장기능을 증진하는 효능이 있어 몸이 허약해지면서 생긴 해수, 허로로 인한 기침, 가래에 피가 섞여 있는 증상, 진액이 부족하여 입이 마르는 증상, 변비, 대변하혈 등의 치료에 사용한다.
  현대 임상에서는 만성 기관지염, 폐원성 심장병 및 백혈구 감소증 등의 병증에 사용하며, 폐결핵, 당뇨병, 고혈압, 만성 간염 등에 음식치료의 재료로 사용할 수 있다고 보고되어 있다.

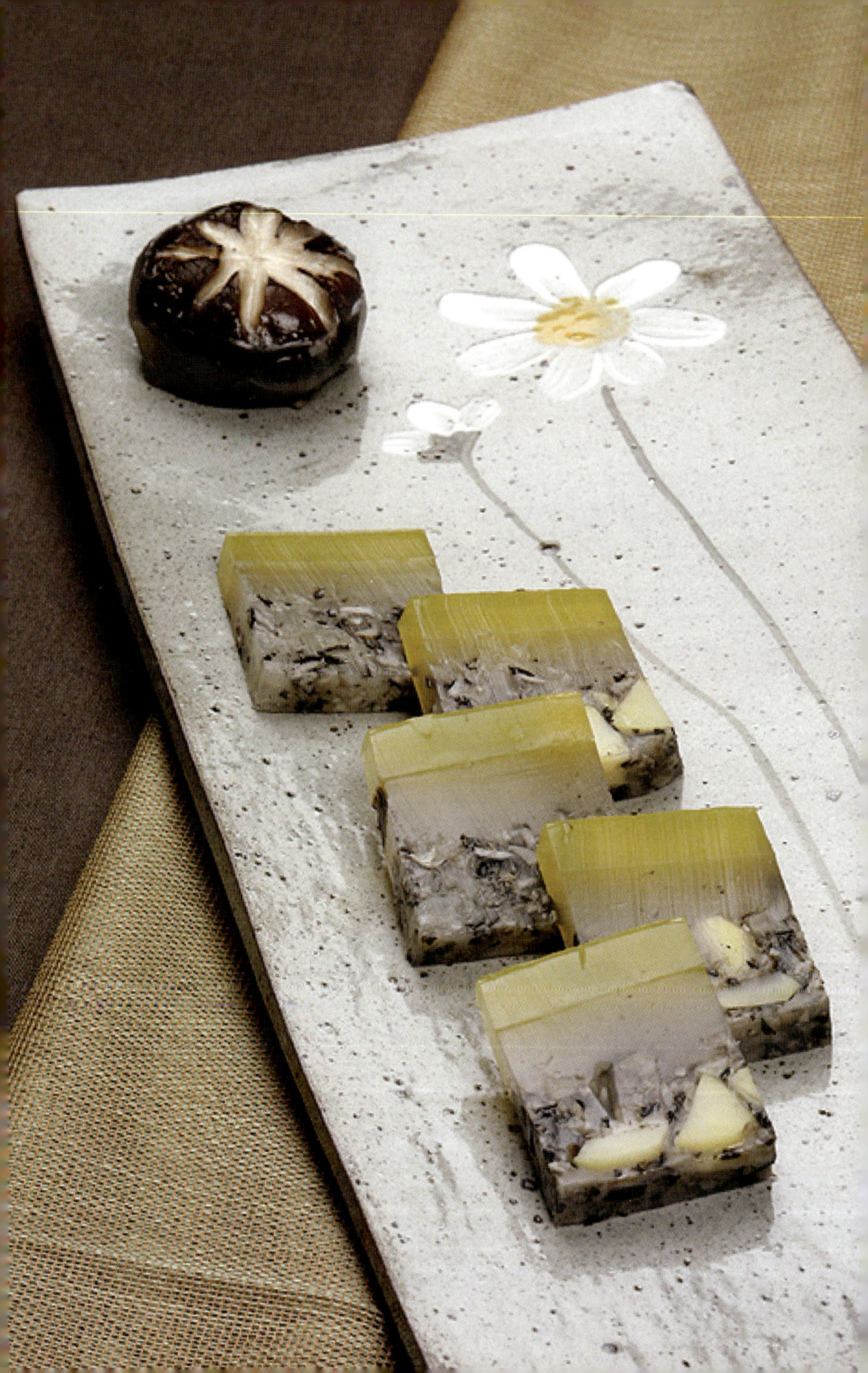

흑목이 달맞이꽃묵

재료 및 분량

❖ 주재료 : 깐 밤 300g, 흑목이버섯 100g, 달맞이(꽃) 30g
❖ 초고추장 : 초고추장 1큰술, 식초 1큰술, 조청 1/2큰술, 통깨 적당량
❖ 멸치 국물 : 국물용 멸치 30g, 물 4컵
❖ 기타재료 : 메밀가루, 참기름, 집간장, 소금 적당량

조리방법

① 밤은 편 썰기 해서 팬에 기름 없이 살짝 볶는다.
② 흑목이버섯은 굵게 다져 참기름과 집간장으로 밑간을 한 후 팬에 물기가 없어질 때까지 볶는다.
③ 달맞이꽃은 흐르는 물에 씻어 다진다.
④ 멸치에 물을 넣고 중불에서 약 반 정도의 양이 될 때까지 끓여 식혀 준비한다.
⑤ 냄비에 멸치 국물을 붓고 메밀가루를 풀어 끓이다가 우르르 끓어오르면 불을 줄이고 버섯과 밤, 달맞이꽃을 넣고 소금으로 간을 한다.
⑥ 네모난 틀에 ⑤를 부어 식힌 뒤 냉장고에서 젤리처럼 쫀득해질 때까지 굳힌다.
⑦ 고추장, 식초, 조청, 통깨를 섞어 초고추장을 만든다.
⑧ 완성된 묵을 썰어 그릇에 담고 초고추장을 곁들여 낸다.

약선학적 특징 및 섭취효능

● 재료의 기미, 귀경과 효능

재료명	기(氣)	미(味)	귀경(歸經)	효능
밤	온(溫)	감(甘)	비(脾), 위(胃), 신(腎)	양위건비(養胃健脾), 보신강근(補腎强筋)
흑목이버섯	평(平)	감(甘), 담(淡)	위(胃), 대장(大腸)	활혈(活血), 보기양혈(補氣養血), 윤폐지해(潤肺止咳)
달맞이꽃	평(平)	감(甘)	비(脾), 위(胃)	해열(解熱), 소염(消炎)

● 약선학적 섭취효능

- 폐를 촉촉하게 하고 혈을 자양하는 흑목이버섯이 주재료, 비위를 편안하게 하고 위의 기능을 좋게 하고 신양을 돋우는 밤, 해열 및 담을 제거하는 달맞이꽃이 주재료의 효능을 북돋우는 부재료로 구성되었다.
- 진액을 만들어 건조함을 제거하고 소화기를 편하게 하는 섭취효능을 가지고 있어 건조한 가을철에 소화를 증진하고 대장을 촉촉하게 하는 데 좋은 음식이다.

약선 조리 팁

- 묵의 부드러운 씹힘감을 느끼고 버섯의 담백한 맛이 독특하다.
- 달맞이꽃은 간단하게 묵 재료와 함께 섞어 묵을 만들면 좋으나 색을 내기 위해서는 꽃을 우려 노란색 액을 만들어 굳혀서 만들어도 된다.

뒷맛이 매혹적이고 기품 있는 향 달맞이꽃

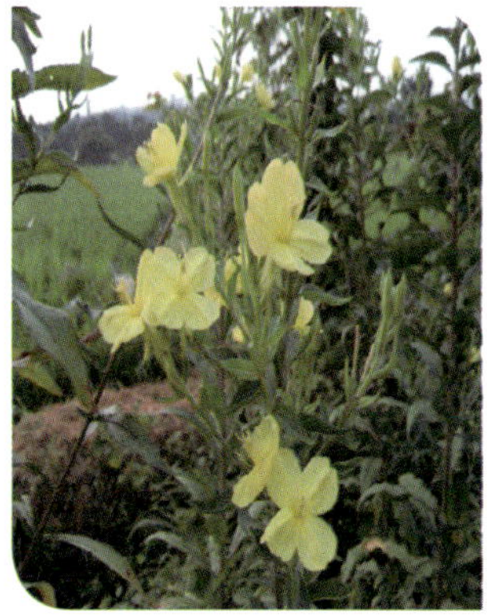

- 쌍떡잎식물 바늘꽃과의 두해살이풀로 뿌리를 월견초(月見草), 종자를 월견자(月見子)라고 한다. 달맞이꽃은 '야래향(夜來香)'이라 부른다. 달맞이꽃은 어린 시절부터 죽어서까지 자신의 몸 전체를 인간에게 내어 준다. 한여름 길가 지천으로 피어난 흔한 들꽃이지만 2년생 달맞이꽃은 꽃부터 뿌리까지 안 쓰이는 데가 없다.
- 7월이 되면 피어오른 달맞이꽃을 먹기 시작한다. 물기에 젖은 풀향을 맡으며 달맞이꽃을 소복하게 따서 여러 가지를 만들어 먹는다. 먼저 꽃잎차를 만든다. 꽃잎을 소쿠리에 담아 통풍이 잘되는 그늘에 말려 유리병에 넣어두었다가 차로 만들어서 마신다. 이른 아침에 딴 꽃을 접시에 담아 셀러드로 먹어도 좋다.
- 평감(平甘)의 기미를 가지며 비, 위로 귀경하는 달맞이꽃은 열을 내리는 효능이 있어 감기로 열이 높고 인후염이 있을 때 물에 넣고 달여서 복용하고, 종자는 고지혈증에 사용하고 있다.

4. 쉬어가며 다시 새로운 시작을 꿈꾸는 겨울

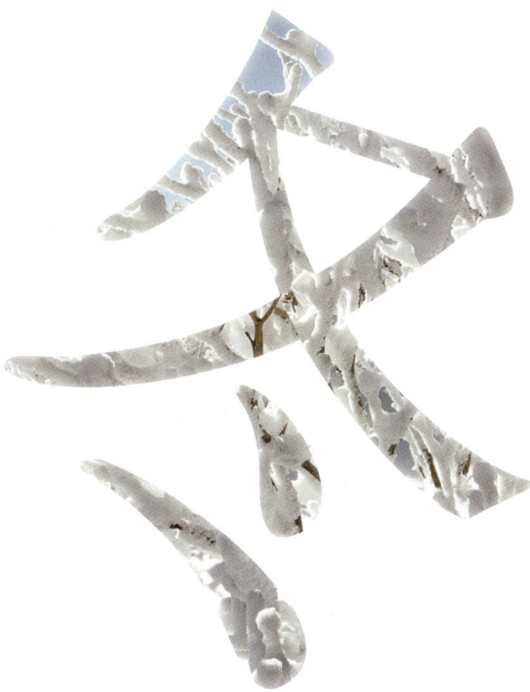

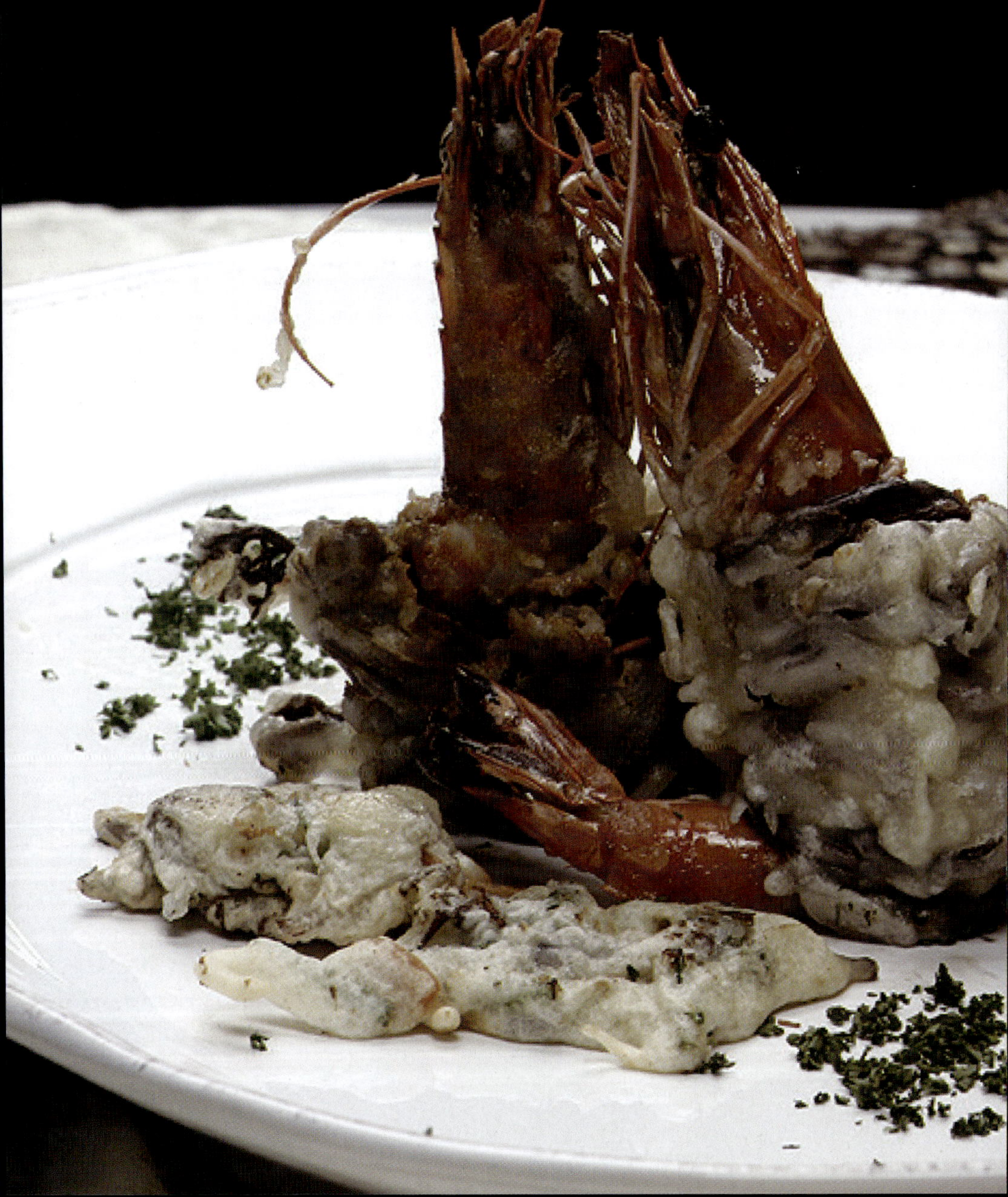

새우 고사리튀김

재료 및 분량

❖ 주재료 : 고사리 100g, 새우(중간크기 이상) 8마리, 당근 50g, 실파 50g
❖ 초간장 : 간장 1큰술, 식초 1큰술, 설탕 1작은술, 잣가루 적당량
❖ 기타재료 : 밀가루, 달걀, 소금, 다진 마늘, 참기름, 튀김기름 적당량

조리방법

① 전처리된 고사리는 8cm 길이로 잘라 소금, 다진 마늘, 참기름으로 밑간하여 준비한다.
② 새우는 머리와 꼬리를 남겨두고 껍질을 까고 속살을 분리하여 참기름으로 살짝 볶아 준비한다.
③ 당근은 잘게 다져 참기름에 볶아 준비한다.
④ 속살과 당근을 함께 섞어 준비한다.
⑤ 실파는 8cm 길이로 썰어 준비한다.
⑥ 새우에 준비한 속살을 넣고 실파와 고사리를 새우에 감는다.
⑦ 달걀, 밀가루, 소금을 넣어 튀김옷을 만든다.
⑧ 튀김옷을 묻혀 170℃에서 노릇하게 튀겨 초간장과 곁들인다.

약선학적 특징 및 섭취효능

● 재료의 기미, 귀경과 효능

재료명	기(氣)	미(味)	귀경(歸經)	효능
고사리	량(凉)	감(甘)	간(肝), 위(胃), 대장(大腸)	청열이습(淸熱利濕), 강기화담(降氣化痰)
새우	온(溫)	감(甘), 함(鹹)	간(肝), 신(腎)	익기개위(益氣開胃), 보신장양(補腎壯陽)
당근	평(平)	감(甘)	폐(肺), 간(肝), 비(脾)	건비화체(健脾化滯), 양혈명목(養血明目)
파	온(溫)	신(辛)	폐(肺), 위(胃)	발표(發表), 통양(通陽)

● 약선학적 섭취효능

- 신양을 북돋우는 새우가 주재료, 파가 새우의 양기를 돋우는 기능을 도와주는 부재료이며 고사리, 당근이 보조재료로 구성되었다.
- 신양을 돋우므로 몸을 따뜻하게 해서 소화기능을 촉진해 주는 섭취효능을 가지므로 겨울철에 양기를 증진하는 데 도움이 되는 음식이다.

약선 조리 팁

- 새우를 통째로 먹을 수 있어 감칠맛과 풍요로움이 느껴지는 음식이다.
- 먹기에 불편할 때는 모든 재료를 잘게 다져 새우 속에 넣어 튀기면 좋다.
- 고사리는 줄기가 너무 길지 않고 적당하며, 굵기가 통통하여야 한다. 또한 잎이 크게 피지 않고 주먹처럼 감겨 있는 것이 어린순이라 먹을 때 부드럽다. 고사리를 삶을 때는 끓는 물에 소금을 약간 넣고 깨끗이 씻은 고사리를 줄기가 아래로 가도록 넣고 삶아준다. 충분히 익으면 불을 끄고 그대로 30분 정도 두었다가 찬물로 물을 갈아준 뒤 반나절 간 담가두어 고사리의 독성과 쓴맛을 빼고 사용한다. 고사리와 궁합이 잘 맞는 식재는 마늘로 고사리에 풍부한 비타민 B_1의 흡수를 도와주며 비릿한 냄새도 제거해 준다. 고사리에는 비타민 B_1을 파괴하는 효소가 들어 있으나 가열에 의해 파괴되니 걱정할 필요는 없다.

평범하지만 권위가 있는 고사리

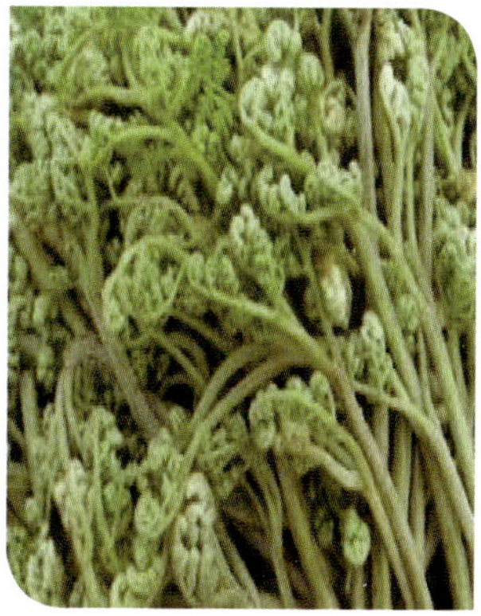

- 양치류에 속하는 다년생 식물 고사리과의 여러해살이풀이다. 어린순은 갈색으로 꼬불꼬불한 모양을 하고 있는데, 이러한 모양 때문에 어린순을 영어로는 '소용돌이 모양의 장식'이란 뜻의 'fiddlehead'라고 붙였다. 봄에 잎이 아직 피지 않은 것을 삶아서 나물 또는 국거리로 쓰고, 뿌리줄기에서 녹말을 채취하기도 한다. 또 전초를 가을에 채취하여 말려서 사용하기도 한다. 4~5월 봄철에 어린 고사리를 꺾어다가 데친 후 말려서 사계절 내내 이용한다.
- 우리나라의 비빔밥에 빼놓지 않고 들어가는 고사리나물이 고사리의 어린순으로 만든 것이다. 뿌리줄기의 전분은 빵을 만드는 데 사용하기도 한다. 고사리는 대표적인 산나물로 삶아서 쓴맛과 떫은 맛을 우려낸 후 말려서 나물이나 각종 음식의 부재료로 사용한다. 죽, 탕, 찌개, 볶음, 조림, 튀김 등 다양한 음식으로 활용할 수 있다.
- 량감(凉甘)의 기미를 가지고 간, 신, 대장으로 귀경하여 습열을 제거하고 기를 순환시켜 담을 제거하는 효능을 가지고 있다. 특히 뿌리는 한방에서 궐근, 궐기근, 고사리근이라 하여 해열, 이뇨, 설사, 황달, 대하증 치료에 쓰이기도 한다. 뿌리줄기를 잘 말려 가루로 만든 것은 기생충에 효과가 있으며, 아메리카 인디언들은 기관지염 치료제로 뿌리줄기를 날것으로 먹었다는 기록이 있다. 최근 발암물질이 함유된 것으로 알려지고 있지만 1일 220g씩 80일간 계속해서 먹지 않으면 암 발생의 위험이 없다는 사실로 보아 소량씩 식용하는 것은 별 문제가 없다고 보고 있다.

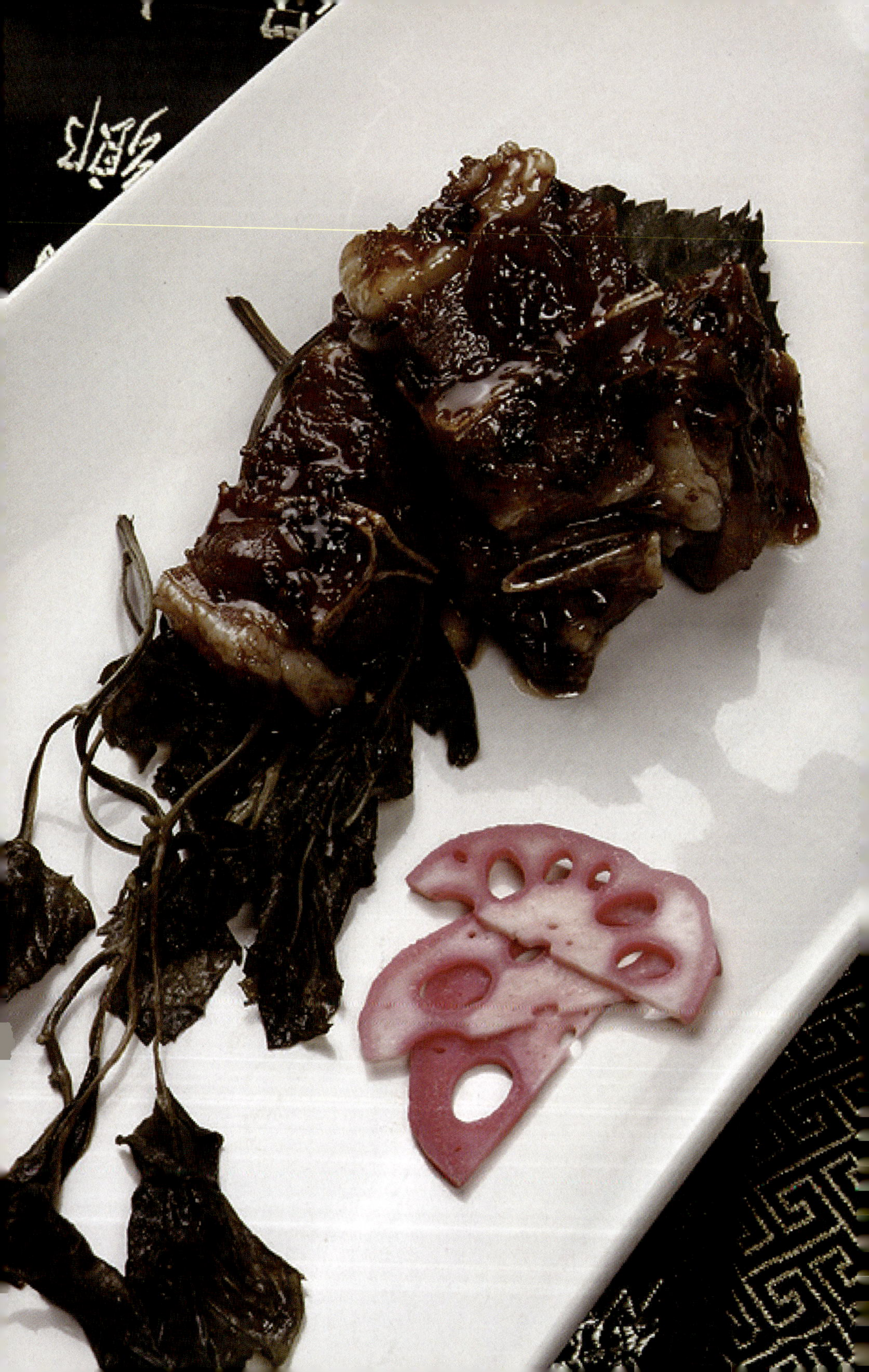

양갈비 새삼찜

재료 및 분량

❖ 주재료 : 양갈비 2kg, 배즙 200g, 양파 200g, 연근 200g, 새삼(줄기) 100g

❖ 조림액 : 새삼 달인 액 1,000mL, 간장 5큰술, 황설탕 2큰술, 다진 파 2큰술, 청주 1큰술, 다진 마늘 1작은술, 다진 생강 1작은술, 후춧가루 적당량

❖ 기타재료 : 당귀잎, 대추, 밤 적당량

조리방법

① 양갈비는 적당한 크기로 썰어 칼집을 넣어 찬물에 담가 핏물을 빼고 끓는 물에 살짝 데친 후 물기를 제거하여 준비한다.

② 전처리된 새삼에 물 2,000mL를 붓고 중불에서 약 1,000mL 정도가 되도록 끓여 준비한다.

③ 양파는 사방 3cm 크기로 잘라 준비한다.

④ 연근은 2cm 두께로 썰어 준비한다.

⑤ ②에 배즙과 조림액 재료인 간장, 다진 파, 다진 마늘, 다진 생강, 황설탕, 청주, 후춧가루를 넣고 조림액을 만든다.

⑥ 갈비에 ⑤의 액을 1/2만 넣고 적당량의 물을 붓고 10분간 끓인다.

⑦ 양파, 연근, 대추, 밤과 나머지 액을 넣어 위아래를 섞어서 고루 간이 배도록 넣고 윤이 나고 촉촉하게 찜을 한다. 이때 당귀잎을 위에 얹어 찐다.

⑧ 찜이 완성되면 그릇에 담아 낸다.

약선학적 특징 및 섭취효능

● 재료의 기미, 귀경과 효능

재료명	기(氣)	미(味)	귀경(歸經)	효능
양갈비	온(溫)	감(甘)	비(脾), 신(腎)	보허(補虛), 온중산한(溫中散寒)
배	량(凉)	감(甘), 미산(微酸)	폐(肺), 위(胃)	윤폐지해(潤肺止咳), 생진윤조(生津潤燥)
양파	온(溫)	신(辛), 감(甘)	폐(肺)	건위소식(健胃消食), 이기화담(理氣化痰), 해독살충(解毒殺蟲)
연근	한(寒)	감(甘)	심(心), 비(脾), 위(胃)	건비개위(健脾開胃), 지사고정(止瀉固精)
새삼	평(平)	신(辛), 감(甘)	간(肝), 신(腎)	보신익정(補腎益精), 양간명목(養肝明目)

● 약선학적 섭취효능

- 한기를 흩트리고 양기를 북돋우는 양갈비가 주재료, 신정과 간혈을 보하는 효능을 가진 새삼이 주재료의 효능을 도와주는 부재료, 배, 양파, 연근이 보조재료로 구성되었다.
- 신장의 양기와 정혈을 북돋우는 섭취효능을 가지고 있는 음식이다. 따라서 한기를 제거하고 신양과 간신의 정혈을 보충해서 겨울철에 음양의 조화를 맞추는 데 적당한 음식이다.

약선 조리 팁

- 일반적인 갈비찜과 비슷한 맛이나 배, 연근과 새삼이 배합되어 자연스러운 단맛이 느껴지며 덜 느끼하다.
- 시장에 나온 새삼은 일차 가공이 되어 있으나 구매 후 찬물에 2시간 정도 담갔다 사용하는 것이 좋다.

귀여우면서 어여쁜 새삼

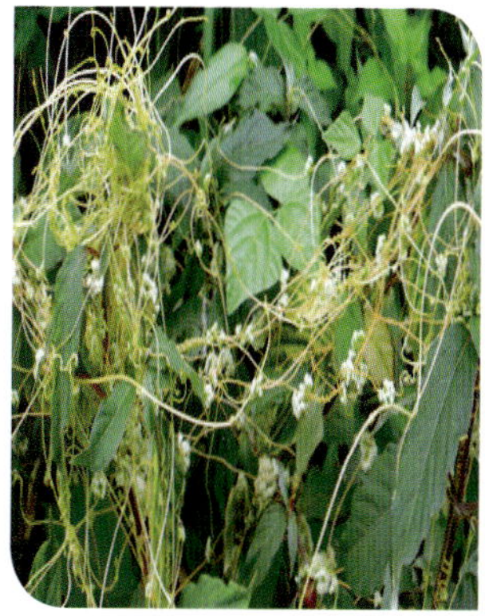

- 메꽃과에 속하는 한해살이 덩굴성 기생식물로 직경 2mm 정도의 굵은 철사 같으며, 주로 목본을 숙주로 삼아 기생근(寄生根)을 내면서 왼쪽으로 감는다. 어릴 때에는 밝은 녹색이지만 성장하면 황적색을 띤다. 실같이 퍼져 있는 줄기를 잡아당겨서 채취한다. 새삼이 감고 올라간 식물을 숙주식물이라고 하는데 새삼의 빨판은 숙주식물의 체관부와 물관부까지 파고들어 영양분과 수분 그리고 생장호르몬을 그대로 빨아 먹는다. 그래서 숙주식물과 같은 때에 꽃을 피운다. 이때가 되면 새삼이 감고 있던 식물은 시름시름 말라 죽는다. 새삼은 주로 풀에 기생하며, 칡덩굴 같은 데에도 기생하는 경우가 있다. 새삼은 꽃이 피고 나면 씨를 맺는데 그 씨를 '토사자'라고 한다. 토사자라는 말은 토끼가 새삼씨를 먹고 부러진 허리를 고쳤다고 하여 붙은 것이다. 이름처럼 토끼가 특히 새삼을 잘 먹는다.
- 평신감(平辛甘)의 기미를 가지고 간, 신으로 귀경하여 신정과 간혈을 보하는 효능을 가지고 있어 신장 기능허약으로 인하여 정력이 감퇴되고, 허리와 다리에 힘이 없는 상황에서 활용해 왔다. 소변을 자주 보거나 야뇨증상이 심한 아이에게도 효과가 있다.

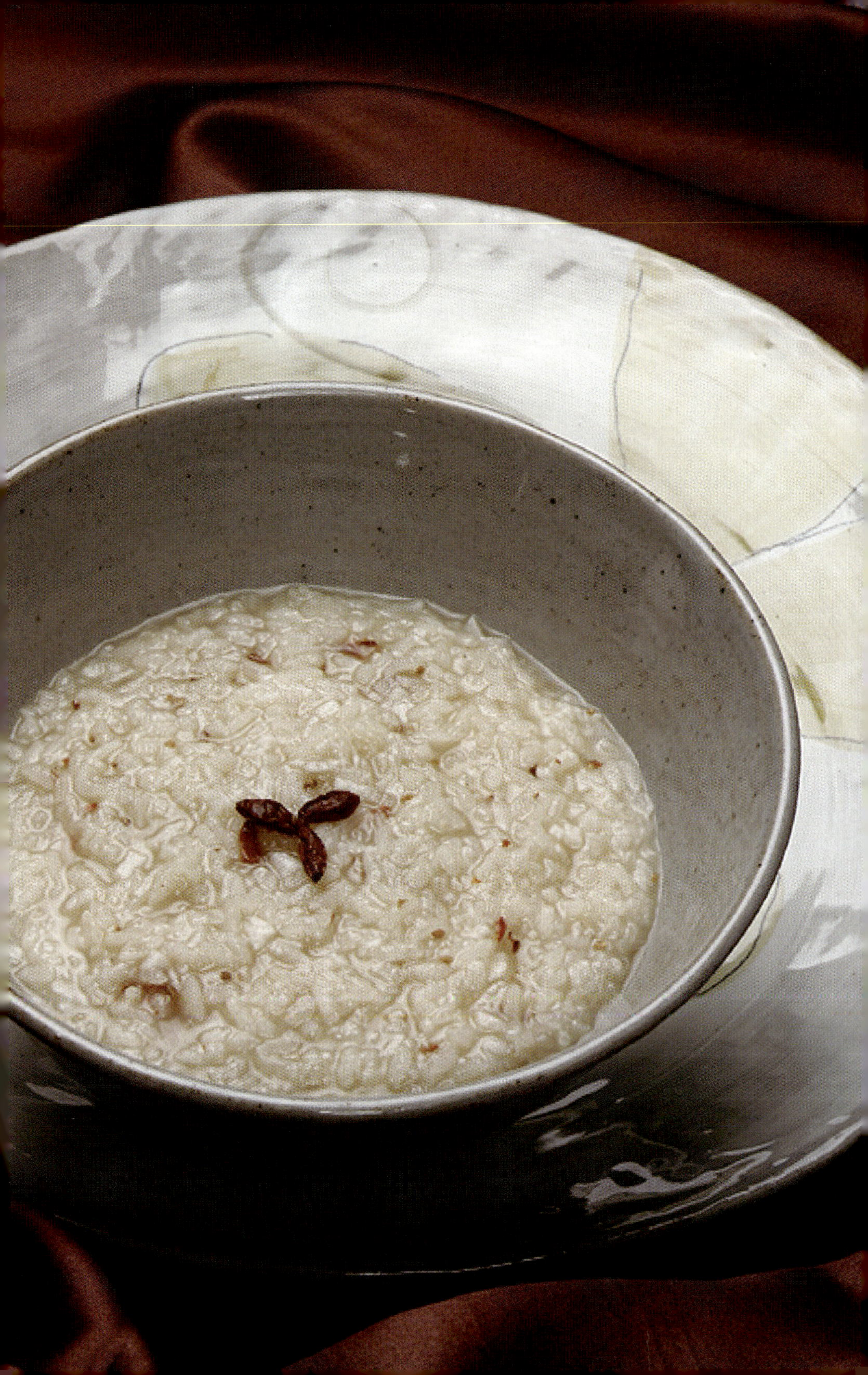

구기 갓죽

재료 및 분량

❖ 주재료 : 찹쌀 250g, 구기자 100g, 마 100g, 갓 50g
❖ 기타재료 : 참기름 1작은술, 소금, 레몬즙, 물 적당량

조리방법

① 찹쌀은 깨끗이 씻은 후 충분히 불려 건져낸다.
② 구기자는 씻어 기름 없이 팬에 볶다가 물 3컵을 넣고 뭉근하게 끓여 준비한다.
③ 마는 껍질을 벗겨 강판에 간다.
④ 물에 잘 씻은 갓에 물 1,000mL를 붓고 중불에서 20분 정도 끓여 죽을 끓일 때 물로 사용한다. 갓을 건져 잘게 다졌다가 죽 위에 얹어 먹도록 한다.
⑤ 달군 냄비에 참기름을 두르고 찹쌀을 볶다가 물기가 없으면 구기액과 갓 끓인 액을 섞어 조금씩 부어가며 끓인다.
⑥ 물이 자작해질 때까지 죽을 끓여 소금으로 간을 하고 불을 끈 뒤 ③을 넣고 저어준다(구기자액 이외에 필요한 물은 보충하면서 죽을 끓인다).
⑦ 먹기 전에 ②의 구기자를 고명으로 올려 낸다.

약선학적 특징 및 섭취효능

● 재료의 기미, 귀경과 효능

재료명	기(氣)	미(味)	귀경(歸經)	효능
찹쌀	온(溫)	감(甘)	비(脾), 위(胃), 폐(肺)	보중익기(補中益氣), 건비지사(健脾止瀉)
구기자	평(平)	감(甘)	간(肝), 신(腎)	보신익정(補腎益精), 자간명목(滋肝明目)
마	평(平)	감(甘)	폐(肺), 비(脾), 신(腎)	익정고신(益精固腎), 건비(健脾), 보폐(補肺)
갓	온(溫)	신(辛)	폐(肺), 위(胃)	선폐활담(宣肺豁痰), 온중행기(溫中行氣), 이기(理氣)

● 약선학적 섭취효능

- 신정을 돋우는 구기자가 주재료, 구기자의 효능을 도와 신정을 더하는 마, 담을 제거하는 효능의 갓이 부재료, 찹쌀이 보조재료로 구성되었다.
- 신정을 붇돋우는 섭취효능을 가지는 음식이다. 신음을 증강시키므로 중년, 갱년기 여성들이 겨울철에 섭취하면 효과적인 음식이다.

약선 조리 팁

- 온몸이 따스해지면서 속이 편해지는 느낌을 주는 음식이다.
- 갓은 특유의 강한 향과 매운맛이 특징인 채소로 주로 날것으로 사용한다. 따라서 노랗게 시들거나 검은 반점이 생긴 부분은 제거하여 물에 씻은 후 사용한다. 때에 따라서 갓을 뜨거운 물에 살짝 데치는 경우도 있는데, 이렇게 한 경우 효소의 활성을 도와 매운맛을 돋우고 고유의 색을 더욱 선명하게 만들 수 있다.

아싸르하고 여유로운 갓

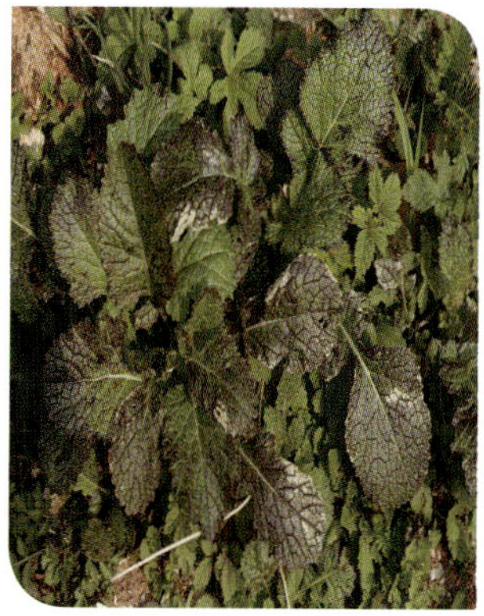

- 쌍떡잎식물 겨자과의 한해살이풀로 개채(芥菜), 신채(辛菜)라고도 한다. 서리와 영하의 기온이 반복되면서 겉잎은 얼었다 녹았다를 반복되면서 갓 특유의 맛이 더해진다.
갓은 서늘한 기후를 좋아하며 잎의 모양이나 색깔이 다른 여러 가지 갓이 있다. 보통 많이 재배하는 종류는 김치를 담그는 돌산 갓과 김장의 양념으로 사용하는 얼청갓이다.
- 아삭한 식감과 매콤하고 새콤한 맛으로 식욕을 돋우는 채소로 국수에 시원한 갓김치와 국물을 얹어 먹으면 그 맛이 일품이다. 주로 갓김치를 담가 먹으며 배추김치의 양념 재료로도 활용한다. 갓은 사용 용도에 따라 종류를 달리 구매하는 것이 좋다. 갓김치나 겉절이를 담는 경우에는 매운맛이 덜하고 식감이 부드러운 청색 갓이 좋은데 대표적인 예로 돌산 갓이 있다. 김장 양념의 재료로 사용할 경우에는 잎이 두껍지 않으며 붉은색을 띠는 얼청갓이 좋다. 공통적으로는 잎이 싱싱하고 크기가 적당해야 한다. 잎은 아래로 뻗고 줄기는 가늘면서 연한 것이 좋으며 털 같은 가시가 살아 있고 향이 선명한 것이 좋다. 우리가 많이 사용하는 겨자가 갓 종자의 분말이다.
- 온신(溫辛)의 기미를 가지고 폐, 위로 귀경하여 담을 제거하고 비위를 따뜻하게 하며 기를 이롭게 하는 효능을 가지고 있다. 『동의보감』에 따르면 "사람의 몸에 있는 아홉 구멍을 통하게 하고 신장의 나쁜 독을 없고 눈과 귀를 밝게 하며 소변을 원활히 해준다."라고 적혀 있고 『본초강목』에는 "폐를 통하게 하며 가래를 삭이고 식욕을 돋운다."라고 기록되어 있어 오래전부터 식약의 재료로 널리 사용했음을 알 수 있다.

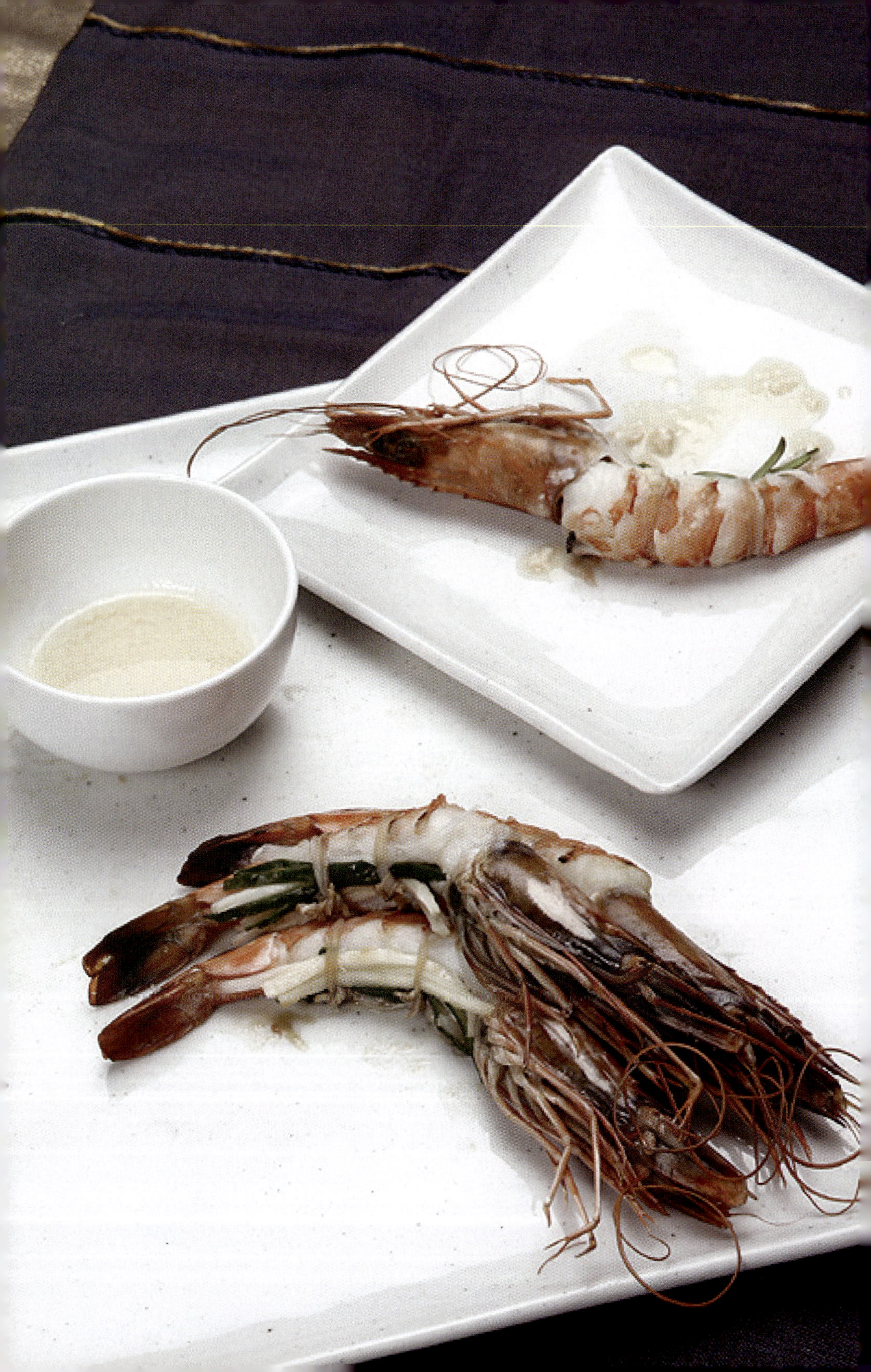

대하 칡꽃냉채

재료 및 분량

❖ 주재료 : 새우 8마리, 오이 100g, 느타리버섯 100g, 칡꽃 40g

❖ 소스 : 칡꽃 우린 액 200mL, 호두 가루 100g, 마늘 20g, 간장 1큰술, 레몬즙 1큰술, 황설탕 2작은술

❖ 단촛물 : 황설탕 1큰술, 식초 1큰술

❖ 양념장 : 간장 1작은술, 설탕 1작은술, 생강즙 1/2작은술

❖ 기타재료 : 소금, 포도씨유 적당량

조리방법

① 새우는 꼬치로 등 쪽의 내장을 빼내고 연한 소금물에 흔들어 씻어 껍질을 벗기고 배 부분을 반으로 칼집을 내어 찜기에 쪄서 준비한다.

② 오이는 얇게 채를 썰어 소금물에 절여 물기를 제거하고 단촛물에 절여 양념하여 준비한다.

③ 느타리버섯은 살짝 데쳐서 손으로 잘게 찢어 양념장을 넣고 살짝 볶는다.

④ 쪄진 대하의 배 부분에 오이와 느타리버섯을 적당히 넣는다(이때 파줄기로 데쳐 묶어도 좋다).

⑤ 전처리한 칡꽃에 물 1,000mL를 붓고 약한 불에서 끓여 우려내어 준비한다.

⑥ 재료를 섞어 소스를 만들어 준비한다.

⑦ 대하에 소스를 흠뻑 뿌려 간이 배도록 하여 시원하게 해서 먹는다.

약선학적 특징 및 섭취효능

● 재료의 기미, 귀경과 효능

재료명	기(氣)	미(味)	귀경(歸經)	효능
새우	온(溫)	감(甘), 함(鹹)	간(肝), 신(腎)	익기개위(益氣開胃), 보신장양(補腎壯陽)
오이	량(凉)	감(甘)	비(脾), 위(胃), 대장(大腸)	청열해서(淸熱解暑), 생진지갈(生津止渴), 이수해독(利水解毒)
느타리버섯	온(溫)	감(甘), 신(辛)	위(胃), 간(肝)	거풍습(祛風濕), 서근활락(舒筋活絡)
칡꽃	량(凉)	감(甘)	비(脾), 위(胃)	해표(解表)

● 약선학적 섭취효능

- 신양을 기르고 기를 이롭게 하는 새우가 주재료, 표피를 잘 순환시키는 칡꽃, 풍습을 제거하고 근육의 움직임을 원활히 해주는 느타리버섯이 대하의 효능을 도와주는 부재료, 오이가 보조재료로 구성되었다.
- 신양을 돋우는 섭취효능을 가지므로, 겨울철 양기를 보하며 몸을 따뜻하게 하고 비위의 냉기를 제거하는 데 적당한 음식이다.

약선 조리 팁

- 싱그러우면서 새콤한 대하가 참으로 맛있는 음식이다.
- 칡꽃은 미지근한 물에 씻어서 찬물에 3시간 정도 담갔다 사용하면 부드러워지고 풋내가 제거되어 좋다.

단잠을 오게 하는 은밀한 향 칡꽃

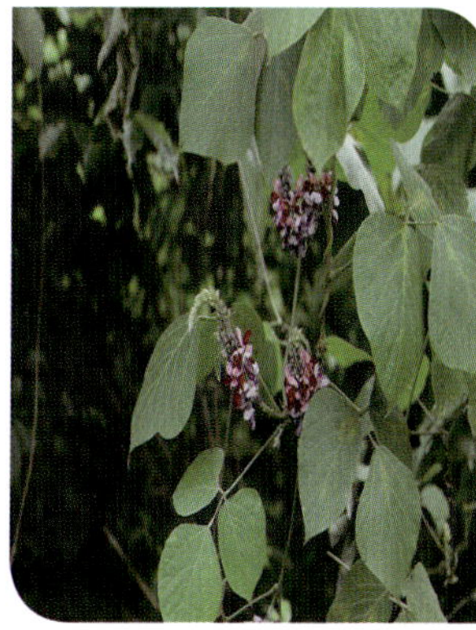

- 쌍떡잎식물 콩과의 덩굴식물의 꽃으로 갈화(葛花)라 한다. 8월에 잎 달린 자리에 붉은빛 또는 자주색으로 꽃이 핀다. 같은 길이로 어긋나게 갈라진 꽃대가 나와 끝마다 꽃이 달린다. 칡넝쿨이 있는 곳을 무심결에 지나가다 향에 이끌려 고개를 돌리면 어느새 자줏빛 칡꽃이 피어 있는 것을 볼 수 있다.
- 7월 하순과 8월에 피는 칡꽃을 조심스럽게 따서 칡꽃차, 칡꽃셀러드, 칡부각, 칡떡 등을 만들면 향이 그대로 배어나는 게 일품이다. 칡꽃을 따서 깨끗하게 손질한 다음 바람이 잘 통하는 그늘에서 말린 유리병에 보존하거나 꿀을 부어 15일간 숙성시켜 차로 마시면 좋다. 칡은 오래전부터 구황작물로 식용되었고 자양강장제 등 건강식품으로 이용되기도 하였고 뿌리의 녹말은 갈분이라 하며 녹두가루와 섞어서 갈분국수를 만들어 식용하였고, 줄기의 껍질은 갈포(葛布)의 원료로 쓰였다. 칡뿌리는 차를 만들어서 먹고 즙을 내어 마시거나 뿌리째 소주에 담가서 먹기도 하였다. 뿌리에는 전분이 많아 예전에는 가정에서 칡뿌리를 채취하여 전분을 내어 말려두었다가 가루로 만들어 묵, 죽, 응이 등의 음식을 만들어 먹었다. 칡의 뿌리를 삶은 물은 칡차라 하여 건강음료로 판매되기도 한다.
- 량감(凉甘)의 기미를 가지고 비, 위로 귀경하여 표피를 잘 풀어주는 효능을 가지는 칡꽃은 주독을 없애고 하혈에 효과가 있다고 하여 민간약으로 애용되었다. 한방에서는 뿌리가 발한(發汗), 해열, 진경(鎭痙), 승양(升陽)의 효능이 있어 약재로 사용해 왔다.

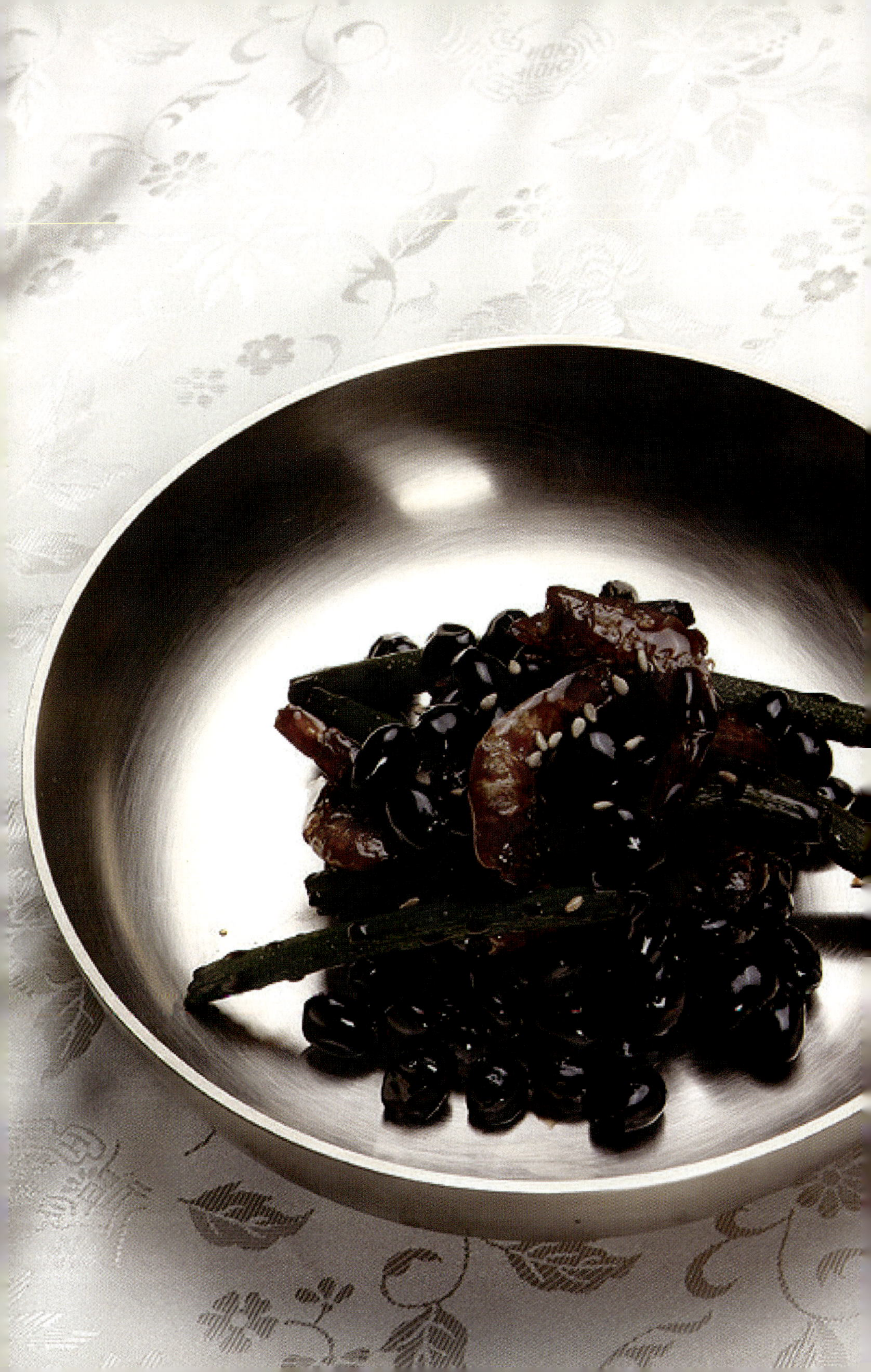

새삼 검은콩조림

재료 및 분량

❖ 주재료 : 불린 검은콩 200g, 말린 잔 새우 50g, 새삼(씨) 20g

❖ 조림액 : 새삼씨 끓인 액 300mL, 간장 3큰술, 황설탕 2큰술, 미림 1큰술

❖ 기타재료 : 통깨, 마늘종 적당량

조리방법

① 흐르는 물에 씻은 새쌈씨에 물 1,000mL를 붓고 중불에서 끓여 약 300mL 정도로 졸인다.

② 말린 잔 새우는 손질하여 준비한다.

③ 분량대로 조림소스를 만든다.

④ 검은콩에 소스를 넣고 낮은 불에서 천천히 졸인다.

⑤ 입맛에 따라 마늘종을 넣고 조려도 좋다. 통깨를 고명으로 올려서 낸다.

약선학적 특징 및 섭취효능

● 재료의 기미, 귀경과 효능

재료명	기(氣)	미(味)	귀경(歸經)	효능
검은콩	평(平)	감(甘)	비(脾), 신(腎)	활혈이수(活血利水), 건비익신(健脾益腎)
새우	온(溫)	감(甘), 함(鹹)	간(肝), 신(腎)	익기개위(益氣開胃), 보신장양(補腎壯陽)
새삼씨	평(平)	감(甘), 신(辛)	간(肝), 신(腎), 비(脾)	보신익정(補腎益精), 보양(補陽)

● 약선학적 섭취효능

- 신정을 돋우는 새삼씨가 주재료, 신장을 보하고 혈액순환을 증진시키는 검은콩, 신양을 돋우는 새우가 새삼씨의 효능을 도와주는 부재료로 구성되었다.
- 신양과 신정을 보하는 섭취효능을 가지므로 노화예방, 성장을 위해 겨울철에 섭취하면 적절한 음식이다.

약선 조리 팁

- 콩자반과 같은 맛이다.
- 너무 단단하지 않은 콩조림을 만들기 위해서는 검은콩은 하룻밤 정도로 담갔다 사용하고 조림소스는 두 번 정도로 나누어 넣고 조리는 것이 좋다.

새삼씨 토사자

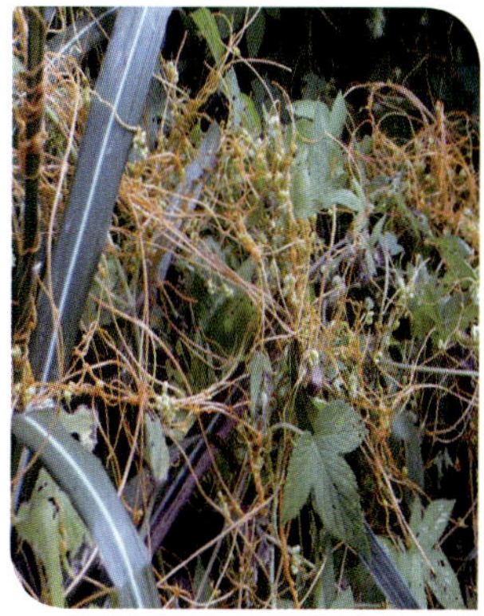

- 메꽃과에 속하는 한해살이 덩굴성 식물인 새삼의 씨앗으로 한의학 영역에서는 좋은 약재로 사용해 왔다.
- 평감신(平甘莘)의 기미를 가지고 간, 신, 위로 귀경하여 신장의 정과 양을 돋우는 효능을 가지고 있다. 간과 신장을 보호하며 눈을 밝게 해주고, 양기를 도우며 신장 기능을 튼튼하게 해주는 약재로 알려져 있다. 신장이 허약하여 생긴 남성의 성교불능증, 저절로 정액이 흐르는 경우, 몽정 등에 효과가 있다. 뼈를 튼튼하게 해주고 허리를 강하게 해주며, 신장 기능이 허약하여 허리와 무릎이 시리고 아픈 것을 치료한다. 또한 오줌소태와 소변을 잘 보지 못하는 질병과 설사를 낫게 하며 당뇨병 치료에도 효과가 있는 것으로도 알려져 있다.

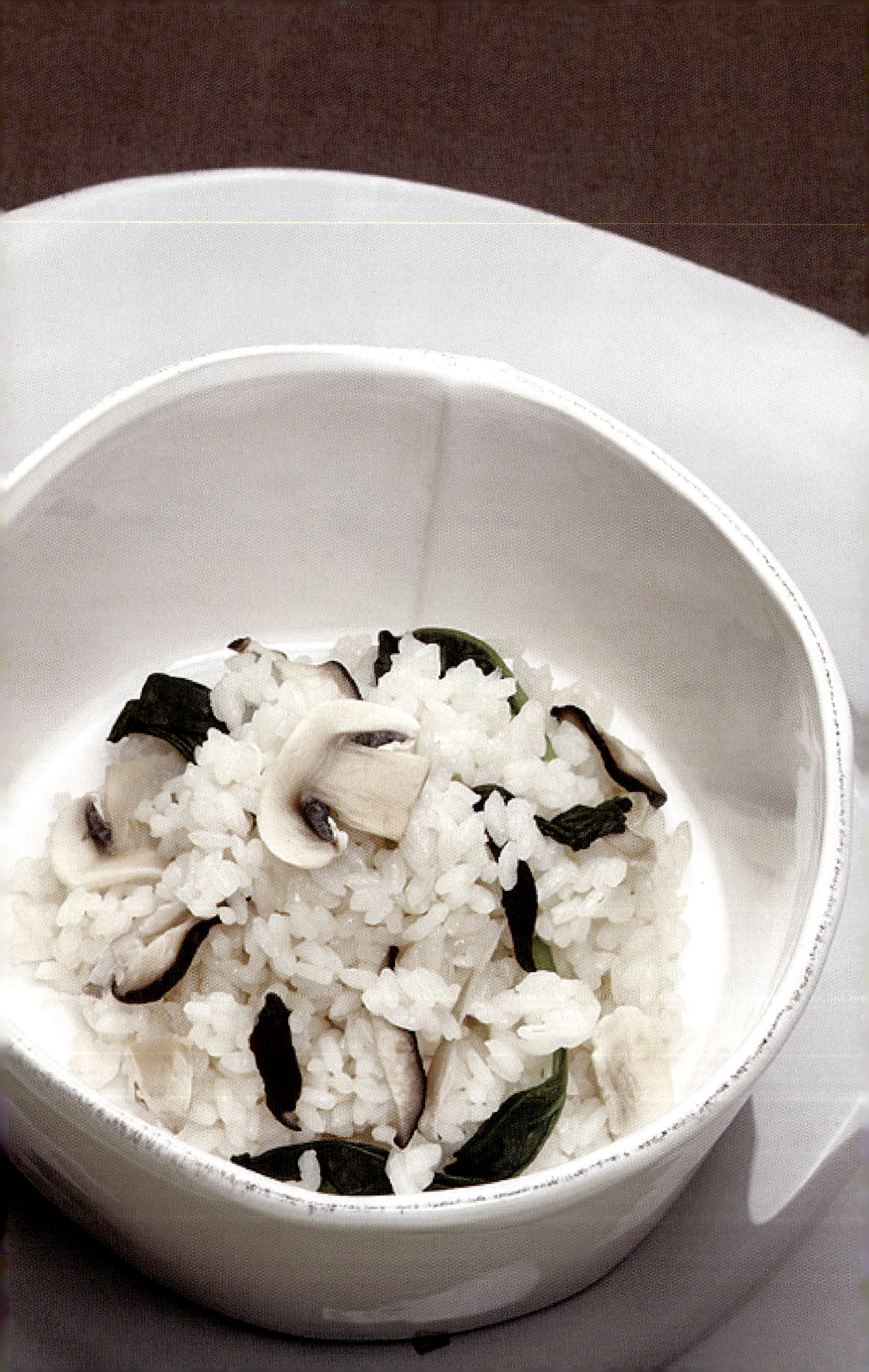

두충 버섯밥

재료 및 분량

❖ 주재료 : 멥쌀 400g, 양송이버섯 100g, 표고버섯 100g, 느타리버섯 100g, 시금치 100g, 두충 20g

❖ 기타재료 : 포도씨유, 마늘, 마른 홍고추, 참기름, 물 적당량

조리방법

① 팬에 깨끗이 씻은 두충을 잘게 잘라서 넣고 약 5분 정도 볶아 준다.

② 냄비에 물 1,000mL와 ①의 두충을 넣어 20분 정도 끓여 밥물에 섞어 사용한다.

③ 멥쌀은 불려서 ②의 물을 섞은 물로 밥을 짓는다.

④ 양송이, 표고, 느타리 등의 버섯들은 각각 먹기 좋은 크기로 썬다.

⑤ 시금치는 밑동만 잘라 준비한다.

⑥ 포도씨유를 두른 팬에 먼저 얇게 채썬 마늘을 넣고 볶다가 어슷하게 썰은 마른 고추를 넣고 매콤한 맛을 내서 버섯과 시금치 볶는 기름으로 사용한다.

⑦ 양송이버섯을 ⑥의 기름으로 볶다가 수분이 나오면 표고버섯과 느타리버섯을 넣고 볶는다.

⑧ ⑥의 기름을 두르고 시금치를 넣고 숨이 죽을 정도로만 볶다가 소금간을 한다.

⑨ 밥에 소금과 참기름을 넣고 주걱으로 섞은 후 버섯과 시금치를 얹어낸다.

⑩ 먹을 때 밥과 버섯, 시금치를 고루 섞어 먹는다. 필요하면 간장을 준비하여 비벼 먹어도 좋다.

약선학적 특징 및 섭취효능

● 재료의 기미, 귀경과 효능

재료명	기(氣)	미(味)	귀경(歸經)	효능
멥쌀	평(平)	감(甘)	비(脾), 위(胃)	보중익기(補中益氣), 건비화위(健脾和胃)
양송이버섯	평(平)	감(甘)	위(胃), 폐(肺), 간(肝)	건비개위(健脾開胃), 평간(平肝)
느타리버섯	온(溫)	감(甘), 신(辛)	위(胃), 간(肝)	거풍습(祛風濕), 서근활락(舒筋活絡)
표고버섯	평(平)	감(甘)	간(肝), 위(胃)	부정보허(扶正補虛), 익기개위(益氣開胃)
시금치	량(凉)	감(甘)	장(腸), 위(胃)	양혈(養血), 평간(平肝), 청열제번(淸熱除煩)
두충	온(溫)	감(甘), 신(辛)	간(肝), 신(腎)	보간신(補肝腎), 강근골(强筋骨)

● 약선학적 섭취효능

- 간신을 보하는 두충이 주재료, 간혈을 돋우는 시금치가 두충의 효능을 돕는 부재료, 각종 버섯이 보조재료로 구성되었다.
- 혈과 정을 북돋우는 섭취효능을 가지는 음식으로 겨울철 소모되는 신정과 간혈을 보충하는 데 도움이 되는 음식이다.

약선 조리 팁

- 버섯비빔밥과 비슷한 음식으로 담백한 느낌의 음식이다.
- 두충의 겉은 연한 회색이고 속은 진한 붉은 갈색에서 연한 붉은 갈색이다. 겉껍질이 울퉁불퉁하고 거친 것이 국산 상품이다. 구매한 두충은 이미 전처리가 되어 있지만 한 번 더 볶아서 하얀색의 끈적거리는 불질을 더 제거하여 사용하면 좋다.

깔깔한 껍질 두충

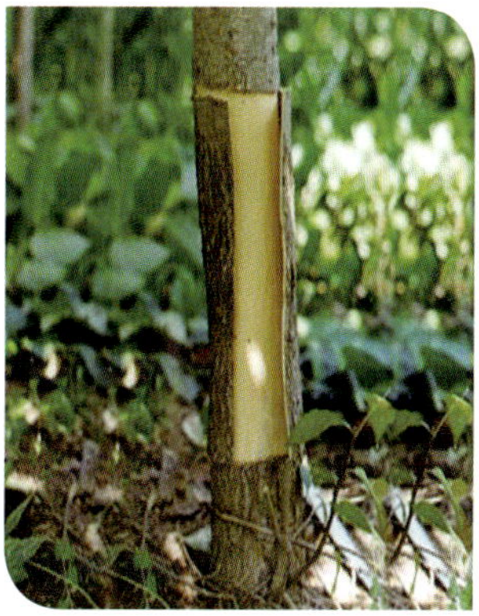

- 두충은 두충나무과 두충속에 속하는 두충의 줄기 껍질을 제거한 것으로 한국에서는 두충이라 읽고 한자를 두중(杜仲)으로 쓰지만 중국과 일본은 두충(杜沖)이라 쓰고 있다.
- 음식으로 활용되는 경우는 많지 않으나 약선 분야를 알고 있는 사람들은 신장 기능을 증진할 목적으로 국물을 내서 죽을 끓이거나 오랫동안 삶은 음식에 함께 사용하기도 한다.
- 온감신(溫甘辛)의 기미를 가지고 간, 신으로 귀경하여 간신을 보하여 근육과 뼈를 건강하게 하는 효능을 가지고 있다. 신장 기능 허약에서 오는 요통에 효과가 있으며, 이에 따라 수반되는 하체의 무력감, 생식기능 감퇴, 소변을 자주 보고 어지러운 증상에 널리 활용된다. 임신 중 유산의 전조증으로 복통과 자궁출혈을 보일 때에 복용하면 유산 방지작용이 있다. 고혈압 환자가 허리와 다리가 은근히 아프고 어지러울 때에 다른 약물과 배합하여 사용하기도 한다. 민간에서는 잎을 달여서 신경통, 고혈압에 활용되어 왔다. 두충은 『신농본초경』에 수록된 본초로, 약물로 사용된 역사가 가장 오래된 약초 중 하나이다. 『본초강목』에서는 두충이 신장과 뼈를 강화한다고 기록되어 있다.

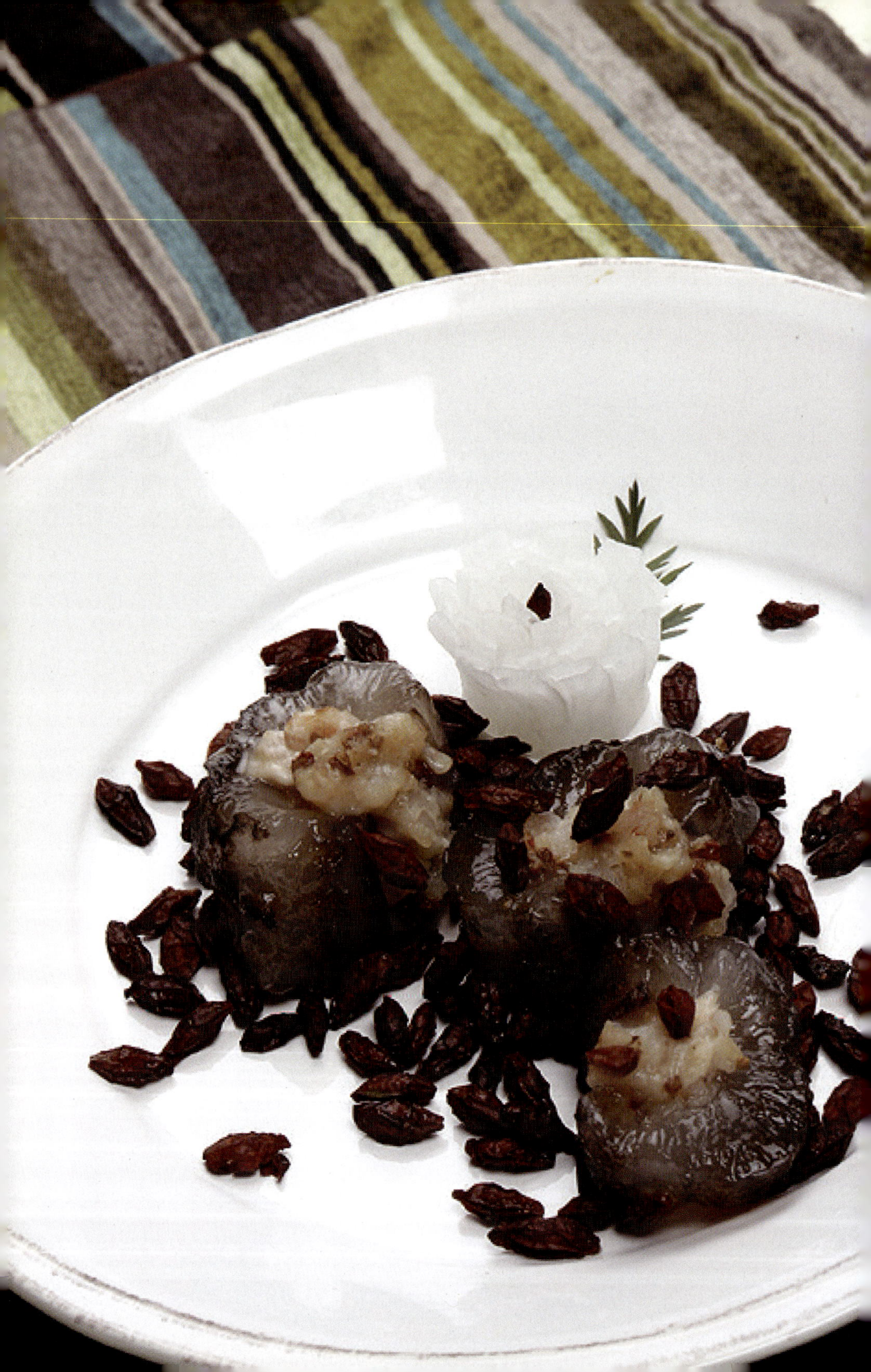

해삼 구기자찜

재료 및 분량

❖ 주재료 : 말린 해삼 4마리, 새우 4마리, 구기자 20g, 가시오갈피 20g

❖ 소스 : 가시오갈피 끓인 액 500mL, 마늘 20g, 간장 1큰술, 레몬즙 1큰술, 녹말물 1큰술, 황설탕 2작은술

❖ 기타재료 : 소금, 후춧가루, 생강즙, 레몬즙, 밀가루 적당량

조리방법

① 해삼에 물을 넣고 끓으면 물을 버리고 3번 정도 반복하여 해삼을 부드럽게 만든다.

② 해삼을 건져 가운데를 벌려 내장을 꺼내고 깨끗이 씻어 준비한다.

③ 구기자를 부드럽게 삶아 다져서 레몬즙을 조금 넣어 버무려 준비한다.

④ 새우는 꼬치로 등 쪽의 내장을 빼내고 씻어 껍질을 벗기고 새우살을 잘게 다진 후 소금, 후춧가루, 생강즙으로 밑간하여 준비한다.

⑤ 다진 구기자, 다진 대하 속살에 소금, 후춧가루로 간을 하여 준비한다.

⑥ 손질해 둔 해삼에 밀가루를 묻히고 그 안에 다져서 밑간해 둔 ⑤를 넣어 실로 묶는다.

⑦ 가시오갈피에 물 1,000mL를 넣고 30분간 끓여 졸인다.

⑧ 분량의 재료로 소스를 만든다.

⑨ 김이 오른 찜통에 ⑥을 넣고 15분 정도 찐다.

⑩ 한 김이 나가면 적당한 크기로 자르고 소스를 뿌려 먹는다.

약선학적 특징 및 섭취효능

● 재료의 기미, 귀경과 효능

재료명	기(氣)	미(味)	귀경(歸經)	효능
해삼	온(溫)	함(鹹)	폐(肺), 신(腎)	보신익정(補腎益情), 양혈윤조(養血潤燥)
새우	온(溫)	감(甘), 함(鹹)	간(肝), 신(腎)	익기개위(益氣開胃), 보신장양(補腎壯陽)
구기자	평(平)	감(甘)	간(肝), 신(腎)	자간명목(滋肝明目), 보신익정(補腎益精)
가시오갈피	온(溫)	신(辛), 고(苦)	간(肝), 신(腎)	보간신(補肝腎), 강근골(强筋骨), 거풍습(祛風濕)

● 약선학적 섭취효능

- 간신의 혈과 정을 보하는 해삼과 구기자 주재료, 신양을 기르는 새우와 간신을 보하는 효능의 가시오갈피가 부재료로 구성되었다.
- 간신의 혈과 정을 북돋우는 섭취효능을 가지고 있어 겨울철 정을 돋우며 간혈까지 보충할 수 있어 겨울에서 봄까지 섭취하여 신정, 간혈을 충만하게 하는 데 적절한 음식이다.

약선 조리 팁

- 해삼찜의 맛으로 강하지 않은 담백한 맛을 느낄 수 있는 음식이다.
- 생해삼은 내장을 빼내고 연한 소금물에 흔들어 씻은 다음 적당한 굵기로 썰어 사용하고 바싹 마른 해삼은 넉넉한 물에 담가 하룻밤 정도 불려서 솔로 문질러 씻은 다음 길게 반 갈라 내장을 제거하고 다시 한 번 깨끗이 씻어 사용한다.

단아하면서 귀여운 열매를 가진 가시오갈피

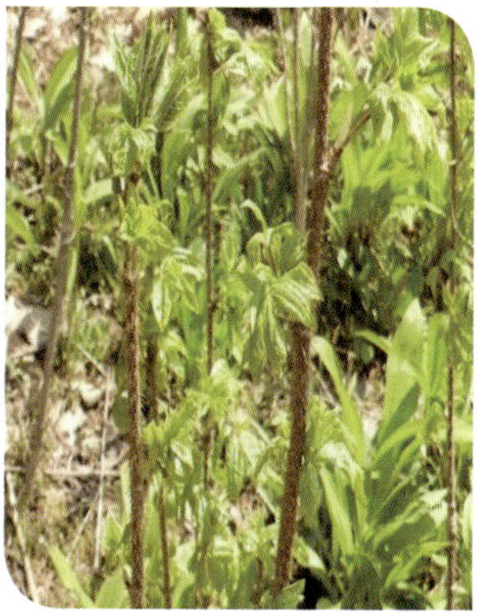

- 두릅나무과의 낙엽 관목으로 가시오갈피나무 또는 가시오가피라고도 한다. 전국 각지의 깊은 산골짜기에서 자라며, 잎이 지는 떨기나무로 추위에 강하고 그늘진 곳에서 잘 자란다. 6~7월에 꽃이 핀다. 줄기에 바늘처럼 가늘고 긴 가시가 많은 것이 특징이다.
  생김새가 두릅나무과의 산삼을 쏙 빼닮았고 '오가(五加)'라는 한자는 잎이 산삼과 같이 다섯 개가 붙은 식물이라는 뜻이다. 이 오가피의 한자 표현을 오래 사용하다 보니까 '오갈피'라는 받침이 붙게 되었다. 손바닥 모양으로 펼쳐지는 잎은 산삼과 구별할 수 없을 만큼 닮았고, 깊은 산 속 그늘지고 부식질이 풍부한 토양에서 자라는 생태적 특성도 그러하다. 산삼은 '초본'이고, 오갈피나무는 '목본'이라는 것이 다를 뿐, 모양이나 특성은 대개 비슷하다. 오갈피나무속 식물은 세계에 약 35종이 자라고 있지만, 우리나라에는 오갈피나무, 섬오갈피, 털오갈피, 가시오갈피 등이 자생하고 있다.
- 생김새나 질감이 식품으로 사용하기에는 적합하지 않아 음식의 재료로는 활용이 높지 않고 닭이나 오리 백숙을 할 때 부재료로 사용한다.
- 온신고(溫辛苦)의 기미를 가지며 간, 신으로 귀경하며 간신을 보하여 근육과 뼈를 건강하게 해주는 효능을 가진다. 현대 연구에서는 오갈피나무 종류에 포함된 다양한 천연물질 중에 그 속명(eleutherococcus)을 따서 붙여진 엘레우테로사이드(eleutheroside)라는 물질들이 매우 풍부하게 함유되어 있다고 보고되었다. 국내·외에서 펼쳐진 임상실험 결과 이 성분들이 학습능력, 성기능 향상, 면역력 강화, 항알레르기 효과, 해독, 결핵 치료, 혈당 및 콜레스테롤 저하, 혈전 제거, 항암 치료에 효과를 보이는 것으로 밝혀졌다.

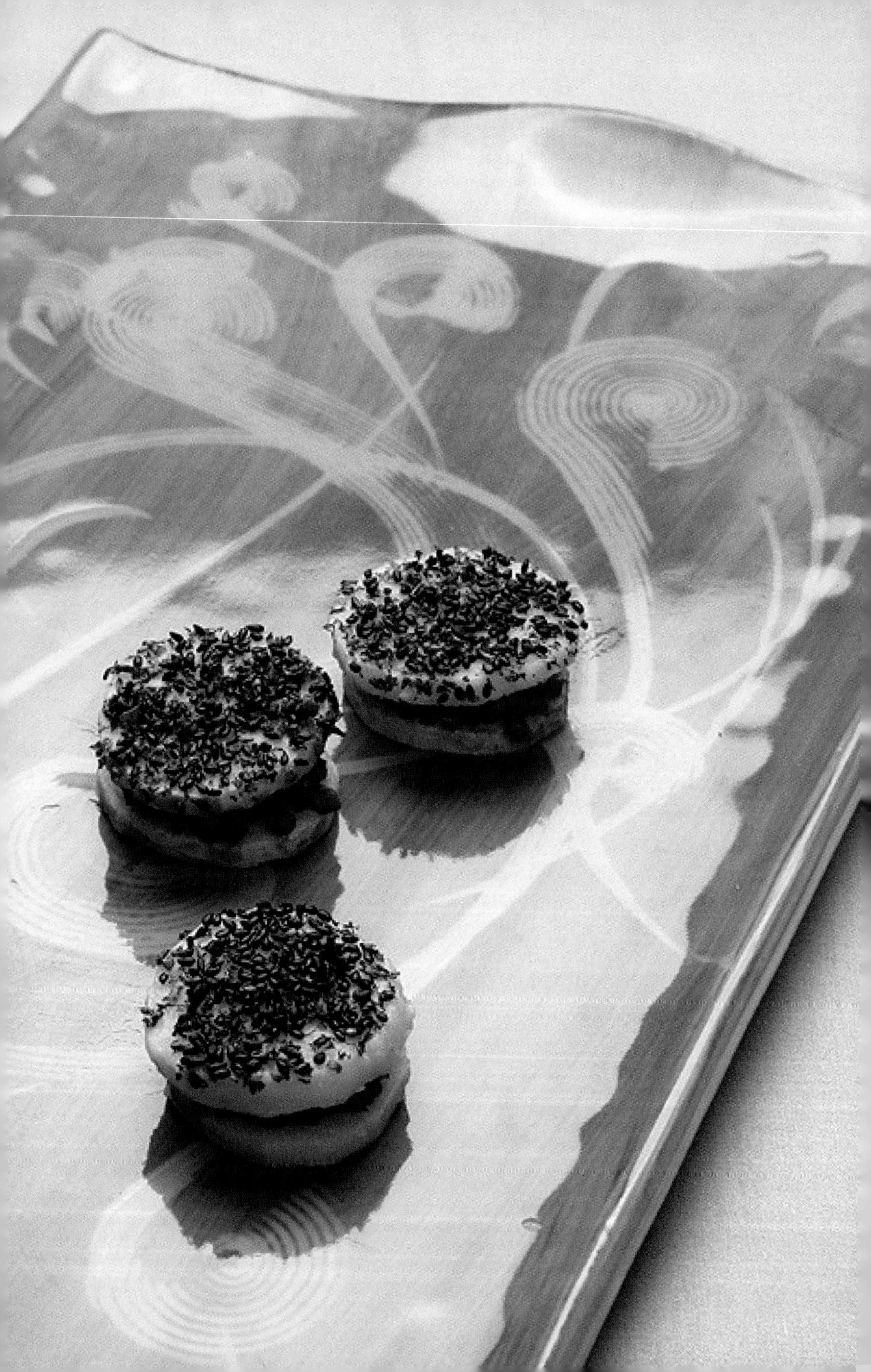

검은깨 마지짐

재료 및 분량

❖ 주재료 : 마 500g, 멥쌀가루 200g, 밤 100g, 검은깨 50g

❖ 초간장 : 간장 1큰술, 식초 1큰술, 송송 썬 실파 1작은술, 통깨 적당량

❖ 기타재료 : 식초, 포도씨유, 소금 적당량

조리방법

① 마는 껍질을 벗긴 다음 3mm 두께로 썬다.

② 끓는 물에 식초를 넣고 마를 넣어 살짝 데쳐 준비한다.

③ 밤은 익혀서 잘게 다져 가루로 만들어 준비한다.

④ 검은깨는 살짝 볶아 굵게 다져 준비한다.

⑤ 멥쌀가루에 물과 소금을 넣고 반죽을 만든다.

⑥ 마 2개 사이에 밤 가루와 검은깨를 넣고 반죽을 묻혀 포도씨유 두른 팬에 얹어 노릇하게 지진다.

⑦ 마구이에 검은깨를 얹고 초간장을 곁들여 낸다.

약선학적 특징 및 섭취효능

● 재료의 기미, 귀경과 효능

재료명	기(氣)	미(味)	귀경(歸經)	효능
마	평(平)	감(甘)	폐(肺), 비(脾), 신(腎)	익정고신(益精固腎), 건비(健脾), 보폐(補肺)
멥쌀	평(平)	감(甘)	비(脾), 위(胃)	보중익기(補中益氣), 건비화위(健脾和胃)
검은깨	평(平)	감(甘)	간(肝), 신(腎)	자양간신(滋養肝腎), 윤조활장(潤燥活腸)
밤	온(溫)	감(甘)	비(脾), 위(胃), 신(腎)	양위건비(養胃健脾), 보신강근(補腎强筋)

● 약선학적 섭취효능

- 신정을 돋우는 마가 주재료, 간신을 보하는 검은깨, 신장을 보하고 근육을 강하게 하는 밤이 주재료의 효능을 도와주는 부재료, 멥쌀이 보조재료로 구성되었다.
- 신정과 신양을 기르는 섭취효능을 가지므로 겨울철 신장의 음양을 조절하여 건강을 증진하는 데 도움이 되는 음식이다.

약선 조리 팁

- 다소 느끼한 맛을 가지는 음식으로 튀김을 먹는 느낌이다.
- 마, 깨, 밤을 모두 갈아서 쌀가루로 반죽하여 지져도 간편하고 좋다.
- 마는 껍질이 울퉁불퉁하지 않고 두께가 굵직하며 들었을 때 무게감이 느껴지는 것이 좋다. 깨끗하게 씻은 후 껍질을 벗긴다. 갈아서 사용할 경우에는 믹서보다는 강판에 갈아야 기품이 적고 뮤신 파괴도 적다. 믹서를 사용할 경우 액체를 함께 넣고 가는 것이 훨씬 수월하다. 강판에 갈 경우 마가 거무스름하게 변하는데 이는 폴리페놀의 산화로 발생하는 현상으로 마 표면에 묽은 식초를 바르면 산화현상을 방지할 수 있다. 마를 만지고 가려움증이 있을 수 있으나 뮤신에 의한 것이지 부작용이 아니니 걱정하지 않아도 된다.

몸을 보하는 대마왕 마

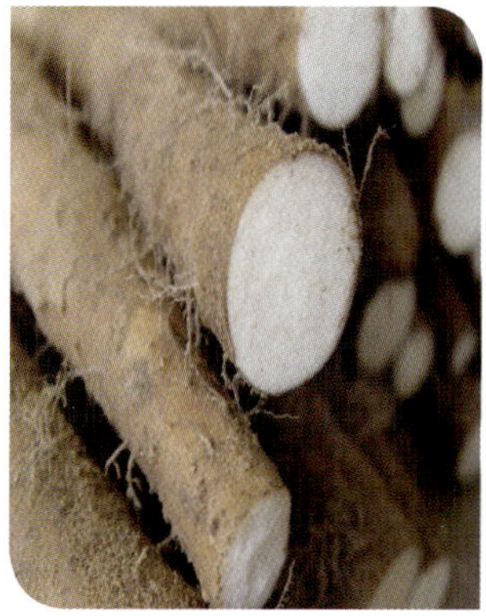

- 외떡잎식물 백합목 마과의 덩굴성 여러해살이풀의 덩이뿌리를 한방에서는 산약(山藥)이라고 하며, 덩이뿌리는 위와 장을 보호하고 자양강장의 효과가 탁월하여 '산에서 나는 장어'라고도 불린다. 마의 미끈거리는 점액은 뮤신 성분으로 비위 건강에 도움이 되는 성분을 함유하고 있다.
- 국내에서 유통되는 마는 모양에 따라 장마, 단마, 둥근 마로 분류할 수 있다. 그중 일반적으로 활용하는 품종은 장마와 단마인데 단마의 주산지는 경남 안동으로 장마보다 수분이 적고 걸쭉함이 강해 죽으로 활용하기 좋다. 반면 장마는 수분이 많고 조직이 연해서 얇게 썰어 생채로 활용한다. 둥근 마는 단마에 비해 뮤신 성분이 약 4배 정도 많은 것으로 알려져 있다.
- 마는 음식으로 널리 사용하고 있다. 술, 차, 조림, 수프, 셀러드, 조림, 튀김, 젤리 등으로 다양하게 응용되고 있다. 최근에는 생마를 요구르트나 과실, 설탕 절임액과 함께 믹서에 갈아 섭취하는 경우가 많은데 마를 생으로 먹을 때는 신정을 보하는 기능이 크므로 정력증진에 도움이 된다.
- 평감(平甘)의 기미를 가지고 폐, 비, 신으로 귀경하여 신정을 보하고 폐를 보하고 비장의 기능을 돋우는 효능을 가지고 있다. 한방에서는 신체허약, 폐결핵, 정수고갈(精水枯渴), 유정(遺精), 야뇨증, 당뇨병 등에 사용해 왔다.

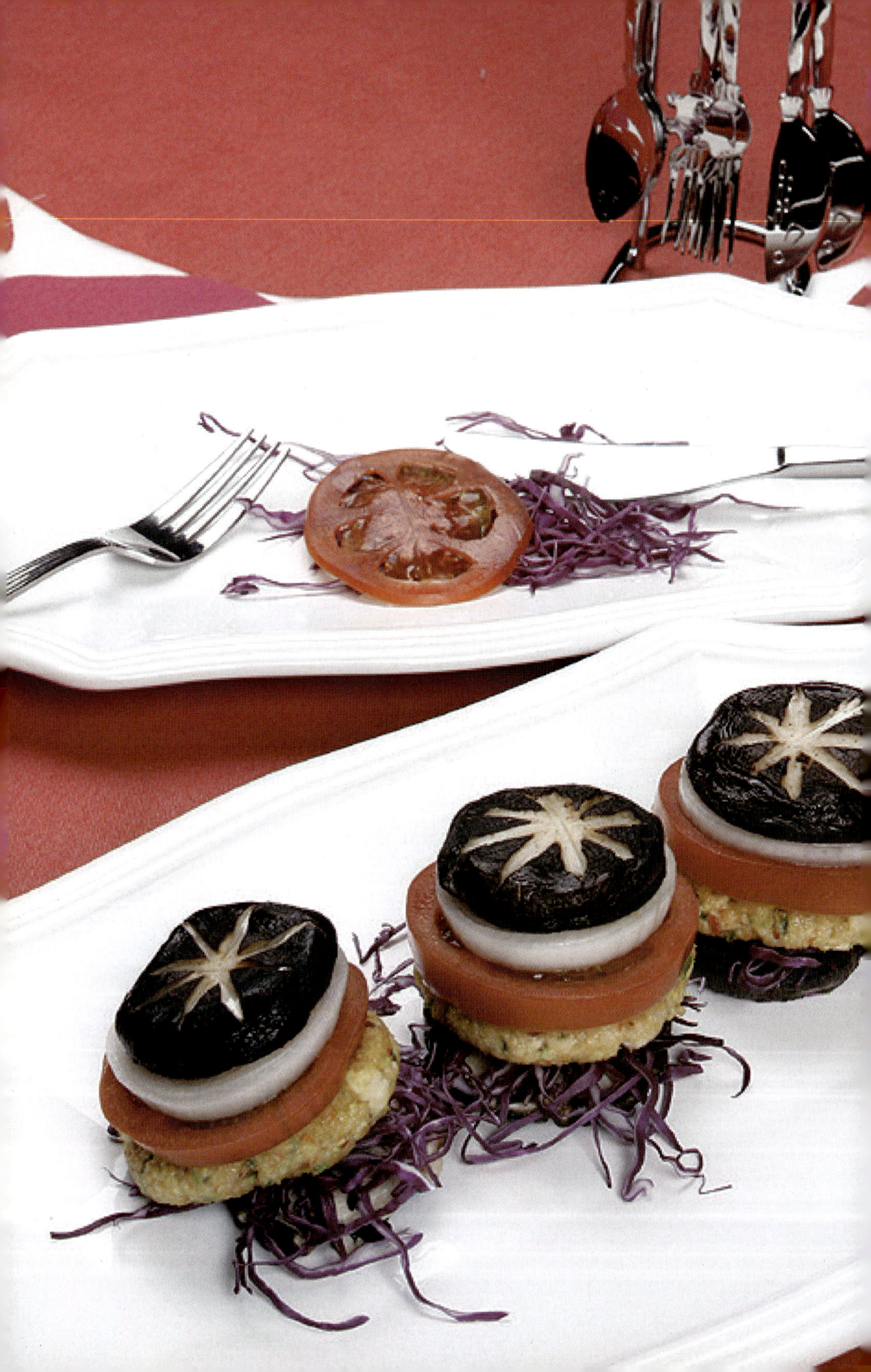

당귀 감자 표고버거

재료 및 분량

❖ 주재료 : 삶은 감자 300g, 표고버섯 12개, 토마토 100g, 양파 100g, 당귀(잎) 100g

❖ 기타재료 : 식초, 황설탕, 참기름, 식용유, 빵가루, 버터, 소금, 후춧가루, 허니 머스터드, 포도씨유 적당량

조리방법

① 표고버섯은 기둥을 제거하고 동그랗게 썰어 소금, 후춧가루로 간해서 팬에 포도씨유를 두르고 살짝 굽는다.

② 전처리한 고사리는 물기를 꼭 제거한 후 잘게 다져 참기름, 소금으로 간하여 준비한다.

③ 당귀잎은 잘 말려서 고운 가루로 준비한다(판매하는 제품을 사용해도 된다).

④ 삶은 감자를 으깨서 빵가루와 버터, 소금, 후춧가루를 넣고, 준비해 놓은 고사리를 첨가해 둥글납작하게 빚어 180℃의 오븐에서 굽는다.

⑤ 토마토와 양파는 5mm 두께로 동그랗게 잘라 준비한다.

⑥ 구운 표고버섯 위에 둥글납작하게 빚은 감자, 토마토, 양파 순으로 놓고 당귀 가루, 허니머스터드를 뿌린 후 맨 위에 다시 구운 표고버섯을 얹는다.

약선학적 특징 및 섭취효능

● 재료의 기미, 귀경과 효능

재료명	기(氣)	미(味)	귀경(歸經)	효능
감자	평(平)	감(甘)	위(胃), 대장(大腸)	익기건비(益氣健脾), 조중화위(調中和胃)
표고버섯	평(平)	감(甘)	간(肝), 위(胃)	부정보허(扶正補虛), 익기개위(益氣開胃)
토마토	미한(微寒)	감(甘), 산(酸)	간(肝), 비(脾), 위(胃)	생진지갈(生津止渴), 건위소식(健胃消食)
양파	온(溫)	신(辛), 감(甘)	폐(肺)	건위소식(健胃消食), 이기화담(理氣化痰), 해독살충(解毒殺蟲)
당귀	온(溫)	감(甘), 신(辛)	간(肝), 심(心), 비(脾)	보혈(補血), 활혈(活血)

● 약선학적 섭취효능

- 혈을 보하는 당귀가 주재료, 감자, 표고버섯, 토마토, 양파, 고사리가 보조재료로 구성되었다.
- 혈을 자양하는 섭취효능을 가지므로 다가오는 봄철을 대비하여 신장의 기능을 갈무리하고 간혈을 보할 수 있어 늦은 겨울, 봄을 기다리는 마음으로 섭취하기에 적절한 음식이다.

약선 조리 팁

- 육류가 들어가지 않은 표고버거라고 칭하였다. 감자의 담백한 맛, 표고버섯의 감칠맛, 당귀의 향이 배합하여 새로운 느낌으로 먹을 수 있다.
- 고사리 진처리는 「새우 고사리 튀김」 참조

건강해질 것 같은 진한 향 당귀

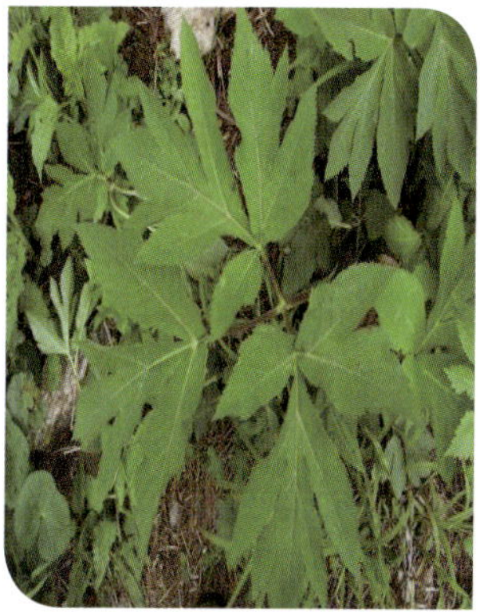

- 산형과 참당귀를 말하며 쌍떡잎식물 산형과의 숙근초로 당귀는 대표적인 약용 식물이다. 예전에는 산에서 채취했으나 최근에는 많이 재배한다. 당귀 뿌리와 잎에서 퍼지는 은은한 냄새를 즐기고 건강 쌈 채소로 잎을 많이 이용한다. 연한 당귀 잎을 뜯어 상추쌈을 먹을 때 같이 곁들이면 색다른 향을 맛볼 수 있다. 당귀를 약용으로 재배하려면 꽃대를 키우지 않은 당귀를 수확해야 한다. 여러해살이풀이지만 약초용은 꽃이 피기 전에 모두 캐야 한다. 초기 성장이 아주 더디게 이루어지다가 어느 정도 자라는 6월 이후에는 왕성하게 큰다.
- 전통음식에서는 당귀가루를 승검초라 하여 다식, 강정, 떡, 주악 등에 많이 사용하였다. 최근에는 쌈채소로 당귀잎을 손쉽게 구입하여 많이 섭취하고 있다.
- 온감신(溫甘辛)의 기미를 가지고 간, 심, 비로 귀경하여 혈을 보하고 원활히 순환하도록 도와주는 효능을 가진다. 월경을 조절하고 월경통을 제거해주는 효능이 있는데 혈액순환을 촉진시키고 진통효과를 나타내기 때문이다. 또한 보혈작용이 현저하여 빈혈에 유효하고 일반 타박상이나 혈전성 동맥염의 치료에도 응용된다. 만성 화농증에 사용하면 순환을 개선시키고 체내의 저항력을 증강시키며 변비에 복용하면 장관운동을 원활하게 해주어 배변을 용이하게 한다. 이외에도 빈혈로 오는 두통과 관절염 등에 널리 사용해 왔다.

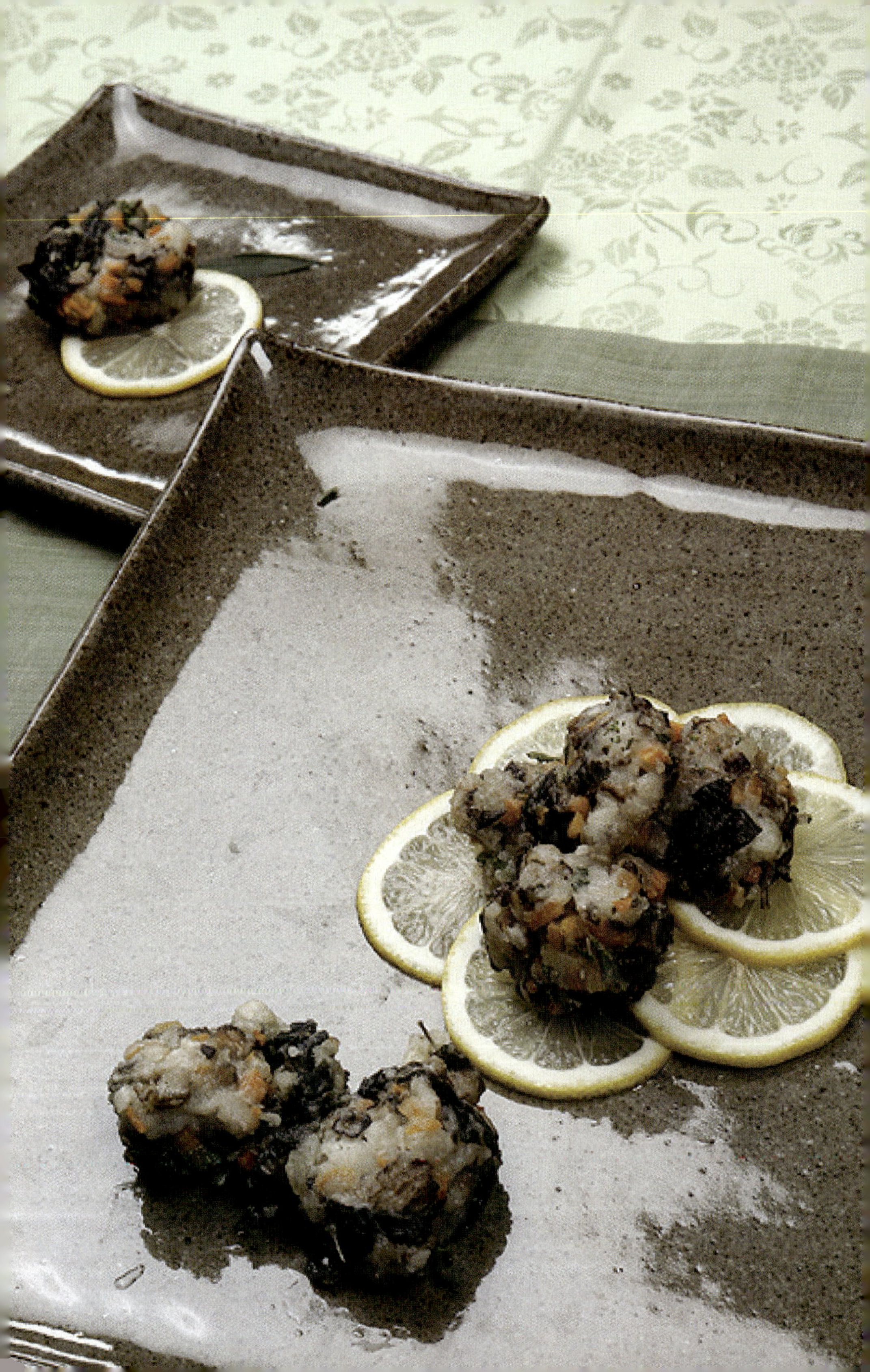

자소엽 굴튀김

재료 및 분량

❖ 주재료 : 굴 200g, 두충 30g, 마 가루 50g, 자소엽 20g
❖ 소스 : 두충 끓인 액 200mL, 다진 땅콩 1큰술, 레몬즙 1작은술
❖ 기타재료 : 소금, 후춧가루, 레몬즙, 빵가루, 땅콩, 달걀, 튀김기름 적당량

조리방법

① 씻어서 준비한 굴에 소금, 후춧가루, 레몬즙으로 밑간하여 준비한다.
② 두충에 물 500mL를 넣고 중불에 끓여 액을 반으로 졸여 식혀 준비한다.
③ 마 가루에 빵가루를 섞어 준비한다.
④ 전처리한 자소엽을 잘게 다져 준비한다.
⑤ ③, ④를 잘 섞어서 준비한다.
⑥ ⑤에 달걀을 넣고 적당량의 물을 넣어 튀김옷을 만든다.
⑦ ⑤에 굴을 넣고 잘 섞어 놓는다.
⑧ 적당한 크기로 약 170℃에서 두 번 튀겨낸다.
⑨ 재료를 섞어 소스를 만들어 튀김에 뿌려 먹는다.

약선학적 특징 및 섭취효능

● 재료의 기미, 귀경과 효능

재료명	기(氣)	미(味)	귀경(歸經)	효능
굴	평(平)	감(甘), 함(鹹)	심(心), 간(肝)	양혈안신(養血安神), 연견소종(軟堅消腫)
두충	온(溫)	감(甘)	간(肝), 신(腎)	보간신(補肝腎), 강근골(强筋骨)
마	평(平)	감(甘)	폐(肺), 비(脾), 신(腎)	익정고신(益精固腎), 건비(健脾), 보폐(補肺)
자소엽	온(溫)	신(辛)	폐(肺), 비(脾)	산한(散寒), 행기(行氣)

● 약선학적 섭취효능

- 두충과 마가 신정을 돋우는 주재료, 간혈을 보하는 굴이 주재료의 효능을 도와주는 부재료, 몸을 따뜻하게 해서 기의 순환을 돕는 자소엽이 보조재료로 구성되었다.
- 신정을 보하는 섭취효능을 가지므로 건조한 겨울철에 음액을 자양하여 양기를 돋우는 데 도움이 되는 음식이다.

약선 조리 팁

- 자소엽의 향으로 담백하고 그윽한 굴튀김의 맛을 느낄 수 있다.
- 자소엽은 다소 비릿한 냄새가 날 수 있으니 미지근한 물에 담갔다가 사용하는 것이 좋다.

우아한 자줏빛 깻잎 자소엽

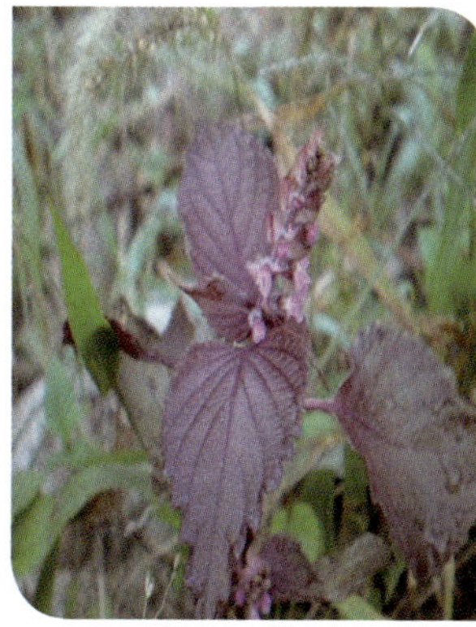

- 쌍떡잎식물 꿀풀과의 한해살이풀로 차조기라고도 한다. 들깻잎과 닮았는데, 전체에서 자줏빛이 돌고 향이 짙다. 잎은 양면이 모두 갈색을 띤 자색이거나 윗면은 회록색 또는 녹갈색이고, 뒷면은 갈색을 띤 자색이다. 형체가 고른 잎을 물에 담가 주름을 펴보면 잎몸은 넓고 끝쪽은 약간 뾰족하다. 기부는 넓은 창 모양을 하고 길이 3~5cm의 잎자루를 갖고 있다. 잎을 확대경으로 볼 때 잎의 양면에 드문드문 털이 있고 특히 잎맥 위에 더욱 많으며 뒷면에는 가는 선모를 볼 수 있다.
- 어린잎을 쌈으로 먹고, 송송 썰어 비빔밥에 넣기도 한다. 간장이나 된장에 박아 장아찌를 담가도 좋고 튀김이나 부각도 한다. 열매는 익기 전에 장아찌를 담거나 튀김을 한다. 자소엽과 흑설탕을 넣어 끓인 차는 겨울철 감기를 예방하는 데 매우 효과적이다. 이때 귤피나 진피를 배합하면 좋다. 수산물을 먹을 때 식욕촉진제 또는 후식으로 자소엽귤피차를 준비하면 찬 기운의 수산물을 건강하고 맛있게 먹을 수 있다.
- 온신(溫辛)의 기미를 가지고 폐, 비로 귀경하여 한기를 흩어트리고 기의 순환을 돕는 효능을 가지고 있다. 일체 냉기를 없애고 풍한표사(風寒表邪)를 풀어 주고 가슴에 있는 담과 기운을 내려가게 한다. 명치 밑이 불러 오르고 그득한 상황, 곽란, 각기, 대소변 불통에 활용해도 좋다. 현대 연구에서는 항산화, 항염증, 면역조절, 진정, 항균에 효과적이며 피부에 대해 강한 항염증, 면역증강 효과를 나타내며 주로 화장품, 세제 등에 많이 쓰이고 있다.

〈부록 1〉 음양분류표

	음양	
	음	양
의미	태양을 등진 쪽	태양을 바라보는 쪽
속성	어두움, 차가움, 정적, 내향적	밝음, 따뜻함, 동적, 외향적
계절	추(秋), 동(冬)	춘(春), 하(夏)
시간	밤, 오후	낮, 오전
방위	서(西), 북(北)	동(東), 남(南)
방향	안쪽(內) / 하(下), 우(右)	바깥쪽(外) / 상(上), 좌(左)
시공	공간	시간
명암	암(暗)	명(明)
기후	추위, 흐림	더위, 맑음
	습기(濕)	건조(燥)
숫자	짝수	홀수
무게	중(重)	경(輕)
높이	저(低)	고(高)
동식물	식물	동물
향미(香味)	미(味)	향(香)
승강(昇降)	강(降)	승(昇)
청탁(淸濁)	탁(濁)	청(淸)
천지(天地)	지(地)	천(天)
남녀(男女)	녀(女)	남(男)
노소(老少)	노(老)	소(少)
생사(生死)	사(死)	생(生)
일월(日月)	월(月)	일(日)
동정(動靜)	정(靜)	동(動)

	음양	
	음	양
의미	태양을 등진 쪽	태양을 바라보는 쪽
속성	어두움, 차가움, 정적, 내향적	밝음, 따뜻함, 동적, 외향적
사성(四性)	한(寒), 량(凉)	열(熱), 온(溫)
오미(五味)	신맛(酸), 쓴맛(苦), 짠맛(鹹)	매운맛(辛), 단맛(甘)
기혈(氣血)	혈(血)	기(氣)
실허(實虛)	허(虛)	실(實)
기능과 물질	물질	기능
합성과 분해	합성	분해
장부(臟府)	오장(肝, 心, 脾, 肺, 腎)	육부(膽, 小腸, 胃, 大腸, 膀胱)
표리(表裏)	체내	체표
앞뒤(前後)	후(後)	전(前)
상하(上下)	하체(下體)	상(上體)
몸통과 사지	사지	몸통
흉복배요(胸腹背要)	요복부(要腹部)	흉배부(胸背部)
오장(五臟)	간(肝), 비(脾), 신(腎)	심(心), 폐(肺)
정사기(正邪氣)	사기(邪氣)	정기(正氣)

〈부록 2〉 오행귀류표

오행(五行)	목(木)	화(火)	토(土)	금(金)	수(水)
특성(속성)	곡직(曲直)	염상(炎上)	가색(稼穡)	종혁(從革)	윤하(潤下)
오화(五化)	생(生)	장(長)	화(化)	수(收)	장(藏)
오기(五氣)	풍(風)	서(暑)	습(濕)	조(燥)	한(寒)
오방(五方)	동(東)	남(南)	중앙(中央)	서(西)	북(北)
오색(五色)	청(靑)	적(赤)	황(黃)	백(白)	흑(黑)
오계(五季)	춘(春)	하(夏)	장하(長夏)	추(秋)	동(冬)
오미(五味)	산(酸)	고(苦)	감(甘)	신(辛)	함(鹹)
오장(五臟)	간(肝)	심(心)	비(脾)	폐(肺)	신(腎)
육부(六腑)	담(膽)	소장(小腸)	위(胃)	대장(大腸)	방광(膀胱)
오관(五官)	목(目)	설(舌)	구(口)	비(鼻)	이(耳)
오감(五感)	시(視)	미(味)	촉(觸)	후(嗅)	청(聽)
오형체(五形體)	근(筋)	맥(脈)	육(肉)	피(皮)	골(骨)
오정지(五情志)	노(怒)	희(喜)	사(思)	비(悲)	공 (恐)
오화(五華)	조(爪)	면(面)	순(脣)	모(毛)	발(髮)
오액(五液)	루(淚)	한(汗)	연(涎)	체(涕)	타(唾)
오장(五藏)	혼(魂)	신(神)	의(意)	백(魄)	지(志)
상생(相生)	목생화(木生火) – 화생토(火生土) – 토생금(土生金) – 금생수(金生水) –수생목(水生木)				
상극(相剋)	木克十(목극토) – 토극수(土克水) – 수극화(水克火) – 화극금(火克金) – 금극목(金克木)				

〈부록 3〉 기의 상태에 따른 대표적인 증상

종류	상태	증상
기역(氣逆)	기의 상승작용이 너무 심하고 하강이 충분하지 않아 지나치게 치솟는 상태	구토, 트림, 딸국질, 기침, 재체기, 각혈, 토혈 등의 증상
기함(氣陷)	기의 상승작용이 미치지 못하고 하강이 너무 지나쳐서 내려앉는 상태	위하수, 자궁하수, 탈장 등의 증상
기탈(氣脫)	많은 기가 외부로 빠져나가 허탈한 상태	탈수, 출혈로 인해 기가 함께 빠져 나감
기울(氣鬱)	기체(氣滯)라고도 하며 기가 체표로 도달되지 않고 안에만 뭉쳐있는 상태. 이것이 심하면 기의 출입이 막혀 내부에 쌓여 흐르지 못하는 기폐(氣閉)가 된다.	특히 간에 기의 울결이 많이 나타나는데 가슴이 답답하고 머리가 아프고 옆구리가 아픈 증상

〈부록 4〉 감정에 따른 기의 운동

감정과 기의 움직임	일상의 예
화를 내면 기가 치솟는다.	화가 심하면 간기가 치솟아서 눈이 충혈되고 얼굴이 붉어진다.
기뻐하면 기가 늘어진다.	너무 기쁘면 기가 늘어지고 심기가 늘어지면 사망하게 된다.
슬퍼하면 기가 소모된다.	너무 슬퍼하면 폐기가 손상되어 무기력해진다.
생각이 과도하면 기가 뭉친다.	생각이 너무 많으면 신, 비의 기가 울결되어 소화가 안되고 변이 묽다.
두려우면 기가 가라앉는다.	두려움이 크면 신기가 약해 아래로 빠져나가 정이 손상된다.
놀라면 기가 불안하다.	갑자기 놀라면 심기와 신이 의지할 곳 없어 정신이 불안해진다.

약선 용어해설

[제3장]

가색(稼穡) : 곡식농사(穀食農事). 즉, 수확의 의미
간양상항(肝陽上亢) : 간양이 지나치게 왕성해져 항진된 상태
강설(降泄) : 아래로 내려서 배설하게 하는 치법(治法)
강탁(降濁) : 탁한 것이 아래로 내려가게 하는 치법(治法)
강화(降火) : 열을 아래로 내리는 치법(治法)
개위(開胃) : 위를 열어 주는 치법(治法). 식욕촉진
거풍산한(祛風散寒) : 풍을 제거하고 한기를 흩어트리는 치법(治法)
건위(健胃) : 위의 소화기능을 강하게 하는 치법(治法)
견음(堅陰) : 신음(腎陰)을 견고하게 하는 치법(治法)
경계(驚悸) : 놀라서 가슴이 두근거리거나 불안해하는 병증
곡직(曲直) : 굽음과 곧음의 의미로 생성되어 위로 올라감을 뜻함
구갈(口渴) : 진액(津液)이 부족하여 목이 말라 갈증이 나는 증상
굴신불리(屈伸不利) : 관절을 구부리고 펴는 것이 어려운 증상
기기불창(氣機不暢) : 기가 잘 통하지 않는 상태
기기실조(氣機失調) : 기의 순행이 원활하게 조절되지 않는 상태
기역(氣逆) : 기가 치밀어 올라 순조롭지 못한 병리현상
기역천해(氣逆喘咳) : 기가 치밀어 올라 발생한 해수기침
기울(氣鬱) : 기가 뭉쳐서 순조롭지 못한 병리현상
기음부족(氣陰不足) : 체내의 음양(陰陽)이 모두 부족해진 상태
기체(氣滯) : 기의 운행이 순조롭지 못하여 어느 한 부위에 정체되어 막히는 병리현상
기체혈어(氣滯血瘀) : 기의 순환이 안 돼 혈의 순환에 문제가 생겨 혈이 뭉치는 상태
기탈(氣脫) : 기가 밖으로 돌아 순조롭지 못한 병리현상
기폐(氣閉) : 기가 통하지 않는 병리현상
기함(氣陷) : 기가 아래로 내려가 순조롭지 못한 병리현상
기허(氣虛) : 기가 허한 병증
나력(瘰癧) : 목 뒤나 귀 뒤, 겨드랑이, 사타구니 쪽에 크고 작은 멍울이 생긴 병증
뇨혈(尿血) : 소변에 혈이 나오는 병증
다몽(多夢) : 꿈이 많아서 숙면을 취하지 못하는 수면장애
담핵(痰核) : 몸에 일정한 크기로 생기는 멍울로 나력을 말함
대변조결(大便燥結) : 대변이 열이나 진액부족으로 잘 나오지 않는 상태

발산(發散) : 피부를 통해서 양기(陽氣)를 밖으로 발산하게 하는 치법(治法)
발한(發汗) : 땀을 내게 하는 치법(治法)
번조(煩燥) : 가슴이 달아오르면서 답답하고 편치 않은 증상
변증(辯證) : 동양의학의 진단 방법을 이용하여 병이나 증상의 원인을 파악하는 과정
변혁(變革) : 급격하게 바뀌어 아주 달라짐
변혈(便血) : 대변과 함께 피가 항문으로 나오는 병증
보양(保養) : 돕고 자양하는 치법(治法)
보익(補益) : 보하고 건강하게 하는 치법(治法)
붕루(崩漏) : 생리기간이 아닌데도 성기로부터 비정상적으로 출혈이 있는 병증
비허습체(脾虛濕滯) : 비허(脾虛)로 인해 습(濕)이 뭉쳐져 있는 병증
사기(邪氣) : 외감병을 일으키는 요인으로 외사(外邪)라고도 함
사화(瀉火) : 불을 아래로 내려 제거하는 치법(治法)
생기(生氣) : 새롭게 만드는 기운
생장(生長) : 생겨나고 커짐의 의미로 나고 자람
생진(生津) : 열에 의하여 진액이 소모된 병증에 진액을 생기게 하는 치법(治法)
생화(生化) : 태어나고 자라는 일. 또는 생성하고 변화하는 일
서창(舒暢) : 펼친다는 의미로 새로이 자라고 발달함의 의미
설강(泄降) : 아래로 내려서 배설하게 한다는 의미
섬망(譫妄) : 의식이 똑똑치 않고 환각, 착각이 있는 상태
섭정(攝精) : 정이 새어나가는 것을 잡아주는 치법(治法)
섭혈(攝血) : 혈이 혈관 밖으로 나가지 못하도록 잡아주는 치법(治法)
소설(疏泄) : 막힌 것을 소통시키고 내보내는 기능
소식(消食) : 음식을 소화시키는 치법(治法)
소장(消長) : 쇠하여 사라짐과 성하여 자라남
속완(束緩) : 늘어진 것을 단단하게 묶는다는 의미
수납(受納) : 받아서 넣어 둠
수렴(收斂) : 아물게 하고 줄어들게 하며 나가는 것을 거두어들이는 것
수산(收散) : 흩어진 것을 거두어 들인다는 의미
숙강(肅降) : 폐가 기를 맑게 하고 아래로 내려보내는 기능
습증(濕證) : 무겁고 탁한 성질의 습에 의해 나타나는 증상
승등(昇騰) : 위로 올라감
승발(承發) : 위로 올라가고 발산하는 의미
승재(乘載) : 실어 옮긴다는 의미
승청(昇靑) : 맑은 것이 위로 올라감
식소(食小) : 음식을 조금밖에 먹을 수 없는 증상
식치(食治) : 음식으로 건강을 증진하고 질병을 다스린다는 의미

신산조열(辛散燥熱) : 매운맛을 이용하여 건조하고 더운 열기를 없애는 치법(治法)
신윤(辛潤) : 매운맛으로 피부를 촉촉하게 하는 치법(治法)
심번(心煩) : 번열(煩熱)이 나면서 답답한 증상
양혈(養血) : 혈을 자양하는 치법(治法)
연견(軟堅) : 딱딱한 대변이나 종괴(腫塊) 등을 무르게 해주는 치법(治法)
열결변비(熱結便秘) : 체내의 열로 인해 변이 단단하게 굳어져서 나타나는 변비
염기(斂氣) : 기가 빠져나가지 않도록 수렴하는 치법(治法)
염사(斂邪) : 사기를 못나가게 수렴하는 치법(治法)
염상(炎上) : 화열(火熱)의 기운이 위로 타오르는 의미
염한(斂汗) : 표(表)가 허해서 저절로 나는 땀을 수렴하는 의미
온중거한(溫中祛寒) : 중초(中焦)를 따뜻하게 하고 한사(寒邪)를 없애는 치법(治法)
온통기혈(溫通氣血) : 몸을 따뜻하게 하여 기혈이 잘 통하게 하는 치법(治法)
온후(溫煦) : 따뜻하게 한다는 의미
완급지통(緩急止痛) : 급한 기운을 완화시키고 통증을 그치게 하는 치법(治法)
완복(脘腹) : 복부(腹部)를 일컫는 말
외감표증(外感表證) : 외부에서 육음이 감촉되어 발생한 표증(表證)
운화(運化) : 음식을 소화시키고 영양물질과 수분을 흡수하여 온몸에 운반하는 기능
위음부족(胃陰不足) : 위의 음액(陰液)이 부족하여 발생하는 증상
유정(遺精) : 정액이 저절로 나오는 병증
윤장(潤腸) : 진액을 보하여 대변을 잘 보게 하는 치법(治法)
윤조(潤燥) : 혈, 정, 진액 등의 부족으로 건조해진 것을 촉촉하게 하는 치법(治法)
음진부족(陰津不足) : 진액이 부족하여 몸이 건조한 증상
자윤(滋潤) : 건조한 것을 촉촉하게 하는 치법(治法)
자음(滋陰) : 음을 자양하는 치법(治法)
자음윤조(滋陰潤燥) : 진액을 자양하여 건조한 것을 촉촉하게 하는 치법(治法)
자한(自汗) : 한증(汗證)의 하나. 깨어 있을 때 몸에 부담을 주지 않고 저절로 나는 땀
전화(轉化) : 바꾸어 달리함
정기(正氣) : 생명활동을 유지하는 데 필요한 정미로운 물질과 그 기능
정혈동원(精血同源) : 정과 혈은 근원이 같다는 의미
제습(除濕) : 습을 제거하는 치법(治法)
조달(條達) : 가지가 새로이 나온다는 의미 즉, 성장의 의미
조설(早泄) : 성교 시 정액이 지나치게 빨리 나오는 상태
조습(燥濕) : 습기가 너무 많은 상태에서 습사를 제거하는 치법(治法)
조양익화(助陽益火) : 화를 더하여 양기를 돋우는 치법(治法)
조화제약(調和諸藥) : 모든 재료들의 조화를 이루게 한다는 의미

종혁(從革) : 새로운 것을 쫒음. 즉, 깨끗함을 따라 간다는 의미
중기하함(中氣下陷) : 중초에 위치한 비기가 허해서 비의 승청기능이 저하된 상태
지사(止瀉) : 설사를 멈추게 하는 치법(治法)
지혈(止血) : 출혈을 멈추게 하는 치법(治法)
청결(淸潔) : 맑고 깨끗함
청설(淸泄) : 열을 꺼주고 흩어내리는 치법(治法)
청열(淸熱) : 열을 제거하는 치법(治法)
축뇨(縮尿) : 소변이 잦을때 하초의 기운을 단단히 하여 이를 다스리는 치법(治法)
칠정(七情) : 喜, 怒, 憂, 思, 悲, 驚, 恐 등 7가지 정서상태를 이르는 말
통설(通泄) : 소통시켜 변을 배설하게 하는 치법(治法)
통혈(通血) : 혈을 조절하여 혈관 밖으로 나가지 못하도록 조절하는 치법(治法)
표허다한(表虛多汗) : 피부표피가 약해져서 땀이 많이 나는 병증
하향(下向) : 위에서 아래로 향함
한량(寒凉) : 찬기운과 서늘한 기운
해독(解毒) : 몸의 독이나 독의 작용을 없애는 치법(治法)
행기(行氣) : 기를 잘 돌게 하는 치법(治法)
허증(虛證) : 기혈(氣血)이 부족하거나 장부가 허손(虛損)되어 기능이 약해진 병증
혈어(血瘀) : 혈이 뭉쳐진 상태
혈열(血熱) : 혈분(血分)에 사열(邪熱)이 있는 상태
혈허(血虛) : 혈이 허한 상태
화중(和中) : 중초(中焦)를 조화롭게 하여 기능을 정상으로 만드는 치법(治法)
활정(滑精) : 불필요한 상태에서 정액이 저절로 나오는 상태
활혈(活血) : 혈의 운행을 활발히 하는 치법(治法)
활혈화어(活血化瘀) : 혈의 순환을 활발하게 하고 어혈을 풀어주는 치법(治法)

[제4장]

감윤온양(甘潤溫養) : 단맛으로 몸을 촉촉하게 하고 따뜻하게 하는 치법(治法)
담열(痰熱) : 몸 안의 열사(熱邪)가 담(痰)과 서로 맞붙어 생긴 병증
모기상진(耗氣傷津) : 기가 부족하고 진액이 손상받은 상태
수기(收氣) : 거두어 들이는 기운
승산개설(升散開泄) : 기운이 위로 흩어지고 아래로 내려가면서 흩어지는 상태
신기결손(腎氣缺損) : 신기가 부족하고 결핍한 상태
온보신양(溫補腎陽) : 신장의 양기를 따뜻하게 보하는 치법(治法)

음양실조(陰陽失調) : 음양균형이 깨어진 상태
장기(長氣) : 자라나는 기운
장기(藏氣) : 저장하는 기운
정기허쇠(精氣虛衰) : 정과 기가 허하고 쇠퇴한 상태
조사상폐(燥邪傷肺) : 건조한 사기로 인해 폐가 상한 상태
진상폐조(津傷肺燥) : 진액이 부족하여 폐가 건조한 상태

[제5장]

강근골(强筋骨) : 근육과 뼈를 강하게 하는 치법(治法)
강기화담(降氣化痰) : 기를 아래로 내리고 담을 풀어주는 치법(治法)
개위제습(開胃除濕) : 식욕을 돋게 하고 비의 습을 제거하는 치법(治法)
거담(祛痰) : 담을 제거하는 치법(治法)
거서(祛暑) : 더위를 제거하는 치법(治法)
거어지통(祛瘀止痛) : 어혈을 제거하여 통증을 멎게 하는 치법(治法)
거풍(祛風) : 풍사를 제거하는 치법(治法)
거풍습(祛風濕) : 풍습을 제거하는 치법(治法)
건비(健脾) : 비를 건강하게 하는 치법(治法)
건비개위(健脾開胃) : 비장의 운화 기능을 원활히 하고 식욕을 촉진하는 치법(治法)
건비보허(健脾補虛) : 비의 운화 기능을 강화하여 허한 것을 보하는 치법(治法)
건비이기(健脾理氣) : 비를 건강하게 하고 기를 이롭게 하는 치법(治法)
건비익기(健脾益氣) : 비의 운화기능을 건실하게 하고 기를 돋우는 치법(治法)
건비익신(健脾益腎) : 비장의 운화를 원활히 하고 신장의 기능을 돋우는 치법(治法)
건비지구(健脾止嘔) : 비장의 운화 기능을 건실히 하여 구토를 멎게 하는 치법(治法)
건비지사(健脾止瀉) : 비장을 건강하게 하고 설사를 멈추게 하는 치법(治法)
건비화위(健脾和胃) : 비장의 운화를 건실하게 하고 위를 편안하게 하는 치법(治法)
건비화체(健脾化滯) : 비장의 운화를 건실하게 하여 적체(積滯)를 풀어주는 치법(治法)
건위(健胃) : 위가 허한 것을 보하거나 건실하게 하는 치법(治法)
건위소식(健胃消食) : 위를 강건히 하여 소화기능을 증진하는 치법(治法)
건위지사(健胃止瀉) : 위를 건강하게 하고 설사를 멈추게 하는 치법(治法)
명목(明目) : 눈을 밝게 하는 치법(治法)
발표(發表) : 표피를 풀어주는 치법(治法)
발표산한(發表散寒) : 땀을 내서 표(表)에 있는 외감한사(寒邪)를 없애는 치법(治法)
보간신(補肝腎) : 간과 신을 보하는 치법(治法)

보기양혈(補氣養血) : 기를 보하고 혈을 자양하는 치법(治法)
보비위(補脾胃) : 비위를 보하는 치법(治法)
보신강근(補腎强筋) : 신장을 보하고 근(힘줄)을 강건하게 하는 치법(治法)
보신익정(補腎益精) : 신장을 보하고 정을 돋우는 치법(治法)
보신자음(補腎滋陰) : 신장을 보하고 음진(陰津)을 자양하는 치법(治法)
보신장양(補腎壯陽) : 신을 보하고 양을 자양하는 치법(治法)
보양(補陽) : 양을 보하는 치법(治法)
보익간신(補益肝腎) : 간신을 보하고 돋우는 치법(治法)
보정첨수(補精添髓) : 정혈(精血)과 골수(骨髓)를 보하는 치법(治法)
보중익기(補中益氣) : 중초(中焦)를 보하고 기를 돋우는 치법(治法)
보중화혈(補中和血) : 비위를 보하고 혈을 조화롭게 하는 치법(治法)
보폐(補肺) : 폐를 촉촉하게 보하는 치법(治法)
보허(補虛) : 허한 상태를 보하는 치법(治法)
보혈(補血) : 허한 상태의 혈을 보하는 치법(治法)
부정보허(扶正補虛) : 정기(正氣)를 강화하여 허한 것을 보하는 치법(治法)
산결해독(散結解毒) : 단단한 것을 흩트리고 독을 제거하는 치법(治法)
산어소종(散瘀消腫) : 뭉친 것을 흩어트리고 부종을 제거하는 치법(治法)
산풍열(散風熱) : 풍열을 제거하는 치법(治法)
산한(散寒) : 한기를 흩어트리는 치법(治法)
산한지통(散寒止痛) : 한기를 흩트리고 통증을 멈추게 하는 치법(治法)
생진윤조(生津潤燥) : 진액 부족으로 건조해진 상태를 촉촉하게 하는 치법(治法)
생진지갈(生津止渴) : 진액을 생성하여 갈증을 제거하는 치법(治法)
서근활락(舒筋活絡) : 근육을 부드럽게 풀고 경락을 통하게 하는 치법(治法)
선폐활담(宣肺豁痰) : 가래가 많이 나오는 것을 다스리는 치법(治法)
소산풍열(疏散風熱) : 풍열을 흩트려 제거하는 치법(治法)
소식화담(消食化痰) : 음식을 소화시키고 담을 삭히는 치법(治法)
소염(消炎) : 염증을 제거하는 치법(治法)
소염지통(消炎止痛) : 염증을 제거하고 통증을 멈추게 하는 치법(治法)
소종(消腫) : 수종으로 인한 부종를 제거하는 치법(治法)
소종독(消腫毒) : 붓기와 독을 제거하는 치법(治法)
소종산결(消腫散結) : 부종과 단단하게 뭉친 것을 제거하는 치법(治法)
소풍청열(疏風淸熱) : 풍을 흩트리고 열을 제거하는 치법(治法)
수렴지혈(收斂止血) : 혈을 수렴하여 출혈을 멈추게 하는 치법(治法)
승양(昇陽) : 양기가 오르는 상태
양간명목(養肝明目) : 간을 자양하여 눈을 밝게 하는 치법(治法)

양심(養心) : 심의 기능을 증진시키는 치법(治法)
양심안신(養心安神) : 심혈을 보해서 정신을 안정시키는 치법(治法)
양위건비(養胃健脾) : 위를 자양하고 비의 운화 기능을 원활하게 하는 치법(治法)
양음윤폐(養陰養肺): 폐의 음진(陰津)을 자양하는 치법(治法)
양혈(凉血) : 혈열을 제거하는 치법(治法)
양혈(養血) : 혈을 자양하는 치법(治法)
양혈명목(養血明目) : 혈을 보하고 눈을 밝게 하는 치법(治法)
양혈안신(養血安神) : 혈을 자양하고 정신을 편안하게 하는 치법(治法)
양혈안태(養血安胎) : 혈을 자양하여 태아를 안정되게 하는 치법(治法)
양혈윤조(養血潤燥) : 혈을 자양하고 건조한 것을 촉촉하게 하는 치법(治法)
양혈자음(養血滋陰) : 혈을 보하고 음을 자양하는 치법(治法)
양혈지혈(養血止血) : 혈을 자양하고 출혈을 멈추게 하는 치법(治法)
연견산결(軟堅散結) : 단단하게 맺힌 것을 풀어 부드럽게 하는 치법(治法)
연견소종(軟堅消腫) : 뭉쳐진 것을 부드럽게 하고 부종을 가라앉히는 치법(治法)
연견화담(軟堅化痰) : 단단하게 뭉친 것을 부드럽게 하고 담을 삭히는 치법(治法)
온경지혈(溫經止血) : 경락을 따뜻하게 하고 출혈을 멈추게 하는 치법(治法)
온중산한(溫中散寒) : 중초(中焦)를 따뜻하게 하고 한기를 흩어뜨리는 치법(治法)
온중익기(溫中益氣) : 비위를 따뜻하게 하고 기를 돋우는 치법(治法)
온중행기(溫中行氣) : 중초(中焦)를 따뜻하게 하고 기를 잘 돌게 하는 치법(治法)
옹종(擁腫) : 작은 종기
유정(遺精) : 정액이 저절로 흘어나오는 병증
윤조활장(潤燥滑腸) : 대변이 원활히 나오도록 하는 치법(治法)
윤폐(潤肺) : 폐를 촉촉하게 하는 치법(治法)
윤폐지해(潤肺止咳) : 폐를 촉촉하게 하여 기침을 멈추게 하는 치법(治法)
이간장(利肝臟) : 간장의 기능을 이롭게 하는 치법(治法)
이기(理氣) : 기를 이롭게 하는 치법(治法)
이기화담(理氣化痰) : 기의 순환을 이롭게 하고 담을 삭히는 치법(治法)
이뇨소종(利尿消腫) : 소변을 원활히 하여 부종을 제거하는 치법(治法)
이수소종(利水消腫) : 소변을 잘 나가게 하여 부종을 가라앉히는 치법(治法)
이수통림(利水通淋) : 수액의 운행을 원활히 하고 소변을 잘 나오게 하는 치법(治法)
이수해독(利水解毒) : 소변을 통해 독이 잘 나오게 하는 치법(治法)
이습해독(利濕解毒): 소변을 잘 나오게 함으로써 독을 풀어주는 치법(治法)
익기개위(益氣開胃) : 기를 돋우고 식욕을 촉진하는 치법(治法)
익기건비(益氣健脾) : 기를 이롭게 하고 비의 기능을 증진하는 치법(治法)
익기생진(益氣生津) : 기를 돋우고 진액을 생성하는 치법(治法)

익기양혈(益氣養血) : 기를 돋우고 혈을 자양하는 치법(治法)
익기혈(益氣血) : 기혈을 보하고 돋우는 치법(治法)
익신(益腎) : 신장의 기능을 돋우는 치법(治法)
익위생진(益胃生津) : 위 기능을 증진하고 진액을 생성하게 하는 치법(治法)
익장위(益腸胃) : 장과 위의 기능을 돋우는 치법(治法)
익정고신(益精固腎) : 신정을 보해서 정을 견고히 하는 치법(治法)
익정명목(益精明目) : 정을 돋우고 눈을 밝게 하는 치법(治法)
자간명목(滋肝明目) : 간을 촉촉하게 자양하고 눈을 밝게 하는 치법(治法)
자양간신(滋養肝腎) : 간과 신을 자양하는 치법(治法)
자음윤조(滋陰潤燥) : 음을 자양하여 건조한 것을 촉촉하게 하는 치법(治法)
자음윤폐(滋陰潤肺) : 음을 자양하고 폐를 촉촉하게 하는 치법(治法)
자음청열(滋陰淸熱) : 음을 자양하고 열을 제거하는 치법(治法)
정수고갈(精水枯渴) : 정수가 고갈되고 마른 상태
제습(除濕) : 과도한 습을 제거하는 치법(治法)
조소화(助消化) : 비장의 운화기능을 도와주는 치법(治法)
조습화담(燥濕化痰) : 체내 습을 말리고 담을 삭히는 치법(治法)
조중화위(調中和胃) : 중초를 조화롭게 하는 치법(治法)
지사고정(止瀉固精) : 설사를 멈추게 하고 정의 유출을 막아주는 치법(治法)
진경(鎭痙) : 경련을 진정시키는 치법(治法)
진해(鎭咳) : 기침을 진정시켜 멈추게 하는 치법(治法)
창옹(瘡癰) : 부스럼과 종기
청간명목(淸肝明目) : 간열을 제거하고 눈을 밝게 하는 치법(治法)
청서(淸暑) : 더위를 제거하는 치법(治法)
청서이수(淸暑利水) : 더위를 제거하고 소변을 원활하게 하는 치법(治法)
청열소담(淸熱消痰) : 열을 식혀주고 담을 삭히는 치법(治法)
청열양혈(淸熱養血) : 열을 식히고 혈을 자양하는 하는 치법(治法)
청열이뇨(淸熱利尿) : 열을 식히고 소변의 배출하여 이롭게 하는 치법(治法)
청열이수(淸熱利水) : 열을 제거하고 소변을 이롭게 하는 치법(治法)
청열이습(淸熱利濕) : 열을 식히고 습을 배출하여 이롭게 하는 치법(治法)
청열제번(淸熱除煩) : 열을 제거하고 가슴이 답답한 것을 제거하는 치법(治法)
청열해독(淸熱解毒) : 열독을 제거하는 치법(治法)
청열해서(淸熱解暑) : 열을 식히고 더위를 제거하는 치법(治法)
청열화담(淸熱化痰) : 열을 식혀주고 담을 풀어 없애주는 치법(治法)
청폐윤조(淸肺潤燥) : 폐의 열을 제거하고 촉촉하게 하는 치법(治法)
통규(通竅) : 몸에 있는 구멍을 잘 통하게 하는 치법(治法)

통락(通絡) : 경락을 통하게 하는 치법(治法)
통양(通陽) : 양을 통하게 하는 치법(治法)
통혈맥(通血脈) : 기와 혈을 잘 통하게 하는 치법(治法)
평간(平肝) : 지나치게 항성(亢盛)된 간기를 평안하게 가라앉히는 치법(治法)
평간명목(平肝明目) : 항진된 간기를 조절하여 눈을 밝게 하는 치법(治法)
평간청열(平肝淸熱) : 항진된 간기를 조절하고 열을 제거하는 치법(治法)
하기관중(下氣寬中) : 막힌 기를 아래로 내려 보내는 치법(治法)
하기소식(下氣消食) : 기를 아래로 내려 소화를 증진하는 치법(治法)
해독살충(解毒殺蟲) : 독을 풀어주고 충을 없애는 치법(治法)
해독소종(解毒消腫) : 독을 제거하고 부종을 제거하는 치법(治法)
해열(解熱) : 열을 풀어 제거하는 치법(治法)
해표(解表) : 피부의 주리를 풀어주는 치법(治法)
행기(行氣) : 기를 잘 돌게 하는 치법(治法)
행어소종(行瘀消腫) : 어혈을 풀어주고 부종을 제거하는 치법(治法)
화위조중(和胃調中) : 중초를 조절하여 위를 편안하게 하는 치법(治法)
화중익기(和中益氣) : 비장의 운화를 건실하게 하여 기를 돋우는 치법(治法)
활혈(活血) : 혈을 원활하게 돌게 하는 치법(治法)
활혈소종(活血消腫) : 혈의 순환을 원활히 하고 부종을 제거하는 치법(治法)
활혈이수(活血利水) : 혈의 운행을 원활히 하여 소변을 잘 나오게 하는 치법(治法)
활혈지통(活血止痛) : 혈액을 잘 순환시키고 통증을 멈추게 하는 치법(治法)
활혈통경(活血通經) : 혈액 운행을 원활히 해서 월경이 잘 나오도록 하는 치법(治法)

참고문헌

강병화(2008). 한국생약자원생태도감 1, 2, 3권. 서울: 지오북.

고바야시 산고(2005). 우주와 인체의 생성원리. 서울: 집문당.

區結成(2010). 한의학 서양의학을 만나다. 경기: 군자출판사.

권포근·고진하(2015). 잡초레시피. 강원도: 웜홀.

김태정(1996). 한국의 자원식물 Ⅰ, Ⅱ, Ⅲ, Ⅳ, Ⅴ. 서울: 서울대학교출판부.

김용수(2003). 분석의학을 통한 한의학의 이해(1, 2). 서울: 들꽃무리.

김완희(2007). 한의학 원론. 경기: 성보사.

김완희·김광중(1990). 한의학의 형성과 체계. 대구: 도서출판 중문.

김형찬(2012). 내 몸과 친해지는 생활한의학. 서울: (주)북하우스 퍼블리셔스.

동의학사전 편찬위원회(2005), 동의학사전. 서울: 여강출판사.

문화콘텐츠닷컴, http://www.culturecontent.com

박성혜·최미애·김미림·박성진·전정원(2012). 건강약선 이론 및 실습. 경기: 지구문화사.

박성혜·박성진(2007). 건강과 치료를 위한 약선 영양 2 서울: 도서출판 정담.

변현단(2010). 숲과 들을 접시에 담다. 서울: 들녘.

안문생(2012). 약선설계본초. 서울: 의성당.

안세영·조정래(2015). 몸, 한의학으로 다시 태어나다. 서울: 와이겔리.

안철환(2012). 24절기 농부의 달력. 서울: 소나무.

김규열·박성혜·양미옥·최윤희(2010). 식료본초학. 서울: 의성당.

오현식(2017). 약이 되는 산나물, 들나물. 서울: 농민신문사.

윤영주(2013). 한의학 탐사여행. 서울: u-북.

이영득(2014). 산나물 들나물 대백과. 서울: 황소걸음.

이영미·김권진(2012). 나를 위한 제철 밥상. 서울: 판미동.

전창선·어윤형(2005). 음양이 뭐지 1, 2. 서울: 세기.

전통의학연구소(2001). 한의학 사전. 서울: 성보사.

조후종(2002). 세시풍속과 우리 음식. 서울: 한림출판사.

차경남(2017). 인문학으로 만나는 몸공부. 경기: 글라이더.

최창록(2001). 다시 읽는 황제내경. 서울: 푸른사상.

한국전통지식포탈. http://www.koreantk.com

홍순광·홍광훈(2013). 그림으로 풀어쓴 황제내경. 경기: 김영사.

사계절 산야초 약선

초판 1쇄 인쇄 2019년 1월 25일
초판 1쇄 발행 2019년 1월 31일

지 은 이 | 박성혜 · 오득실 · 한임자
펴 낸 이 | 김기섭
책임편집 | 이윤미
펴 낸 곳 | 창지사 www.changjisa.com
08589 서울시 금천구 가산디지털 1로 83 파트너스타워 1차 9층
전화(02) 719-2211~3
팩스(02) 701-9386
등 록 | 1977년 4월 28일 · 제1-421호

ISBN 978-89-426-1189-8 (93590)

값 25,000원

「이 도서의 국립중앙도서관 출판예정도서목록(CIP)은 서지정보유통지원시스템 홈페이지 (http://seoji.nl.go.kr)와 국가자료공동목록시스템(http://www.nl.go.kr/kolisnet)에서 이용하실 수 있습니다.(CIP제어번호 : 2019003779)」